別冊 整形外科 ORTHOPEDIC SURGERY 76

運動器疾患に対する保存的治療
―― 私はこうしている

■監修　「整形外科」編集委員
■編集　自治医科大学　竹下克志

2019
南江堂

《表紙説明》

上段左　佐々木健　論文　（158 頁の図 1）
　　右　森川圭造　論文　（79 頁の図 4）
下段左　髙橋大介　論文　（179 頁の図 3）
　　右　村田鎮優　論文　（125 頁の図 1）

序

　本号では「運動器疾患に対する保存的療法」をテーマとして取り上げました．手術手技の改良や開発に努めることは整形外科医の本分であります．手術的治療と保存的治療のせめぎ合いがあってこそ，両方の治療への適応や成績が明確になっていきます．

　第Ⅱ章「保存的治療にあたっての診断，支援機器，診療体制」では，問診票やスマートフォンなどのポータブル電子機器の活用，超音波ガイド支援，画像による診断精度の向上，さらには集学的診療体制など，保存的治療がより豊富な情報とリソースを礎として行われるようになっていることを再認識する内容となりました．続く第Ⅲ～Ⅷ章の各論部では，マニピュレーションなど徒手治療，テーピングや装具，さらに多血小板血漿療法など多彩であり，保存的治療の進化を感じさせる興味深い論文を掲載いたしました．

　われわれ整形外科医はがんを含めた併存疾患を有する脆弱な患者群の診療にも関わらざるをえなくなってきました．未曽有の医療環境であり，結果的に整形外科的診療に十分な時間を割きにくくなっています．今年からは働き方改革の圧力も加わり，整形外科疾患以外の病状への対処はますます喫緊の課題となっています．これに対し認定看護師やホスピタリストなどいくつかの方策が提言されていますが，整形外科だけでは対応困難であり外科部門が連携して病院や厚生労働省へ働きかける必要があるのではないでしょうか．本号に井上三四郎先生からご寄稿いただいた2論文は，まさしくこうした整形外科の現状が示されておりますので，タイムリーな内容として第Ⅰ章「巻頭トピックス」として掲載しております．

　本号が今後の日常診療，さらに研究や教育のお役に立つことを願っております．

2019年10月

自治医科大学教授

竹 下 克 志

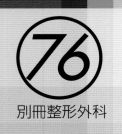

運動器疾患に対する保存的治療―私はこうしている

I. 巻頭トピックス

- 保存的治療を選択した大腿骨近位部骨折患者に対して
  整形外科医は内科主科での治療を希望している
  ―91例のロジスティック回帰分析を用いた検討 ……………………… 2
  井上三四郎
- 地方都市の急性期病院整形外科における入院保存的治療の実態調査 ………… 7
  井上三四郎

II. 保存的治療にあたっての診断,支援機器,診療体制

- マークシート式問診票を用いた運動器検診の結果と
  問診票の精度 ………………………………………………… 14
  都丸洋平
- アドヒアランスが向上するスマートフォンアプリの開発 ……………………… 18
  青山朋樹
- 腰椎分離症に対する保存的治療後の競技復帰判定にはMRIが有用である …… 23
  辰村正紀
- 骨転移集学的診療における整形外科へのニーズと役割 ……………………… 28
  古矢丈雄

III. 保存的治療各論

- ロコモティブシンドロームに対するアプローチ ………………………………… 34
  上原浩介
- 足アーチ部,趾間部に施行した「非定型的」テーピングの効果 ……………… 37
  増田研一

■ 関節内注射の利点と効用，副作用とその対策 ………………………………… 41
　井尻慎一郎

■ 病態に応じた多血小板血漿の使い分け ………………………………………… 47
　西尾啓史

■ 多数点一回法での組織損傷部投与による運動器エコーガイド下多血小板血漿治療
　　―多血小板血漿を用いて組織修復により疼痛改善をめざす
　　新たな運動器治療法 …………………………………………………………… 53
　白田智彦

■ 整形外科疾患における多血小板血漿療法 ……………………………………… 60
　剣持雅彦

IV. 上肢疾患に対する保存的治療

■ 凍結肩に対する非観血的関節授動術（サイレント・マニピュレーション）の
　　術後成績 ………………………………………………………………………… 66
　横矢　晋

■ 母指手根中手関節症，Heberden 結節の保存的治療 ………………………… 71
　上原浩介

■ 手指骨折に対するテーピングの工夫
　　―隣接手指との固定による治療法の試み …………………………………… 76
　森川圭造

■ 母指手根中手関節症に対するカスタムメイド軟性装具の有効性 …………… 81
　藤田浩二

■ ばね指―保存的治療の新展開 …………………………………………………… 84
　山崎厚郎

V. 下肢疾患に対する保存的治療

■肉ばなれに対する超音波ガイド下多血小板血漿療法
　　─積極的保存的治療の開発をめざして ……………………………… 88
　　谷口　悠

■内側半月板の脱出を伴った変形性膝関節症患者への
　　多血小板血漿注射の効果 ……………………………………………… 95
　　戸田佳孝

■変形性膝関節症に対する多血小板血漿療法 ………………………… 98
　　和才志帆

■変形性膝関節症に対する新しい疼痛治療戦略─患者教育を中心とした
　　貼付剤，内服薬，装具を用いたオーダーメイド治療 ……………… 104
　　前田浩行

■短下肢装具を用いたアキレス腱断裂に対する保存的治療 ………… 107
　　大村泰人

■第5中足骨基部骨折に対する保存的治療の工夫
　　─Uスラブ型ギプス副子を用いた外固定法 ……………………… 113
　　森川圭造

VI. 脊椎，骨盤疾患に対する保存的治療

■環軸椎回旋位固定の保存的治療 …………………………………… 120
　　大下優介

■頚椎症性神経根症に対する超音波ガイド下頚部神経根ブロック …… 124
　　村田鎮優

■頚椎後縦靱帯骨化症に対する保存的治療 ………………………… 130
　　古矢丈雄

■化膿性脊椎炎の保存的治療 ………………………………………… 135
　　遠藤照顕

■骨粗鬆症性脊椎椎体骨折の MRI による診断と
　　ハイブリッド半硬性装具を用いた保存的治療 ……………………………… 140
　松 木 健 一

■骨粗鬆症性椎体骨折の保存的治療成績
　　―ステロイド性骨粗鬆症を含めて ……………………………………… 145
　安 部 哲 哉

■腰部椎間板ヘルニアに対するコンドリアーゼ化学的髄核融解術 …………… 150
　岩 田　久

■難治性仙腸関節障害に対する保存的治療―理学療法からのアプローチ ……… 157
　佐々木　健

■仙腸関節機能障害を伴った末期変形性股関節症に対する
　　AKA（arthrokinematic approach）
　　―博田法での長期治療経過 ……………………………………………… 162
　橋 本 博 子

Ⅶ．小児整形疾患に対する保存的治療

■神経筋性側弯症に対する装具療法 ……………………………………… 168
　小 沼 早 希

■発育期仙骨翼疲労骨折に対する保存的治療 ………………………………… 172
　辰 村 正 紀

■乳幼児未整復発育性股関節形成不全例に対する
　　overhead traction 法―ホームトラクションの導入 ……………………… 178
　髙 橋 大 介

Ⅷ．有害事象と対策，予防

■ 新しい深部静脈血栓症予防機器—床上下肢自動運動器 ……………………… 184
　　清 水 如 代

■ 術後せん妄予防のための術前栄養介入の効果 ……………………………… 188
　　大 江 　 慎

Ⅰ．巻頭トピックス

I. 巻頭トピックス

保存的治療を選択した大腿骨近位部骨折患者に対して
整形外科医は内科主科での治療を希望している
── 91 例のロジスティック回帰分析を用いた検討*

井上三四郎　村岡辰彦　井上隆広**

［別冊整形外科76：2〜6, 2019］

はじめに

　大腿骨近位部骨折は，複数の内科合併症を抱えた multimorbidity な高齢者に好発する．彼らの大多数はフレイルであり[1]，入院中に誤嚥性肺炎，転倒，せん妄などの多くの合併症を発症する．その対策として，米国ではホスピタリストによる co-management が広く浸透している[2~4]．英国では，大腿骨近位部骨折に対して老年専門医が術前評価を行うシステムが確立している[5]．わが国でも，先進的な病院は初療時より内科とコラボレーションするシステムを採用している[5,6]．

　一方当院では，整形外科が大腿骨近位部骨折患者の主科となる．そして整形外科医が術前検査を行い，適時各診療科にコンサルトし，手術を執刀し，周術期管理を行い，転院を調整する．この古典的なシステムの問題点は，整形外科医が全身管理をするには荷が重い症例も含まれていることである．整形外科医が内科への転科を希望しても，その決定権は内科医にある．彼らが首肯しなければ，転科転棟は実現しない．

　本稿の目的は，大腿骨近位部骨折患者の主科についての当院の現状と，整形外科医が転科を希望した患者の特徴を調査することである．

I．対象および方法

　対象は，2018 年 4〜12 月に当院に入院した 60 歳以上の大腿骨近位部骨折患者91例である．骨折時期の異なる両側骨折が 1 例存在したが，別個に数えた．患者の平均年齢は 83.0 （63〜96）歳，性別は男性 18 例，女性 73 例であった．全例が整形外科入院となり，整形外科医が主治医となった．骨折の診断は，大腿骨頚部骨折 43 例，転子部骨折 45 例，転子下骨折 3 例であった．治療は，手術的治療が 78 例（骨接合術 46 例，人工骨頭置換術 31 例，人工股関節全置換術 1 例），保存的治療 13 例であった．保存的治療は，他院で手術を希望して転院した 2 例と不顕性転子部骨折に対して積極的に保存的治療を選択した 1 例を除き，全身状態不良や患者希望から手術を断念した．91 例中 2 例は在院中に死亡した．

　内科的合併症は，循環器疾患 72 例，糖尿病 26 例，脳血管障害 20 例，癌 17 例，消化器疾患 15 例，精神疾患 14 例，呼吸器疾患 13 例，肝疾患 8 例，透析・血液疾患各 5 例，膠原病 4 例であった．なお，精神疾患は術後せん妄を除き，肝疾患は肝炎・肝硬変のみとし，消化器疾患は入院中の吐血・下血も含めた．既存合併症の評価に汎用される Charlson Comorbidity Index[7]は平均 1.9 ± 1.6 （0〜7）点であった．注射や貼付剤を除いた内服薬数は，平均 6.4 ± 3.9 （0〜19）であった．文書もしくは電話連絡による他科コンサルトは，79 例の患者に合計 184 回（2.0 回/例）行われた．内訳は，循環器科 70 回，精神科 26 回，麻酔科 12 回，糖尿病内科 11 回，皮膚科・血液内科各 9 回，腎臓内科 8 回，呼吸器科 7 回，感染症科・神

▌Key words

hip fracture, conservative treatment, orthopedic surgery

*Orthopedic surgeons want physicians to treat the fragility hip fracture patients with non-operative management；logistic regression analysis of 91 patients
　要旨は第 45 回日本骨折治療学会，多職種連携アプローチセミナー in 福岡において発表した．
**S. Inoue（医長）：宮崎県立宮崎病院整形外科（☎ 880-8510　宮崎市北高松 5-30；Dept. of Orthop. Surg., Miyazaki Prefectural Miyazaki Hospital, Miyazaki）；T. Muraoka（医長）：宮崎県立延岡病院整形外科；T. Inoue：宮崎県立宮崎病院整形外科.
［利益相反：なし.］

経内科・泌尿器科各4回，脳神経外科・外科・歯科・婦人科・心臓血管外科各3回，総合診療科・救急救命各2回，耳鼻科1回であった（重複あり）．以上の症例について，以下の2点の検討を行った．

❶転科に関する現状と整形外科医の希望

まず，実際に転科した症例についてカルテをもとに調査した．次に整形外科医が転科を希望した症例について，整形外科主治医へ聞きとり調査を行った．整形外科医への調査は，当時の整形外科主治医に直接対象患者のカルテやサマリーをみせた後に，入院時もしくは入院中に他科へ転科し他科に主科となって治療してほしかったか否かを，対面調査でたずねた．転科を希望した患者については，その理由も聞きとり調査した．最後に，実際の転科と整形外科医の希望との一致率を κ を用いて計算した．κ は定義に従い計算し，slight＜0.2，fair＜0.4，moderate＜0.6，substantial＜0.8，almost perfect＜1.0と判定した[8]．

❷整形外科医が転科を希望した患者の特徴

整形外科医が転科を希望した患者（以下，希望群）と転科を希望しなかった患者（以下，非希望群）の2群に分類し，統計学的比較検討を加えた．項目は，年齢，性別，骨折型，受傷側，入院時の薬剤内服数，個々の内科合併症，Charlson Comorbidity Index，複数疾患合併，骨折治療（保存的治療か手術的治療か），在院死亡である．患者の情報についてはカルテをもとに調査した．単変量解析では，統計ソフトにStatcel 3[9]を使用し，Student t 検定，χ^2 検定，Fisher 直接確率計算法を行った．$p＜0.05$ を有意差ありとした．多変量解析では，統計ソフトにはEZR[10]を使用し，ロジスティック回帰分析を行った．単変量解析で有意差があった項目のほか，$p＜0.20$ を示す項目も説明変数として選択し，p 値を用いたステップワイズの変数選択（減少法）を行った．$p＜0.05$ を有意差ありとした．

Ⅱ．結　果

❶転科に関する現状と整形外科医の希望

実際に転科した患者は2例（2.1％，2/91）であった．1例は術後に脳梗塞を発症した92歳，女性である．整形外科医が脳神経内科にコンサルトしたところ，転科の申し出があった．もう1例は，膵癌手術のために外科に転科した77歳，女性である．整形外科医は転科を希望していなかったが，受傷前より手術を予定していた外科より申し出があり転科した．

整形外科医が転科を希望した患者は26例（28.5％，26/

表1．転科に関する理想と現実

		整形外科医の転科希望	
		あり	なし
実際の転科	あり	1	1
	なし	25	64

91）であった．全例，運動器疾患治療以外の目的であった．内訳は，不明熱・心不全治療各4例，頭蓋内出血・低栄養状態各2例，糖尿病・脳梗塞・肝硬変・骨髄異形成症候群・せん妄・間質性肺炎・脂肪塞栓・透析・誤嚥性肺炎・Addison病・肺癌・低栄養・貧血・外国人旅行者の帰国手続き各1例であった．転科希望先としては，内科22例，脳外科2例，救急救命・精神科各1例であった．

整形外科医が転科を希望した患者のうち，実際に転科した患者は3.8％（1/26）であった．κ 値は0.03184であり，判定はslightであった（表1）．

❷整形外科医が転科を希望した患者の特徴

希望群26例，非希望群65例であった．両群において，単変量解析で糖尿病と骨折治療に有意差があった（表2）．多変量解析では骨折治療にのみ有意差があった（表3）．

Ⅲ．症例提示

症　例：83歳，男．
既往歴：間質性肺炎，高血圧，皮膚癌．
現病歴：転倒し救急搬送された．左大腿骨頚部骨折（非転位型）と診断し，整形外科主科で入院となった．

経　過：翌日呼吸器内科にコンサルトしたところ，耐術性がなく保存的治療を余儀なくされた（図1）．入院6日目に発熱および意識障害が出現し，誤嚥性肺炎と診断した．入院10日目に CO_2 ナルコーシスと診断し，非侵襲的陽圧換気療法を行った．翌日本人および家族と協議し，積極的治療は行わない方針とした．約1ヵ月半後に転院し，受傷より約3ヵ月後に転院先で死亡した．

Ⅳ．考　察

治療対象の大多数が高齢者となった現在，整形外科の主たる治療対象は必然的に高齢化している．Multimorbidityな高齢者の存在は，整形外科治療を遂行するうえで大きな障害となっている．

先進的な病院と比較すると[2~6]，当院の現状は遅れて

Ⅰ．巻頭トピックス

表2．単変量解析の結果

	希望群（26例）	非希望群（65例）	p値
年齢（歳）	84.7±7.1 （64〜95）	82.3±7.3 （63〜96）	0.165
年齢：80歳≦（％） ［≦79歳/80歳≦］	76.9 （20/26）	61.5 （40/65）	0.161
性別：男（％） ［男/女］	11.5 （3/26）	23.0 （15/65）	0.170
骨折型：頚部（％） ［頚部/転子部］	46.1 （12/26）	47.6 （31/65）	0.894
受傷側：左（％） ［左/右］	50.0 （13/26）	46.1 （30/65）	0.739
内服数（個）	6.7±4.5 （0〜19）	6.3±3.7 （0〜17）	0.618
内服数：6≦（％） ［≦5/6≦］	65.3 （17/26）	58.4 （38/65）	0.541
循環器疾患：あり（％） ［あり/なし］	80.7 （21/26）	78.4 （51/65）	0.525
呼吸器疾患：あり（％） ［あり/なし］	15.3 （4/26）	13.8 （9/65）	0.706
糖尿病：あり（％） ［あり/なし］	11.5 （3/26）	35.3 （23/65）	0.0181
透析：あり（％） ［あり/なし］	11.5 （3/26）	3.0 （2/65）	0.138
精神疾患：あり（％） ［あり/なし］	15.3 （4/26）	15.3 （10/65）	0.636
膠原病：あり（％） ［あり/なし］	3.8 （1/26）	4.6 （3/65）	0.678
消化器疾患：あり（％） ［あり/なし］	19.2 （5/26）	15.3 （10/65）	0.779
肝疾患：あり（％） ［あり/なし］	7.6 （2/26）	9.2 （6/65）	0.588
脳血管障害：あり（％） ［あり/なし］	30.7 （8/26）	18.4 （12/65）	0.200
血液疾患：あり（％） ［あり/なし］	7.6 （2/26）	4.6 （3/65）	0.861
癌：あり（％） ［あり/なし］	19.2 （5/26）	18.4 （12/65）	0.657
Charlson Index（点）	2.2±1.7 （0〜7）	1.8±1.6 （0〜7）	0.275
Charlson Index：3点≦（％） ［≦2点/3点≦］	34.6 （9/26）	30.7 （20/65）	0.722
複数疾患合併：あり（％） ［あり/なし］	80.7 （21/26）	72.3 （47/65）	0.288
骨折治療：保存（％） ［保存/手術］	42.3 （11/26）	3.0 （2/65）	0.00000871
在院死亡：あり（％） ［あり/なし］	7.6 （2/26）	0 （0/65）	0.0793

表3．多変量解析の結果

	オッズ比	95%信頼区間上限	95%信頼区間下限	p値
intercept	5.50	1.22	24.8	0.0266
骨折治療	0.0433	0.0867	0.216	0.00013

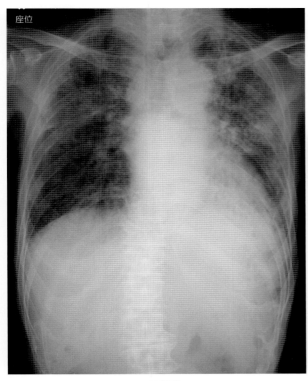
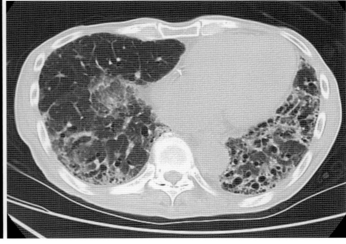

a. X線像　　　　　　　　　　　　　　b. CT
図1. 症例. 83歳, 男. 胸部画像所見

いるといわざるをえない．当院では，整形外科医が術前検査を行い，耐術性を評価し，適時各診療科に相談するシステムをとっている．昭和から続く旧態依然とした方式である．しかし，元号が平成から令和に変わった現在でも，おそらく本邦でもっとも一般的なシステムであると推測する．であるから，当院が直面している問題は，程度の差こそあれ全国津々浦々の整形外科医が共有する問題でもある．換言すれば，恵まれた一部の施設を除けば，大腿骨近位部骨折の患者の主科は整形外科であり，整形外科医が全身管理も含めた治療の舵とりを一任されているのが本邦の残念な現状であろう．

整形外科が主科となった大腿骨近位部骨折患者の中には，入院中に内科的疾患が悪化し，むしろ内科的疾患が主病名となり，整形外科医の手に負えなくなる症例も散見される．理想的には当該診療科に転科して治療が行われるべきであろう．しかし，現実的には多臓器にまたがる複雑な病態を抱えた症例は，「うちじゃない」と誰もが敬遠しがちである．医療の高度化に伴い臓器別に細分化されたシステムは，臓器別縦断的治療には適する．一方，複数の臓器にまたがる問題を有し横断的治療を必要とする患者には，必ずしも適さない．本検討でも，整形外科医が転科を希望した26例のうち転科が実現したのはわずか1例のみであった．一致度の指標となるκ値もきわめて低値であった．転科に関しては，整形外科医と内科医の意識の間には，埋めがたい溝がある．

整形外科医が転科を希望する患者は，保存的治療を行う患者であった．それらの大部分は，全身状態不良であるゆえに手術を断念した消極的保存的治療例であった．逆の視点からみると，多種多様な内科合併症があろうとも，整形外科医は手術をする症例に関しては主治医になることをいとわないともいえる．今回の検討でも，唯一有意差があった糖尿病にしても，整形外科医は非糖尿病患者の転科を希望するという矛盾した結果であった．この結果は，整形外科医の多くは糖尿病のコントロールのみならば転科までしなくてよいと考えていると解釈すべきであろう．Orthogeriaticsの時代を迎えた現在，整形外科医といえども内科合併症の初期対応を行い，初期治療を自ら施し，臓器別専門医へ適切に連携する姿勢が求められている．今回の整形外科主治医は1名を除けば新臨床研修制度を経験している．この制度を経験した整形外科医は内科的合併症に対する敷居は低いのかもしれない．一方で，本来運動器の専門家であるはずの整形外科医が不慣れな内科的疾患と格闘し，時間をとられ，疲労の色を濃くしていることは，遺憾といわざるをえない．病院に勤務する整形外科医の劣悪な労働条件は，全国的な問題である[11]．長時間勤務は医師の健康のみならず，医療安全も脅かす．加えて，近年政府が進める働き方改革にも逆行している．保存的治療例の多くは全身状態不

Ⅰ．巻頭トピックス

良であり，メスよりも聴診器を必要としている．そのため，患者にとっても内科主治医の利点は多い．

　本研究の結論は，単一施設の91例という少ない症例数から導き出される限定されたものにすぎない．そして，それ以外にも，本研究には大きな問題がある．それは，大腿骨近位部骨折の病棟管理を担当する内科医が存在するかという現実的問題である．臓器別に細分化され日々その診療に追われている内科勤務医に，そのような物理的精神的余裕があるべくもない．臓器専門医である内科医にとって，複数臓器に問題を抱える患者はいわば専門外である．彼らが主科となることを敬遠するのは火をみるよりも明らかである．さらに，総合診療科医などのジェネラルな内科医が保存的治療の担い手として最適と考えるが，残念ながら宮崎県随一の総合病院である当院ですらうまく機能していないのが現状である．

　加えて，将来の見通しも暗い．今後増加する複数疾患を抱えた高齢者に対応する必要性から，日本専門医機構は総合診療領域を新たな専門領域として新設した．しかし，2019年4月の新専門医制度の総合診療領域の専攻医一次募集者は，専攻医登録をした約7,800名のうち153名にすぎなかった[12]．確率にして1.9％（153/7,800）にすぎない．この低値は，今後もわが国ではジェネラルな内科医は増加しないことを意味する．つまり，近未来においても整形外科医が勤務する病院に大腿骨近位部骨折の病棟管理を行う内科医が存在する可能性は低いといわざるをえない．そのような現状にはお構いなしに，多種多様な合併症をもった大腿骨近位部骨折患者は途切れることなく入院する．そして，整形外科がその主科となり，整形外科医は多忙な外来や手術の合間に，内科的合併症の対応に追われ続け，やがて疲弊していく．時代は，病棟管理を含めた保存的治療をサブスペシャリティとした整形外科医を要求しているのかもしれない．

ま　と　め

1）60歳以上の大腿骨近位部骨折患者91例において，

転科した患者の割合は2.1％（2/91）であった．一方，整形外科医が転科を希望した割合は，28.5％（26/91）であった．κ値は0.03184でありslightと判定した．

2）整形外科医が転科を希望した患者群では，希望しなかった患者群に対して，単変量解析で糖尿病の既往と骨折治療に有意差があり，多変量解析では骨折治療に有意差があった．

文　献

1）福原俊一，東　光久，徳田安春ほか：内科医が扱う患者の半数以上が超高齢者の時代にあって．Medicina 53：1498-1506，2016

2）Bracey DN, Kiymaz TC, Holst DC et al：An orthopedic-hospitalist comanaged hip fracture service reduces inpatient length of stay. Geriatr Orthop Surg Rehabil 7：171-177, 2016

3）石山貴章：Hospitalist—新しい内科医のカタチ．日内会誌 107：482-486，2018

4）デシュパンテ・ゴータム，大出幸子：米国におけるホスピタリスト医療—成熟する新しい専門領域．日内会誌 103：155-159，2014

5）福田文雄，飯山俊成，田丸満智子ほか：大腿骨近位部骨折の周術期死亡．骨折 40：469-472，2018

6）澤口　毅，重本顕史：外傷領域に置ける集学的治療—多職種連携による大腿骨近位部骨折に対する取り組み．整・災外 58：261-269，2015

7）Charlson ME, Pompei P, Ales KL et al：A new method of classifying prognostic comorbidity in longitudinal studies；development and validation. J Chronic Dis 40：373-383, 1987

8）Landis JR, Koch GG：The measurement of observer agreement for categorical date. Biometrics 33：159-174, 1977

9）柳井久江：4 Steps エクセル統計，第3版，オーエムエス出版，東久留米，2011

10）Kanda Y：Investigation of the freely available easy-to-use software 'EZR' for medical statistics. Bone Marrow Transplant 48：452-458, 2013

11）橋詰博行，佐々木孝，山本謙吾ほか：整形外科医の労働環境について．日整会誌 83：561-574，2009

12）＜https://medical.nikkeibp.co.jp/leaf/mem/pub/eye/201801/554415.html＞［Accessed 2019 Aug 12］

＊　　　＊　　　＊

I. 巻頭トピックス

地方都市の急性期病院整形外科における
入院保存的治療の実態調査*

井上三四郎　　村岡辰彦　　井上隆広**

[別冊整形外科 76：7〜11, 2019]

はじめに

近年本邦においては，国策として病院機能分化が推進されており，急性期，回復期リハビリテーション，療養型に細分化されている．このうち，急性期病院は外傷や疾患が発症した直後の治療を行う．当院は22の診療科と638床の病床を有する県下随一の総合病院であり，宮崎市の急性期病院としての役割を担っている．

当科もほかの急性期病院整形外科同様に，手術的治療にその力の大半を注いでいる．そのため手術を効率よく行うための病床管理が要求されている．一方，急性期病院にも保存的治療を受ける患者が一定数入院している．これまでに個々の疾患に対する保存的治療の報告は散見されるものの，急性期病院整形外科病棟における保存的治療について総括した報告は渉猟した限りない．本稿の目的は，地方都市の急性期病院整形外科病棟における保存的治療の実態調査を行うことである．

I．対象および方法

対象は，2017年4月1日〜2018年3月31日の1年間に当院整形外科に入院した患者である．カルテをもとに後ろ向きに調査を行った．手術例は，いわゆるKコードを算定した症例と定義した．つまり救急外来で行った縫合や骨折の徒手整復は手術に含めていない．

❶保存的治療の実態

調査項目は，保存的治療の占める割合，年齢，高齢化率，性別，救急車使用の有無，部位，入院病名の種類，手術予定の有無，入院日数である．高齢化率は，65歳以上の患者を高齢者としてその数を保存的治療を施行した全患者数で除した．部位については，複数ある場合は主病名の部位とし，上肢，脊椎，下肢とした．どうしても分類できない疾患は，その他に分類した．上肢は鎖骨および肩関節以遠，脊椎は脊椎および骨盤，下肢は股関節以遠とした．加えて，脊椎と非脊椎の2群にも分類した．入院病名の種類については，外傷か疾病に分類した．すべての値は小数第二位で切り捨てとした．

❷全国調査との比較

「整形外科新患調査2012」は，2012年に日本整形外科学会が1,442施設から84,544例の新患全例登録を行った全国調査である[1]（以下，全国調査）．このデータと前項に記した保存的治療の占める割合，高齢化率，性別，部位，入院病名の種類について統計学的検討を行った．統計には1×2表における母比率が等しくない直接確率計算を用い，統計ソフトはJs-STARを使用した[2]．

❸入院日数の検討

救急車（使用群，非使用），部位（上肢，脊椎，下肢，その他），入院病名の種類（外傷，疾患），疾患の種類（炎症，非炎症）について，おのおのの入院期間を統計学的に検討した．Student t 検定もしくは一元配置分散分析法を用い，統計ソフトはStatcel 3を使用した[3]．

▌Key words

conservative treatment, orthopedic surgery, acute care hospital

*Statistical study of conservative treatment at department of orthopedic surgery of an acute care hospital in a regional city
　要旨は第77回宮崎整形外科懇話会において発表した．
**S. Inoue(医長)：宮崎県立宮崎病院整形外科（☎ 880-8510　宮崎市北高松 5-30；Dept. of Orthop. Surg., Miyazaki Prefectural Miyazaki Hospital, Miyazaki）；T. Muraoka(医長)：宮崎県立延岡病院整形外科；T. Inoue：宮崎県立宮崎病院整形外科．
[利益相反：なし．]

I. 巻頭トピックス

表1. 本調査結果と全国調査との比較

	本調査	全国調査	p値
保存的治療の割合（%）	20.6（197/953）	89.4	<0.01
年齢（歳）	65.7±22.7	51.2	
高齢化率（%）	64.9（128/197）	34.7	<0.01
性：女性の割合（%）	54.8（108/197）	50.4	0.1209
救急車使用（%）	42.6（84/197）		
部位：脊椎の割合（%）	58.8（116/197）	31.9	<0.01
外傷の割合（%）	64.4（127/197）	40.2	<0.01
手術検討率（%）	24.8（49/197）		
入院日数（日）	16.1±17.5		

表2. 救急車使用の有無における入院期間. $p=0.08988$ と有意差がなかった.

	症例	入院期間（日）
救急車使用	84	18.6±21.0（1～119）
救急車非使用	113	14.3±14.1（0～87）

表3. 部位における入院期間. $p=0.071489$ と有意差がなかった.

	症例	入院期間（日）
上肢	21	11.6±11.0（1～33）
脊椎	116	17.7±19.0（0～119）
下肢	55	13.4±12.2（1～63）
その他	5	30.4±37.7（3～87）

表4. 外傷と疾患における入院期間. $p=0.00532$ と有意差があった.

	症例	入院期間（日）
外傷	127	13.6±11.8（1～63）
疾患	70	20.8±24.1（0～119）

表5. 炎症性疾患と非炎症性疾患の入院期間. $p=0.000671$ と有意差があった.

	症例	入院期間（日）
炎症	27	32.8±32.1（3～119）
非炎症	43	13.3±12.9（0～63）

II. 結　果

❶保存的治療の実態（表1）

調査期間における総入院患者数は953例であった. そのうち保存的治療を行った患者は197例であり, 総入院患者の20.6%（197/953）を占めた. 平均年齢は65.7±22.7（0～99）歳であった. 65歳以上の患者は128例であり, 高齢化率は64.9%であった（128/197）. 男性89例, 女性108例であり女性が54.8%（108/197）とやや多かった. 救急車使用例は84例, 非使用例は113例であり, 使用例が42.6%（84/197）であった. 部位は, 上肢21例, 脊椎116例, 下肢55例, その他5例であった. 脊椎が58.8%（116/197）と最多であった. 外傷が127例, 疾患70例であり, 外傷が64.4%（127/197）を占めた. 疾患のうち, 炎症性疾患が27例, 非炎症性疾患が43例であった. 49例に手術が検討されており, 総入院保存的治療数の24.8%（49/197）を占めた. 手術が断念された理由は, 患者の全身状態や局所状態不良25例, 患者や家族の希望11例, 予定手術の中止（入院後熱発, 症状軽快など）9例, 他院で手術を行うための転院4例であった. 平均入院日数は16.1±17.5（0～119）日であった.

❷全国調査との比較

本調査を全国調査と比較すると, 患者は有意に高齢であり, 外傷と脊椎疾患の割合が高く, 保存的治療の割合が低かった（表1）.

❸入院日数の検討

救急車使用や部位についての有意差はなかった（表2, 3）. 疾患は外傷に比べて有意に入院期間が長かった（表4）. 疾患群の中では炎症性疾患が非炎症性疾患に比較して有意に入院期間が長かった（表5）.

III. 症例提示

症例1. 72歳, 男.
既往歴：糖尿病.

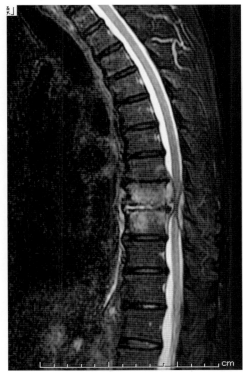
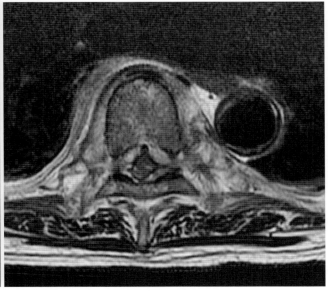

a. STIR 矢状断像　　　　　　　　　　b. T2 強調水平断像

図1. 症例1. 72歳, 男. 胸椎 MRI

現病歴：左尿管結石および敗血症（血液培養で黄色ブドウ球菌陽性）の診断で当院泌尿器科入院中であった．腰痛および下肢のふらつきがあり，当科にコンサルトされた．

経　過：MRI で Th8/Th9 化膿性脊椎炎および硬膜外膿瘍と診断し（図1），当科へ転科した．筋力は保たれており，保存的治療を選択した．転科後に抗菌薬をセファゾリン（CEZ）へ変更するも薬疹が出現したため，もともと投与されていたアンピシリン（ABPC）へ戻した．さらに転科4週後にクリンダマイシン（CLDM）を追加し，採血データの改善およびMRIでの膿瘍縮小を確認した後に転院とした．入院期間は48日間であった．

症例2．67歳，男．

既往歴：高血圧，糖尿病．

現病歴：前医で左恥坐骨の溶骨像を指摘され，精査目的で当科へ紹介となった（図2a）．外来での採血でカルシウム 14.9 mg/dl と上昇しており，緊急入院とした．

経　過：同日歯科受診し口腔内清掃不良を指摘された．補液およびエルシトニン投与で高カルシウム血症の改善を試みた．ビグアナイド系糖尿病薬を入院後中止した．造影 CT を入院3日目に撮影し，腎癌と診断した（図2b）．泌尿器科にコンサルトし，後日転科となった．入院期間は6日間であった．

Ⅳ. 考　察

個々の疾患に対する保存的治療の報告は散見されるが，急性期病院整形外科病棟における保存的治療について総括した報告はない．この調査をもって本邦の急性期病院整形外科における入院保存的治療の傾向を論じることはできない．しかしながら，地方都市の一施設で行われた調査であるからこそ，当院ひいては地方の現状が浮き彫りにされる．本結果からは，当院の入院保存的治療の臨床実像として，以下の四点が明らかになった．

一点目は，全入院患者の約20%が保存的治療を受けていたという点である．全国調査では，整形外科新患患者の89.4%が保存的治療を受けると報告されており[1]，一見すると低い．しかし，本研究は三次救急病院の入院治療のみでの検討である．明らかに対象が異なり，単純な比較は無意味である．当院の入院保存的治療例の中には，他科とのコーディネーターや多領域にまたがる治療のコンダクターとしての役割を求められる場面もあった．換言すれば，整形外科医が主治医となり整形外科病棟で入院治療を受けている患者の中に，外科医というスペシャリストとしての役割でなく総合内科医やホスピタリストのようなジェネラリスト[4~7]としての立ち位置が要求される症例も存在するということである．

I．巻頭トピックス

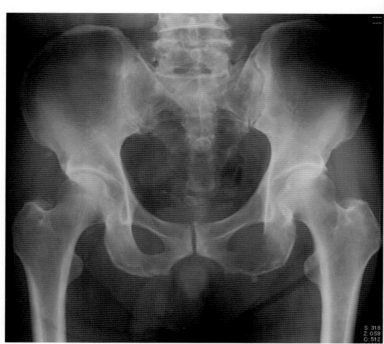

a．単純X線骨盤正面像　　　　　　　　b．腹部造影CT

図2．症例2．67歳，男．画像所見

　二点目は，65歳以上の患者が約65％を占めたという点である．高齢者は内科的合併症を有することも多く，その治療に難渋することが少なくない．本検討でも，保存的治療群の約1/4は手術を断念した症例であった．患者の高齢化は，運動器治療の遂行を難化させている．

　三点目は，脊椎疾患が約6割を占めたという点である．全国調査では，脊椎疾患が約3割であり，今回の調査では脊椎疾患が有意に多かった．胸腰椎椎体骨折や化膿性脊椎炎などの脊椎疾患は，日常生活動作を著しく低下させる．そのため患者は歩行困難におちいり，入院治療にいたったと考えた．

　四点目は，疾病特に炎症性疾患の入院期間が長かったという点である．近年急性期病院では診療群分類包括評価が採用されており，経営の観点から長期入院は敬遠される傾向にある．感染性疾患に代表される炎症性疾患の入院は長期化していた．感染性疾患にはクリティカルパスもなく，スムーズな転院もむずかしい．

　整形外科勤務医の過重労働は学会調査からも明らかである[8]．働き方改革が叫ばれる昨今，その対策は喫緊の課題である．保存的治療例の中には，全身管理や内科的治療が主体となっている症例も少なくない．多忙な整形外科医が不慣れな内科疾患と格闘し，その対応に多くの時間や労力を割いていることは，実に嘆かわしく悲しいことである．このような症例を内科医に委ね，整形外科医は外科的治療に集中できる環境整備を行う必要がある．しかし，現実的には多くの施設で実現困難と推測する．臓器別に細分化された内科専門医は必ずしも複数疾患を有するmultimorbidityな患者の治療に積極的ではない．その担い手として最適と考えられる総合診療科医や老年内科医は，多くの施設には勤務していないか，していても絶対数が少ない．その場合，整形「外科」医がorthogeriatic careを専門とする整形「内科」医とならざるをえないのかもしれない．

まとめ

　1）地方都市で三次救急病院を標榜している急性期病院において，入院患者の約2割は保存的治療を受けていた．

　2）約4割が救急搬送されており，外傷が約6割を占めた．

　3）脊椎関連疾患が6割とほかの部位に比べて多かった．

　4）約4人に1人は手術を検討されながら保存的治療となっていた．

　5）外傷と比べ疾患の入院期間は長く，疾患の中でも炎症性疾患の入院期間は非炎症性疾患と比べて長期化し

ていた.

文　献

1) ＜https://www.joa.or.jp/media/comment/pdf/investigation_2012.pdf＞［Accessed 2019 April 23］
2) 中野博幸, 田中　敏：フリーソフト js-STAR でかんたん統計データ分析, 技術評論社, 東京, 2012
3) 柳井久江：4 Steps エクセル統計, 第3版, オーエムエス出版, 東久留米, 2011
4) 大成功一：専門医兼総合医―「内科」はどこへいくのか. 日プライマリケア連会誌 **33**：162-164, 2010
5) 木村琢磨：病院総合医という選択肢―病院のジェネラリストを志向する医師たちへ. 日プライマリケア連会誌 **34**：55-58, 2011
6) デシュパンテ・ゴータム, 大出幸子：米国におけるホスピタリスト医療―成熟する新しい専門領域. 日内会誌 **103**：155-159, 2014
7) 石山貴章：Hospitalist―新しい内科医のカタチ. 日内会誌 **107**：482-486, 2018
8) 橋詰博行, 佐々木孝, 山本謙吾ほか：整形外科医の労働環境について. 日整会誌 **83**：561-574, 2009

＊　　　＊　　　＊

II．保存的治療にあたっての 診断，支援機器，診療体制

マークシート式問診票を用いた運動器検診の結果と問診票の精度

都丸洋平　鎌田浩史　山崎正志

はじめに

　日本の総人口は2015年10月1日現在1億2,711万人で，そのうち65歳以上の高齢者人口は3,392万人であり高齢化率は26.7%と世界最高である[1]．日本は現在世界トップレベルの長寿国であるが，平均寿命の延伸だけでなく，健康寿命を平均寿命に近づけることが重要である[2]．

　健康寿命の延伸のためには，小児期からの運動器に関する正しいケアが重要となることがある．骨折や捻挫などの強い症状を呈する外傷，障害などは，生徒が自主的に受診し適切な治療を受ける可能性が高い．しかし，運動器疾患の中には無症候性のため適切なタイミングで医療機関受診が行われず治療タイミングを逃してしまうものがある．たとえば思春期特発性側弯症は，痛みなどの症状がなく進行する場合があり，適切なタイミングで治療を受けるためには検診などで発見することが重要となる[3]．

　本邦の身体に対する学校健康診断は1888年に実施された活力検査が始まりとされている．1897年には活力検査が改められ，学生生徒身体検査規定が公布された．1958年には脊椎カリエスの増加を背景に「側弯症にも注意すること」とされ，1994年にはスポーツ障害の増加を背景に「四肢の状態に注意すること」とされたが法的な強制力はなかった．2016年に学校保健安全法が改正・施行され，側弯症に加えて四肢に対する運動器検診が法的強制力をもち，義務化された．当大学では2007年よりつくば市内の一部の小中学校で整形外科医が中心となり運動器検診を行っていたが，2016年の法改正を受けて，イ

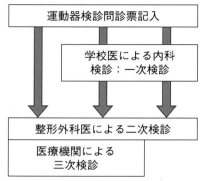

図1．本研究の運動器検診のフローチャート

ラスト入りのマークシート式問診票を用いた大規模な運動器検診を開始した．

　本研究の目的は，2016年度運動器検診結果，マークシート式問診票の感度・特異度，身体所見と運動器疾患との関連性を報告することである．

I．対象および方法

　2016年度につくば市内の小・中学生22,494名に対してマークシート式問診票での抽出を行い，運動器検診を実施した．検診のフローチャートを図1に示す．まず運動器検診問診票の記入により異常所見の抽出を行う．その結果をもって学校医による内科検診時の運動器検診（一次検診），整形外科医による運動器検診（二次検診）を実施し，必要に応じて医療機関への紹介（三次検診）を行っている．

　問診票の内容は，運動器の健康・日本協会の推奨項目

Key words

musculoskeletal examination, marksheet type questionnaire, screening

*Outcome of locomotorium examination and accuracy of interview sheet
**Y. Tomaru, H. Kamada（講師），M. Yamazaki（教授）：筑波大学医学医療系整形外科（Dept. of Orthop. Surg., Faculty of Medicine, University of Tsukuba, Tsukuba）．
［利益相反：なし．］

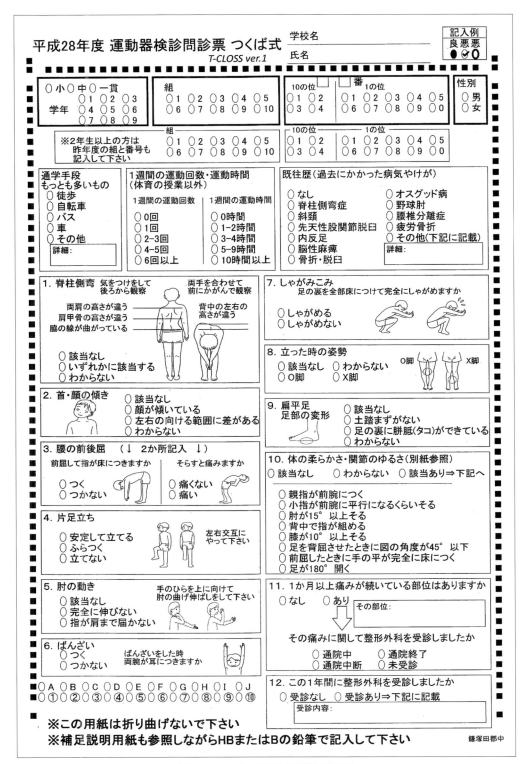

図2．2016年度運動器検診問診票

を網羅したうえで当大学が独自に作成したものを使用した（図2）．マークシートでの異常所見の定義は以下のとおりである．側弯症：両肩，肩甲骨，ウエストラインの非対称性，前屈時の背中の高さの違い（rib hump, lumber hump）がある．斜頚：安静時の首の傾き，頚部可動域制限がある．立位体前屈：指先が床につかない．立位体後屈：後屈時の腰痛がある．片脚立位：片脚で立てない，ふらつきがある．肩関節可動域：万歳をしたときに上腕が耳につかない．足関節可動域：足の裏を全部つけたまましゃがむことができない．O/X脚：立位時に両膝間，両足関節間に2横指以上の間隙がある．扁平足：土踏まずがない，足底に胼胝形成がある．全身関節弛緩性：①

Ⅱ．保存的治療にあたっての診断，支援機器，診療体制

母指が前腕につく，②小指が前腕と平行になるまで反る，③肘が15°以上過伸展する，④膝が10°以上過伸展する，⑤足関節が45°以上背屈する，⑥立位体前屈時に手掌が完全に床につく，⑦股関節が90°以上外旋する．

　問診票精度の検討のため，2016年度問診票の結果と整形外科医による直接検診とを比較し，問診票の感度，特異度を算出した．ここでは，整形外科医の判定を正解と仮定した．問診票精度向上のため，検診受診者に動画による説明を行い，2016年度と2017年度の問診票精度の比較を行い動画導入効果を検証した．

　身体所見と運動器疾患の関連に対し縦断的な評価を行うため，2018年度に2017年度中に発生した運動器疾患を調査する問診票項目を設定し，2017年度初旬に行った運動器検診で抽出された身体所見との関連性を比較・検討した．障害・外傷全体（足関節捻挫，骨折，打撲傷，肉ばなれ，腰椎分離症，Osgood-Schlatter病，野球肘など）の有無，足関節捻挫の有無，骨折の有無をそれぞれ目的変数とし，多変量解析（名義ロジスティック回帰分析）で年齢，性別，運動時間，運動種目，身体所見（関節可動域制限，全身関節弛緩性）との関連を解析した．

Ⅱ．結　　果

　マークシート問診票の主な項目での抽出率は以下のとおりであった．側弯症：5.1％（1,094/21,441），立位体前屈26.3％（5,817/22,078），しゃがみ込み6.9％（1,516/22,101），関節弛緩性7.5％（1,673/22,252），片脚立位5.0％（1,100/22,077），斜頚1.3％（272/21,687），扁平足8.6％（1,785/20,871）．医療機関受診をすすめられた生徒は2.7％であり，そのうち71％は側弯症疑いであった．そのうち，X線でCobb角10°以上の側弯症を認めた割合は53％であった．

　つくば市のK小中学校では生徒1,844名に対して問診票の情報をもとに整形外科医が全員直接検診を行い，その結果は以下のとおりであった．側弯症18.7％（344/1,842），立位体前屈20.2％（372/1,841），しゃがみ込み6.2％（114/1,832），斜頚2.2％（41/1,844），扁平足12.5％（231/1,842）．

　感度はそれぞれ，側弯症16.8％，立位体前屈67.9％，しゃがみ込み48.2％，斜頚18.9％，扁平足32.2％であった．特異度はそれぞれ，側弯症95.4％，立位体前屈90.2％，しゃがみ込み98.0％，斜頚98.8％，扁平足94.3％であった．

　問診票精度向上のため，2017年度からは説明動画を導入した．動画視聴群（1,120名）の問診票の感度・特異度は11.8％・96.9％，動画非視聴群（927名）の感度・特異度は11.5％・96.8％で有意差がなかった．

　多変量解析では，障害・外傷全般は性別，年齢，運動時間，運動競技，足・肘関節可動域制限と有意な相関がみられた．足関節捻挫は足関節背屈制限のみと有意な相関がみられた．骨折は性別のみと有意な相関がみられた．

Ⅲ．考　　察

　新井は，運動器検診後に医療機関受診をすすめた生徒は全体の2.9％であったと報告している[4]．本研究では三次検診受診勧告の割合は2.7％であり，ほぼ同程度であった．このことから本研究での運動器検診実施，三次検診受診者の抽出は，おおむね本邦における運動器検診と大きな乖離がなく実施できているものと推測される．

　問診票の感度は総じて低く，満足のいくものではなかった．定義が比較的はっきりしており生徒，保護者にもわかりやすいと思われる立位体前屈，しゃがみ込みの感度はそれぞれ67.9％，48.2％といまだ不十分ではあるが，ある程度高い値であった．一方，定義が比較的曖昧でわかりにくいと思われる側弯症，斜頚，扁平足はそれぞれ16.8％，18.9％，32.2％と非常に低いものであった．スコリオメーターやfoot printなどを用いた明確な定義，具体的な異常値を提供できればよいが，測定器械提供の問題や問診票の紙面の問題などもあり，そこまでいたっていないのが現状である[5,6]．現時点では問診票のスクリーニングは有効に働いておらず，問診票でのスクリーニングに頼ると見逃しが起こる危険性が高い．本研究で用いた問診票は運動器の健康・日本協会の推奨項目を含んでおり，感度の低さは本問診票だけの問題ではなく，運動器検診で用いられている問診票全般に共通するものと考える．過去の報告でも，同様に問診票の感度の低さは報告されている[7]．2016年度の問診票の感度の低さを改善するために，2017年度からは問診票のQRコードから視聴可能な補足説明動画を導入したが，動画の視聴は全体の半数以下の生徒，保護者のみであった．さらに動画視聴群，非視聴群で問診票精度に差はみられず，動画による問診票精度向上の効果はみられなかった．動画のみでは十分ではない可能性があり，講習会などを通じて運動器検診の情報提供を行っていきたいと考えている．また，問診票精度向上のためには知識のみならず意欲も重要であり，講習会などを通じて若年からの運動器の適切なケアの重要性を訴えていく必要があると考える．

　運動器検診から得られた運動器に関する情報をもとに，外傷・障害と生活背景，身体所見に関する検討を行った．高学年，男児，運動時間，足関節・肘関節可動域制限と運動器疾患の間に有意な相関がみられた．学年，性別は介入不能な要素であるが，適切な運動時間，ストレッチなどによる可動域制限の改善が，運動器疾患

の減少につながる可能性が示唆された.

ま と め

　1）問診票の感度は低く，改善が必要である.

　2）問診票は動画，イラストを使用しても感度の改善が得られず，運動器検診の知識，重要性を伝える啓発活動が必要と考える.

　3）関節可動域改善が外傷・障害予防につながる可能性がある.

文　献

1）第1節高齢化の状況―平成28年版高齢社会白書（概要版）―内閣府．<https://www8.cao.go.jp/kourei/whitepaper/w-2016/html/gaiyou/s1_1.html>［Accessed 2019 May 20］

2）主な年齢の平均余命―厚生労働省．<https://www.mhlw.go.jp/toukei/saikin/hw/life/life10/01.html>［Accessed 2019 May 20］

3）Richards BS, Bernstein RM, D'Amato CR et al：Standardization of criteria for adolescent idiopathic scoliosis brace studies. Spine **30**：2068-2075, 2005

4）新井貞男：JCOA運動器検診後受診アンケート調査―運動時間とPC／ゲーム時間の運動器に与える影響について考える―運動器リハビリテーション．日運動器科会誌 **29**：49-57，2018

5）Huang SC：Cut-off point of the Scoliometer in school scoliosis screening. Spine **22**：1985-1989, 1997

6）Evans AM, Rome K：A Cochrane review of the evidence for non-surgical interventions for flexible pediatric flat feet. Eur J Phys Rehabil Med **47**：69-89, 2011

7）福田亜紀，中空繁登，西村明展ほか：スポーツ少年団を対象とした保護者による問診票スクリーニング精度についての評価運動器検診との比較．日整外スポーツ医会誌 **36**：169-173，2016

＊　　　＊　　　＊

Ⅱ．保存的治療にあたっての診断，支援機器，診療体制

アドヒアランスが向上する
スマートフォンアプリの開発*

青山朋樹　西口　周　福谷直人　伊藤　宣　松田秀一**

［別冊整形外科 76：18〜22，2019］

はじめに

　慢性的に疼痛が続く運動器疾患においては，治療のアドヒアランスが向上し，セルフケアのモチベーションを継続する工夫が必要である．これまでにもリウマチ日記などの患者記載情報を主治医と共有することによる病状把握や，手紙を用いて活動性や栄養状態を医療従事者と共有することによるサルコペニアの防止効果が示されてきた[1]．しかしながら健康情報の多様化により，アナログな手法や通信手段では膨大な情報蓄積，処理が困難になってきたことから，情報をさらに処理，搭載できる仕組みが必要になってきた．そこで目をつけたのがスマートフォンのアプリケーション（アプリ）である．本邦に限らず世界的にスマートフォンの普及率は高く，その活用は医療，セルフケアの領域においても広く展開されている．スマートフォンを用いることによるメリットは，情報蓄積機能，蓄積した情報を送付，受信する通信機能，高精度のセンサリング機能，自律的なデータ解析機能を有していることなどがあげられる．加えてスマートフォンの普及が進んでいることから，使用する際に新たなデバイスを用意する必要がなく，アプリをダウンロードするだけで使用可能であることも大きなメリットである．そこで本稿においては，慢性運動器疾患のアドヒアランスが向上するスマートフォンアプリの開発を通してその意義の検討を行う．

Ⅰ．関節リウマチの
病態可視化アプリの開発

　関節リウマチ（RA）は，日々の病状が変化する慢性疾患である．抗リウマチ薬の開発により病状変化についてはかなり改善されているが，それでも気候や活動性の変化による病状変化は避けられない．しかしながら外来を受診する頻度は 1 週間あるいは 1 ヵ月に一度であることから，受診までの病状の変化を主治医と共有する際にタイムラグが生じる．このタイムラグを解消する目的でリウマチ日記などが用いられてきた．病状の変化だけでなく，有害事象の出現，服薬状況を患者自身と主治医が共有することにより，治療アドヒアランスを高めることに貢献してきた．しかしながら，手帳に記載できる情報量は限られており，また記載された情報を外来の短い時間ですべて把握することは困難であることから，十分なライフログを把握できるわけではなく，受診までのタイムラグの解消にはつながっていない．

　スマートフォンは，高精度なコンピュータ機能を有することから多くの情報の蓄積が可能であり，また高い情報処理能力を有することから蓄積された情報を容易に判別できる機能を有している．そこで，スマートフォンを用いて毎日の病状の変化，活動性，服薬状況などを自己管理し，主治医と共有するアプリの開発を行った．

　患者がアプリに記録する情報は，疼痛関節箇所（図1a），腫脹関節箇所，痛みの程度（visual analogue scale：VAS），日常生活活動指標である modified Health Assessment Questionnaire（mHAQ），服薬情報，歩容

▌Key words

smartphone，application，adherence，RA，low back pain

*Development of smartphone application which promotes the treatment adherence
**T. Aoyama（教授）：京都大学大学院医学研究科人間健康科学系専攻（Human Health Sciences, Graduate School of Medicine, Kyoto University, Kyoto）；S. Nishiguchi：株式会社 NTT データ経営研究所ライフ・バリュー・クリエイションユニット；N. Fukutani：株式会社バックテック；H. Ito（准教授），S. Matsuda（教授）：京都大学大学院整形外科．
［利益相反：あり．本研究に関する費用は NTT サービスエボリューション研究所が一部負担した．］

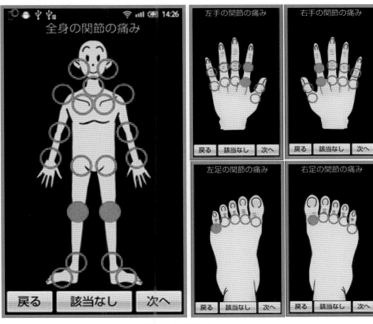

a. 疼痛関節箇所タップ画面　　　　　　　　　　　b. アプリに搭載したライフログ情報

図1. 関節リウマチライフログアプリ

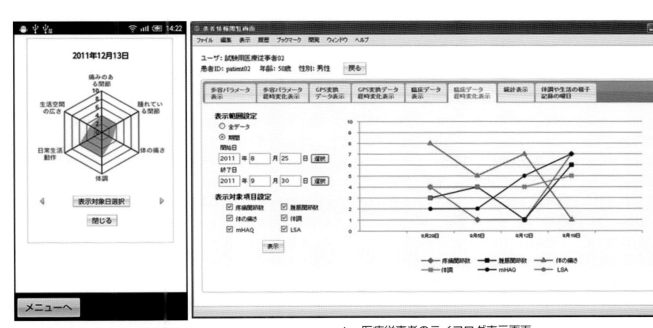

a. 患者のライフログ表示画面　　　　　　b. 医療従事者のライフログ表示画面

図2. 関節リウマチライフログアプリの情報表示画面

判定である（図1b）. 疼痛関節箇所（図1a）については，指の変形などで疼痛関節部位のタップが困難である可能性が懸念されたが，タッチペンを併用するなどの工夫により，問題なく記録することが可能であった．痛みの程度はスワイプで記録し，mHAQは（0：できる，1：少し困難，2：かなり困難，3：できない）をタップすることで半定量的に記録をした[2]．歩容情報はスマートフォンに内蔵されている三軸加速度センサを用いて10 m歩行時の歩容を判定した．スマートフォンに内蔵されている三軸加速度センサはリハビリテーションの臨床現場で用いる三軸加速度センサと同等のスペックを有しており[3]，歩容を判定するのに十分な機能を有していた[4]．そこで10 m歩行時の歩容を左右バランス，歩行ペース，規則正しさの評価軸を10段階で評価し，歩容検査後に即

II．保存的治療にあたっての診断，支援機器，診療体制

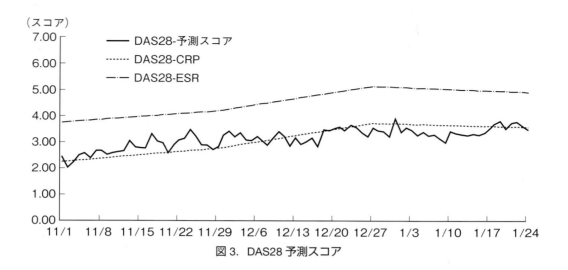

図3．DAS28予測スコア

時的に判定結果を表示できるように設計した．記録結果は患者本人がスマートフォン画面上でダイヤグラム表示することで自己管理可能である（図2a）．その一方で医療従事者はインターネット回線を介して，一日一日の記録情報，経時変化のグラフなどをパソコン画面上に表示することで，患者の病状変化管理が可能になった（図2b）．またスマートフォンの特性の一つである通信機能を用いることで，リアルタイムでの病状把握も容易であることから，急性増悪の早期発見などの活用にも期待される[2]．

スマートフォンに内蔵されているコンピュータの膨大な情報処理機能は，さらなる活用の可能性を有している．少し実験的ではあるが，RAの疾患活動性スコアであるdisease activity score 28（DAS28）をスマートフォンで取得可能なデータで予測を行うという試みを行った．DAS28は圧痛関節数，腫脹関節数，痛みの程度（VAS）に加えて，血液検査におけるC反応性蛋白（CRP）あるいは赤沈（ESR）などの変数にそれぞれ係数を加えて数値化する[5]．CRPを計算式に用いるものをDAS28-CRP，赤沈を計算式に用いるものをDAS28-ESRなどとも呼ぶが，これを予測する換算式をスマートフォンで取得可能なデータから抽出し，計算式作成を試みた[6]．この結果，DAS28-CRPおよびDAS28-ESRにきわめて近似する結果を得ることができた（図3）．スマートフォンで取得した変数は疼痛関節数，mHAQ，歩容における左右バランスである．疼痛関節数はDAS28と同様の係数であるが，mHAQと歩容における左右バランスは主観的体調とCRPなどの検査結果を代替している可能性がある．DAS28-CRPやDAS28-ESRほど正確な値とはいえないが，おおまかな病状変化を把握することは可能であると考える[6,7]．

本アプリ開発のパイロット調査に参加したRA患者20例のうち，スマートフォンの操作が困難でドロップアウトした1例を除き，19例が3ヵ月のトライアル期間を完了し，継続的な実施を希望した．また測定実施率は81.9％と高く，実用性の高さが示された[7]．本研究で開発したアプリは残念ながら実用化にはいたらなかったが，現在多くの領域で開発，実用化が進められているアプリの先駆けとなるフィジビリティスタディとなった．

II．労働衛生を改善する非特異的慢性腰痛のケアアプリ

椎間板や骨の構造変化が明らかではない非特異的腰痛は，腰痛の85％を占めると報告されており[8]，従来の診断技術だけでは治療に苦慮しているのが現状である．また慢性的に持続する腰痛は，恐怖回避思考といった不安による負の連鎖や職場環境，家族，医療への不信感なども原因であり，必ずしも身体的な要因だけではないのも，診断や治療に難渋する原因である[9]．非特異的慢性腰痛のセルフケアにはストレッチ，筋力強化，生活習慣の見直しなどの手法があるが，原因とマッチしないセルフケア手法はアドヒアランスがわるく，継続がむずかしいことから奏功しないことが多い．また，慢性腰痛は不適切な職場環境によって発症，増悪することから「作業環境」，「作業環境管理」，「労働衛生教育」といった事業所による労働衛生からの展開も必要である[10]．

そこで，スマートフォンアプリにより自分自身の腰痛原因にマッチしたセルフケア手法を選択することで継続的にセルフケアの実践を促すアプリの開発を行った．質問紙をベースにして決定木分析の統計手法を用いて非特異的腰痛のタイプを層別化し（図4），それぞれのタイプに応じたセルフケア手法をすすめるアプリである（図5）．機能としてはシンプルなものであるが，適時最適化したセルフケア手法が提案されるため，アドヒアランス

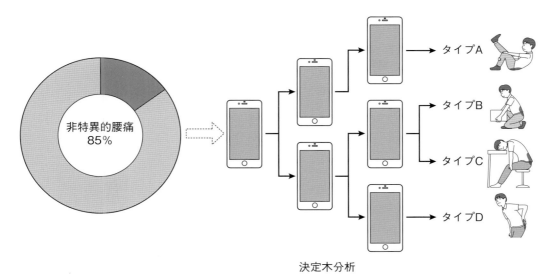

決定木分析
図4. アプリによる慢性腰痛原因層別化

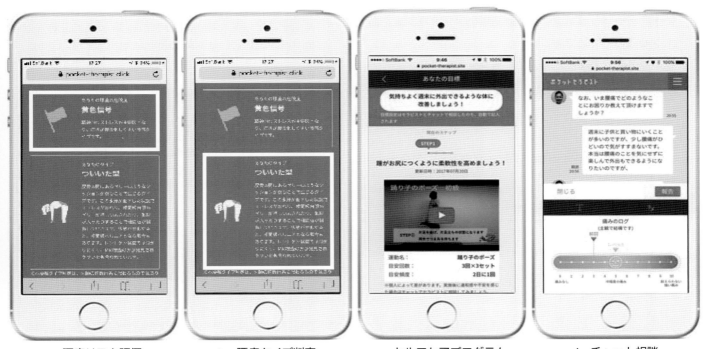

a. 腰痛リスク評価　　b. 腰痛タイプ判定　　c. セルフケアプログラム　　d. チャット相談

図5. ポケットセラピストアプリ

が良好で，実施継続率が高い．

　この腰痛，肩こり対策アプリはポケットセラピスト（バックテック社，京都）としてアプリおよびサービスが提供されており，健康経営施策として多くの企業において採用されている．慢性腰痛は職場における労働生産性を低下させる大きな要因であるため[11]，単に労働衛生の視点だけではなく企業として腰痛防止に取り組むことは双方向性のメリットがあるからである．

　効果検証の結果，腰痛改善（図6a）だけでなく，うつ傾向の改善（図6b），労働生産性低下による損失の改善（図6c）効果を有している．このアプリの特徴は，同時に多数の利用者を対象にできるため，繁忙な産業医の業務を減らし，集計，解析された結果を用いて腰痛軽減，生産性向上などの部署別の診断にも用いることが可能であり，労働衛生施策の効果判定にも有効である．このようにスマートフォンアプリを通じた健康情報の収集は，単に治療のアドヒアランスを向上させるだけでなく，データ蓄積と情報統合，再分配により新たな健康関連指標の開発に寄与する可能性が高い．

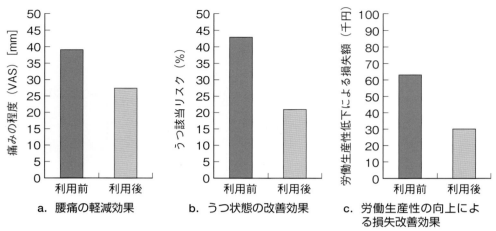

図6. ポケットセラピストによる効果

まとめ

1）スマートフォンアプリは治療アドヒアランスを向上させるのに有効である．

2）スマートフォンアプリを通じて得られたデータを情報統合することにより，新たな健康関連指標を開発できる可能性がある．

文献

1) Yamada M, Nishiguchi S, Fukutani N et al：Mail-based intervention for sarcopenia prevention increased anabolic hormone and skeletal muscle mass in community-dwelling Japanese older adults；The INE (Intervention by Nutrition and Exercise) study. J Am Med Dir Assoc **16**：654-660, 2015
2) Shinohara A, Ito T, Ura T et al：Development of lifelog sharing system for rheumatoid arthritis patients using smartphone. Conf Proc IEEE Eng Med Biol Soc **2013**：7266-7269, 2013
3) Nishiguchi S, Yamada M, Nagai K et al：Reliability and validity of gait analysis by android-based smartphone. Telemed J E Health **18**：292-296, 2011
4) Yamada M, Aoyama T, Mori S et al：Objective assessment of abnormal gait in patients with rheumatoid arthritis using a smartphone. Rheumatol Int **32**：3869-3874, 2012
5) Combe B, Landewe R, Lukas C et al：EULAR recommendations for the management of early arthritis；report of a task force of the European Standing Committee for International Clinical Studies Including Therapeutics (ESCISIT). Ann Rheum Dis **66**：34-45, 2007
6) Nishiguchi S, Ito H, Yamada M et al：Self-assessment tool of disease activity of rheumatoid arthritis by using a smartphone application. Telemed J E Health **20**：235-240, 2014
7) Nishiguchi S, Ito H, Yamada M et al：Self-assessment of rheumatoid arthritis disease activity using a smartphone application. Development and 3-month feasibility study. Methods Inf Med **55**：65-69, 2016
8) Deyo RA, Rainville J, Kent DL：What can the history and physical examination tell us about low back pain? JAMA **268**：760-765, 1992
9) 松平　浩，笠原　諭，金子達也ほか：非特異的慢性腰痛マネジメント．MB Orthop **30**（8）：7-16, 2017
10) 職場における腰痛予防対策指針の改訂の概要等，平成25年6月18日．＜https://www.mhlw.go.jp/stf/houdou/youtsuushishin.html＞［Accessed 2019 Apr 10］
11) Yokota J, Fukutani N, Nin K et al：Association of low back pain with presenteeism in hospital nursing staff. J Occup Health, **61**：219-226, 2019

*　　　*　　　*

II. 保存的治療にあたっての診断，支援機器，診療体制

腰椎分離症に対する保存的治療後の競技復帰判定には MRI が有用である*

辰村正紀　蒲田久典　奥脇　駿　松浦智史　江藤文彦
山崎正志**

[別冊整形外科 76：23〜27, 2019]

はじめに

腰椎分離症は椎間関節突起間部に生じる疲労骨折である．発育期の運動選手に発生することが多く，中学生になって盛んになる部活動との関連も指摘されている[1]．診断方法はかつては単純 X 線が中心となっていたが，その診断率は非常に低く[2]，臨床的に用いるには信頼に足るものではなかった．昨今では MRI の普及で早期発見可能となり[3]，治療導入も早期化したため保存的治療の成功率も向上した．

腰椎分離症の早期発見が可能となり治療への移行も早くなったものの，治療の効果判定ならびに治癒判定の基準に関する共通の見解は得られていない．その理由の一つとして，腰椎分離症は痛みなど自覚症状が乏しく，身体所見は必ずしも病状を反映していないことがあげられる[4]．また画像所見も治療効果の指標として用いるにはCT には被曝，単純 X 線には診断精度がデメリットといえる．治療の効果判定が曖昧となると，コルセット着用のエンドポイントや競技復帰の時期に関する見解がわかれる．MRI における骨髄浮腫は骨折部の治癒機転の活動性を反映する[5]とされ，骨折治癒の判断基準として有用であるとする報告[6]にならい，われわれは MRI による骨髄浮腫の消失を運動再開の基準として用いてきた．本稿では，その妥当性を検証したため報告する．

I．対象および方法

対象は，2014 年 4 月からの 4 年間に当院を受診し，初診時に骨髄浮腫を伴う腰椎分離症と診断され，通院中断のなかった症例とした．対象患者数は再発を含めない初回治療例の 107（男性 87，女性 20）例であり，分離部 146 箇所を解析した．なお，対象例であっても初診時すでに終末期となっていた分離部 30 箇所は，解析から除外した．

保存的治療は原則として体育を含めた運動禁止を指示し，伸展制限目的のナイト型半硬性コルセットを使用して腰部の安静に努めた．また，理学療法による体幹等尺性運動を導入した．保存的治療を厳守できない症例や途中で運動を再開する症例も存在した．MRI は short T1 inversion recovery（STIR）条件で 3 方向（冠状断，矢状断，水平断）を撮像し，撮像頻度は 1〜2 ヵ月に 1 回とした．MRI STIR 像で骨髄浮腫が消失してから運動再開とし，初診から骨髄浮腫消失までの日数を保存的治療期間と定義した．治癒判定は骨髄浮腫消失後 1 週間以内にCT を撮像し，分離部の骨性架橋を認めたものを治癒，骨連続性を認めないものを偽関節とした．上記対象の治癒率，再発率，再発までの期間を調査した．

II．結　果

治癒例は 81（男性 65，女性 16）例，治癒率は 76％であった．保存的治療期間は平均 116 日で，治癒例が 113（23〜292）日，偽関節例が 127（33〜333）日であった．再発例は 13 例，再発率は 12％であった．再発例の運動再開日（骨髄浮腫消失日）から再発までは平均 111（31〜187）日であった．

Key words

lumbar spondylolysis, conservative therapy, MRI, bone marrow edema, fusion rate

*Magnetic resonance imaging is useful for determining return to sports from conservative treatment for lumbar spondylosis
**M. Tatsumura（講師）：筑波大学附属病院水戸地域医療教育センター水戸協同病院整形外科（Dept. of Orthop. Surg. and Sports Medicine, Tsukuba University Hospital Mito Clinical Education and Training Center/Mito Kyodo General Hospital, Mito）；H. Gamada：筑波大学医学医療系整形外科；S. Okuwaki, S. Matsuura, F. Eto：筑波大学附属病院水戸地域医療教育センター水戸協同病院整形外科；M. Yamazaki（教授）筑波大学医学医療系整形外科.
［利益相反：なし.］

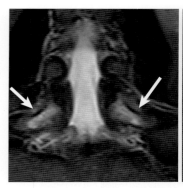
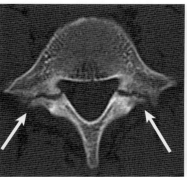
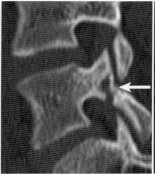

a. 初診時MRI冠状断像. 両側椎弓根周囲に骨髄浮腫を認める（矢印）.
b. 初診時CT水平断像. 両側とも進行期である（矢印）.
c. 初診時CT矢状断像. 右1c期, 左2期である（矢印）.

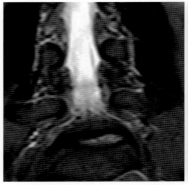
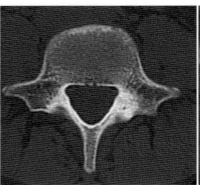
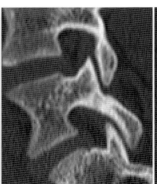

d. 治療後MRI冠状断像. 正常化を認める.
水平断像　　矢状断像
e. 治療後CT. 骨連続性が確認できる.

図1. 間隙ありの治癒例. 症例1. 12歳, 女. 両側L5画像所見

III. 症例提示

症例1. 12歳, 女. バレーボール.

現病歴：5月中旬に体育のリレー競技で腰痛を自覚し7月上旬に受診した.

画像所見：MRIで両側L5に骨髄浮腫を認め（図1a），CT水平断像で両側進行期（図1b），矢状断像で右1c期，左2期（図1c）の腰椎分離症と診断された.

経　過：運動を休止し，半硬性コルセットを装着，理学療法を導入して11月中旬にMRIの正常化を確認した（図1d）. 治癒と判断し（図1e），運動を再開した. 発症1年経過後も分離の再発は認めない.

症例2. 14歳, 女. バレーボール.

現病歴：7月中旬，バレーボール中に腰痛を自覚し，8月17日に受診した.

画像所見：MRIで両側L5に骨髄浮腫を認め（図2a），CT水平断像で両側分離前期（図2b），矢状断像で右0期，左1a期（図2c）の腰椎分離症と診断した. 運動を休止し，半硬性コルセットを装着，理学療法を導入して10月下旬にMRIの正常化を確認した（図2d）. 左は分離部中央に骨吸収域を伴うが治癒と判断し（図2e），運動を再開した.

症例3. 15歳, 男. サッカー.

現病歴：4月より腰痛を自覚していたが，シーズンであったためサッカーを継続し7月下旬に受診した.

画像所見：MRIで両側L4に骨髄浮腫を認め（図3a），CT水平断像で両側進行期（図3b），矢状断像で両側2期（図3c）の腰椎分離症と診断した.

経　過：運動休止に加えて半硬性コルセットを装着し，理学療法を導入した. 翌年3月中旬にMRIで正常化を確認（図3d）したが，CTで偽関節と判断した（図3e）.

症例4. 17歳, 男. サッカー.

現病歴：5月中旬の試合後に腰痛を自覚し，5月下旬に受診した.

画像所見：MRIで両側L4に骨髄浮腫を認め（図4a），CT水平断像で両側分離前期（図4b），矢状断像で両側1a期（図4c）の腰椎分離症と診断した.

経　過：運動を休止し，半硬性コルセット装着と理学療法を導入した. 翌年1月中旬にMRIの正常化を確認（図4d）したが，CTで偽関節と判断した（図4e）.

症例5. 14歳, 男. 野球.

現病歴：4月下旬に腰痛を自覚し5月中旬に受診した.

画像所見：MRIで左L5に骨髄浮腫を認め，CT水平断像で左側初期，矢状断像で左側1c期の腰椎分離症と診断した.

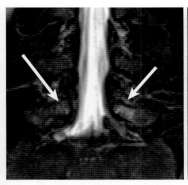
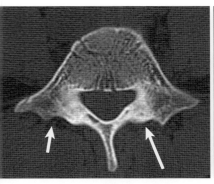
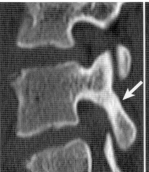

a. 初診時MRI冠状断像．両側椎弓根内に骨髄浮腫を認める（矢印）．

b. 初診時CT水平断像．両側とも分離前期である（矢印）．

c. 初診時CT矢状断像．右0期，左1a期である（矢印）．

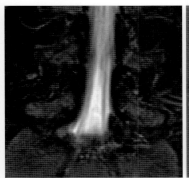
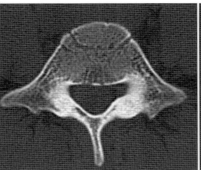
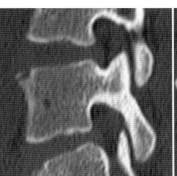

d. 治療後MRI冠状断像．正常化を認める．

水平断像

矢状断像

e. 治療後CT．骨連続性が確認できる．

図2．間隙なしの治癒例．症例2．14歳，女．両側L5画像所見

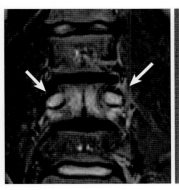
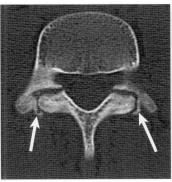
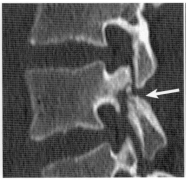

a. 初診時MRI冠状断像．両側椎弓根周囲に骨髄浮腫を認める（矢印）．

b. 初診時CT水平断像．両側進行期である（矢印）．

c. 初診時CT矢状断像．両側2期である（矢印）．

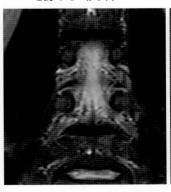
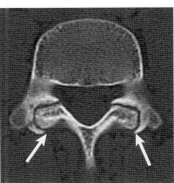
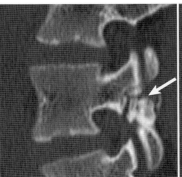
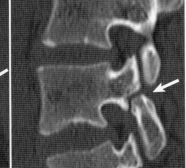

d. 治療後MRI冠状断像．正常化を認める．

水平断像

矢状断像

e. 治療後CT．偽関節が確認できる（矢印）．

図3．間隙ありの偽関節例．症例3．15歳，男．両側L4画像所見

Ⅱ．保存的治療にあたっての診断，支援機器，診療体制

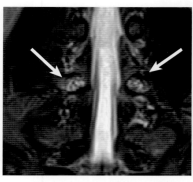
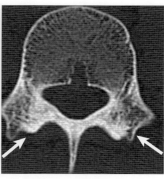
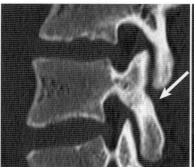
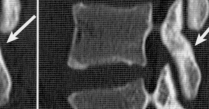

a. 初診時 MRI 冠状断像．両側椎弓根周囲に骨髄浮腫を認める（矢印）．

b. 初診時 CT 水平断像．両側とも分離前期である（矢印）．

c. 初診時 CT 矢状断像．両側とも 1a 期である（矢印）．

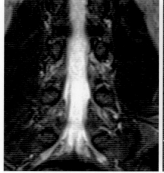
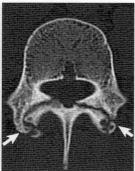
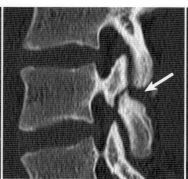

d. 治療後 MRI 冠状断像．正常化を認める．

水平断像　　　　　矢状断像

e. 治療後 CT．癒合が得られていないことが確認できる（矢印）．

図 4．間隙なしの偽関節例．症例 4．17 歳，男．両側 L4 画像所見

経　過：運動を休止し半硬性コルセット装着と理学療法を導入した．9月下旬にMRIの正常化を確認した．CT矢状断像では連続性がないが，水平断像と冠状断像で連続性を認め骨癒合と判断した．癒合後半年で確認のため撮像したCTで骨増生を認めた．

Ⅳ．考　察

本研究における治癒率は76％であった．分離症の治癒にはそれぞれの個体差が影響し，治癒を妨げる因子となるのは対側偽関節，L5罹患，潜在性二分脊椎と考えられており，年齢や性別は癒合に影響を与えないと考えられている[7]．そのため一概には治癒率の良し悪しを判断することはできないが，本研究の治癒率は諸家の報告と遜色ないと考える[8～10]．

本研究の再発率は12％であった．再発率は26％とする報告もあり[11]，決してまれではない．その理由としては，腰椎分離症は治療後の後遺症の少ない疲労骨折であり，多くの症例が競技に復帰するためであると考える．われわれは，治癒が得られても発育期の間は定期的にMRIを撮像して再発の有無を確認することが重要であると考えている[12]．

腰椎分離症の発症初期は尾側のみに骨折線がある不完全骨折を呈しており，頭側は骨の連続性が残存している．病態の進行に従って骨折線が徐々に頭側に延伸して完全骨折にいたるとされている．治療効果判定として，当初に骨の連続性が断たれている症例1の左側のように水平断分類の進行期や矢状断分類の2期に関しては，骨折部周囲の仮骨形成により骨連続性をもって治癒と判断できる（図1）．また症例1の右側のように骨連続性が保たれていても骨折部の間隙が十分確認できる症例も治癒の判定は可能である（図1）．しかし，症例2のように骨折線がわずかしかみえない症例（図2）は，経過観察しても骨造成がわずかであり変化がとらえにくいため，治癒と判断すべきタイミングは意見のわかれるところである．また症例4のように治療開始時に分離部の裂隙がなくとも偽関節にいたる症例も存在する．自発的な痛みがなくMRIが正常であっても偽関節にいたることもあるため，MRIの正常化だけで治癒と判断すると患者側に誤った情報を伝えかねない．MRIの正常化を確認した後にCTを撮像することで，治癒もしくは偽関節を確実に判断することが可能となる（図4）．

治癒の評価方法として考えると，単純X線では腰椎分

離症の分離間隙が1.7 mm 程度では描出できないとされており[13]検査精度が低いため，正確な治癒の判定には用いることができない．CT は骨折線の描出には優れているが，被曝が問題となるため頻回撮影が推奨されない．撮像頻度を低くすると骨折間隙が完全に消失するタイミングをとらえにくく，結果的に治療に長期間を要し競技復帰が遅くなる可能性がある．Dunn らは治療後3ヵ月でも CT における完全癒合は25％であると報告しており[14]，本研究の113日で76％に治癒が得られたという成績と乖離が生じていることから，CT では治癒過程を過小評価してしまうと考えられる．そのため CT における完全癒合を治癒として治療のエンドポイントとすると，早期の競技復帰を目指す場合にはふさわしくないと考える．そこでわれわれは，MRI の骨髄浮腫消失を治癒の判断基準としている．

MRI では，骨髄浮腫が消失したタイミングで撮像した CT では骨連続性があるものの，骨折部の間隙が残存している症例が存在する．骨折部の間隙があるため復帰は早すぎるとの意見もあるが，われわれはこれらを治癒と判定し，運動再開の目安として取り組んできた．本研究で再発にいたった症例は，再発までの期間が最短でも31日と復帰直後ではなく，癒合部の骨強度が不十分ではなかったと考える．復帰が早すぎると早期再発が懸念されるが，MRI STIR 像を用いた競技復帰の判定は非常に正確で有用であると考える．もちろん分離部が骨癒合し治癒したものの復帰後の練習強度が高すぎれば再発が生じる可能性がある．

過去に痛みを目安に治療を行ったこともあるが，安静で自発痛が消失しても競技復帰によりほどなく痛みが出現し，MRI でも骨髄浮腫を認める症例を経験したことから，痛みを治療のエンドポイントとすると治癒過程を過大評価して，早すぎる競技復帰につながると考える．また偽関節例の痛みを評価したところ，偽関節にいたっても治療直後には腰痛がなく，後に痛みが出現することが多かった[4]．痛みを指標とした競技復帰の判断は，個人差があり困難であると考える．

最後に，MRI に要するコストや時間は単純 X 線の比ではない．必要な場合に限り撮像するように心がける必要があると考える．

まとめ

本研究の腰椎分離症保存的治療後の治癒率および再発率の結果から，MRI による骨髄浮腫の変化を競技復帰の目安とすることは妥当であると考えられる．

文献

1) 辰村正紀：腰椎分離症を偽関節予防に導くための疫学知識．予防に導く整形外科，古賀英之，二村昭元，斉田良和ほか（編），文光堂，東京（印刷中）

2) Saifuddin A, White J, Tucker S et al：Orientation of lumbar pars defects；implications for radiological detection and surgical management. J Bone Joint Surg 80-B：208-211, 1998

3) Sairyo K, Katoh S, Takata Y et al：MRI signal changes of the pedicle as an indicator for early diagnosis of spondylolysis in children and adolescents；a clinical and biomechanical study. Spine 31：206-211, 2006

4) 辰村正紀，塚越祐太，蒲田久典ほか：腰椎分離症偽関節症例の検討―腰痛と可動域制限の頻度．日整外スポーツ医会誌 38：122-126，2018

5) Kaneko H, Murakami M, Nishizawa K：Prevalence and clinical features of sports-related lumbosacral stress injuries in the young. Arch Orthop Trauma Surg 137：685-691, 2017

6) Sakai T, Sairyo K, Mima S et al：Significance of magnetic resonance imaging signal change in the pedicle in the management lumbar spondylolysis. Spine 35：E641-E645, 2010

7) 辰村正紀，奥脇　駿，蒲田久典ほか：不成功例から学ぶ腰椎分離症の治療予後不良因子．日整外スポーツ医会誌 39：269-272，2019

8) Morita T, Ikata T, Katoh S et al：Lumbar spondylolysis in children and adolescents. J Bone Joint Surg 77-B：620-625, 1995

9) Fujii K, Katoh S, Sairyo K et al：Union of defects in the pars interarticularis of the lumbar spine in children and adolescents；the radiological outcome after conservative treatment. J Bone Joint Surg 86-B：225-231, 2004

10) Sairyo K, Sakai T, Yasui N：Conservative treatment of lumbar spondylolysis in childhood and adolescence；the radiological signs which predict healing. J Bone Joint Surg 91-B：206-209, 2009

11) Sakai T, Tezuka F, Yamashita K et al：Conservative treatment for bony healing in pediatric lumbar spondylolysis. Spine 42：E716-E720, 2017

12) 辰村正紀，蒲田久典，武井隼児ほか：腰椎分離症における保存療法後再発例の特徴．日臨スポーツ医会誌 26：451-458，2018

13) 松浦智史，辰村正紀，小川　健ほか：終末期腰椎分離症における Scottie dog sign と分離部の間隙距離との相関．日整外スポーツ医会誌（印刷中）

14) Dunn AJ, Campbell RS, Mayor PE et al：Radiological findings and healing patterns of incomplete stress fractures of the pars interarticularis. Skeletal Radiol 37：443-450, 2008

Ⅱ．保存的治療にあたっての診断，支援機器，診療体制

骨転移集学的診療における
整形外科へのニーズと役割*

古矢丈雄　　牧　　聡　　志賀康浩　　北村充広　　佐藤　雅
宮本卓弥　　高岡宏光　　大鳥精司**

[別冊整形外科 76：28〜31，2019]

はじめに

　近年のがん患者数の増加により，腫瘍専門医だけでなく一般整形外科医もがん患者を診療する機会や，がん患者の骨転移診療にたずさわる機会が増加している．本稿では，当科で 2016 年より開始した骨転移専門外来の診療データをもとに，骨転移集学的治療における整形外科へのニーズと役割について考察した．

Ⅰ．骨転移専門外来

　当院では篠田ら[1]の取り組みを参考に，2016 年 4 月より整形外科の専門外来として骨転移専門外来（骨キャンサーケア外来）を開設した．院内の認知度を上げるため職員向けの掲示板やセミナーを利用し，専門外来の周知を行った．専門外来は 2 週に 1 回のペースで行っているが，麻痺や病的骨折をきたした緊急の相談を受けるために骨転移症例相談専用の院内 PHS も併用している．骨転移専門外来は脊椎脊髄病学を専門とする 5 名の整形外科医師で構成されている．骨転移専門外来は，骨転移が疑われたり骨転移を有する紹介患者の整形外科の窓口として機能する．転移巣が脊椎脊髄領域であれば，そのまま専門外来チームが担当する．骨盤，四肢症例で腫瘍専門医，関節外科医，外傷専門医にその後の診療を委ねたほうがよいと判断した場合は，迅速にコンサルトできる体制をとっている．

　2016 年 4 月〜2019 年 3 月の 3 年間の初診患者データベースをもとに，本外来の運営状況について検討を行った．3 年間の初診患者数は 303 例（男性 158 例，女性 145

表 1．紹介元．原発主科からの紹介が全体の 9 割近くを占める．

	症例数	全体に占める割合（%）
当院原発主科	266	87.8
他院（整形外科以外）	13	4.3
他院（整形外科）	9	3.0
当院麻酔疼痛緩和科	7	2.3
当院放射線科	2	0.7
当院総合診療科	2	0.7
当科（他の専門外来）	1	0.3
当院その他の診療科	3	1.0
合計	303	100.0

例，受診時平均年齢 66 歳）であった．表 1 に紹介元を示す．院外にはあまり宣伝していないこともあり，当院の原発主科からの紹介が全体の 9 割近くを占めた．診察，各種画像検査，骨生検などにより，骨転移ありと診断された症例は，303 例の初診紹介例のうち 206 例であった．

　206 例の骨転移例の原発疾患領域，臓器を表 2 に示す．骨転移をきたすがん領域，臓器として，肺がん（60 例，28.6%），消化器科領域のがん（47 例，22.4%）が多くを占めており，乳がん（24 例，11.4%），泌尿器科領域のがん（19 例，9.0%）がこれに次いだ．原発不明がんは 8 例（3.8%）含まれていた．

　骨転移の部位を表 3 に示す．転移部位は脊椎がもっとも多く（177 例，62.1%），骨盤，大腿骨，肋骨が次いだ．脊椎の中では胸椎と腰椎が多く，頚椎や仙骨，尾骨は少なかった．単発の骨転移は 156 例，2 ヵ所以上の骨転移

▌Key words

bone metastasis, specialized outpatient clinic, multidisciplinary approach, orthopaedic surgery

*Expectation and role of orthopaedic surgery in multidisciplinary approach to bone metastases
　要旨は第 48 回日本脊椎脊髄病学会，第 92 回日本整形外科学会学術総会において発表した．
**T. Furuya（講師），S. Maki，Y. Shiga，M. Kitamura，M. Sato，T. Miyamoto，H. Takaoka，S. Ohtori（教授）：千葉大学大学院整形外科（Dept. of Orthop. Surg., Graduate School of Medicine, Chiba University, Chiba）．
［利益相反：なし．］

骨転移集学的診療における整形外科へのニーズと役割

表2. 骨転移をきたす原発臓器. 肺がん, 消化器領域のがんが多くを占め, 乳がん, 泌尿器科領域のがんがこれに次ぐ.

疾患領域	臓器	症例数	全体に占める割合（%）
呼吸器科領域	肺	60	28.6
消化器科領域	上部消化管（食道・胃）	12	
	下部消化管（小腸・大腸）	15	
	肝・胆・膵	20	
	小計	47	22.4
乳腺科領域	乳腺	24	11.4
泌尿器科領域	前立腺	9	
	腎	7	
	尿管	2	
	その他泌尿器科領域	1	
	小計	19	9.0
婦人科領域	子宮	10	
	卵巣	1	
	小計	11	5.2
耳鼻科領域	甲状腺	6	
	その他耳鼻科領域	4	
	小計	10	4.8
血液内科領域		7	3.3
皮膚科領域		7	3.3
原発不明		8	3.8
その他		17	8.1
合計		210*	100.0

*重複がん4例を含む.

表3. 骨転移部位. 転移部位は脊椎がもっとも多く約6割を占める. 骨盤, 大腿骨, 肋骨がこれに次ぐ.

	転移数	全体に占める割合（%）
頭蓋骨	3	1.1
胸骨	3	1.1
肋骨	17	6.0
鎖骨	2	0.7
肩甲骨	1	0.4
上腕骨	7	2.5
脊椎		
頚椎	25	
胸椎	72	
腰椎	66	
仙椎・尾椎	14	
小計	177	62.1
脊髄・馬尾	6	2.1
骨盤	47	16.5
大腿骨	18	6.3
軟部組織	4	1.4
合計	285	100.0

表4. 依頼内容. 診断に関する相談が治療に関する相談よりも若干多い.

	症例数	全体に占める割合（%）
診断	149	49.2
治療	115	38.0
診断および治療	36	11.9
その他	3	1.0
合計	303	100.0

を有する症例は50例であった.

　骨転移専門外来への紹介患者の依頼内容の概要を表4に示す. 骨転移の診断に関しては, 紹介元で施行されたPET/CTや骨シンチグラフィにおいて骨転移を疑う集積を認めたり, 胸腹部・骨盤部CTで転移を疑う像を認めたため, その診断を問う相談が多かった. 治療に関する依頼では, 骨転移病変に対する整形外科手術適応に関する相談や, 荷重や安静度に関する相談が多かった.

　骨転移の有無, 診断に関する依頼のうち, 骨病変の情報が原発巣の治療方針に大きく関係するものが29.7%を占めた（表5）. これらの紹介に対し, 診察, 血液生化学

Ⅱ．保存的治療にあたっての診断，支援機器，診療体制

表5．骨転移の有無，診断に関連する依頼．骨病変の情報が原発巣の治療方針に大きく影響するものが約3割を占める．

	症例数	全体に占める割合（%）
骨転移の有無，病理組織型・遺伝子型が原発巣の治療方針に関係あり	55	29.7
骨転移の有無，病理組織型・遺伝子型が原発巣の治療方針に関係なし	130	70.3
合計	185	100.0

表6．手術例．予定手術または予防的手術として対応できたものは手術例全体の約4割である．

	症例数	割合（%）
予定手術・予防的手術		
脊椎	6	
四肢長管骨	2	
小計	8	38.1
緊急手術・準緊急手術		
脊椎	11	
四肢長管骨	2	
小計	13	61.9
合計	21	100.0

表7．骨転移専門外来の目的．集学的治療における整形外科の窓口として機能し，若手教育およびがん診療に消極的な整形外科医への啓発活動の役割も担う．

診療	麻痺患者，切迫骨折患者の早期発見，治療介入 原発主科，リハビリテーション科，麻酔疼痛緩和科，放射線科などの関連部署と連携するための窓口
教育	がん患者診療，骨転移診療に興味をもつ医学生・研修医・若手整形外科医の養成 がん患者診療，骨転移診療に消極的な整形外科医への啓発活動
研究	データベース，学術研究 治験，新規治療法の開発

検査および画像検査で骨転移が否定できないものや，病理組織型，遺伝子型の情報提供を希望する相談には積極的に骨生検を施行した．骨生検は外来でのCTガイド下針生検で対応した．

治療に関連した相談例のうち，整形外科手術にいたったものは21例であった（表6）．予定手術および麻痺や病的骨折が発生する前の予防的手術として対応できたものは脊椎が6例，四肢長管骨が2例であった．麻痺の進行や病的骨折をきたし，緊急対応となった症例は脊椎が11例，四肢長管骨が2例であった．

Ⅲ．考　察

❶骨転移専門外来の目的

骨転移専門外来の目的を表7に示す．骨転移専門外来が骨転移集学的診療の整形外科の窓口として機能し，整形外科内の各分野の専門医や関連他科と連携し診療にあたることで，迅速かつ一定の診療レベルの提供を担保した．また，医学生や研修医に専門外来に参加してもらうことで，若い世代にがん患者診療，骨転移診療に興味をもってもらう機会として位置づけた．

❷骨キャンサーボードと骨転移専門外来の使い分け

骨転移を有する患者を対象としたキャンサーボードの取り組みについての報告が散見され[1~7]，『骨転移診療ガイドライン』[8]でもその有用性が紹介されている．当院でも麻酔疼痛緩和医療科，放射線科，当科が協力して2017年より骨キャンサーボード（月1回の定期開催）を開始した．骨キャンサーボードは関連する部署の職員同士が定期的に顔を合わせるよい機会となっている．一堂に会することで，方針がボード内で即決可能であるというメリットをもつ．現状では，骨キャンサーボードは麻酔疼痛緩和医療科およびリハビリテーション科からの症例提示が主となっており，整形外科骨転移専門外来への紹介は前述のように主に原発主科からとなっている．また骨キャンサーボードは月1回の開催のため，緊急対応を要する症例相談については整形外科骨転移専門外来担当医への直接電話相談で対応している．

❸当院の骨転移専門外来患者の特徴

全国腫瘍登録一覧表[9]によると，転移性骨腫瘍の原発臓器は乳腺，肺，前立腺，腎，胃，子宮，肝で多いとされている．当院の骨転移専門外来における原発巣は肺がんがもっとも多かった．骨転移の部位については全国登録データと同様の傾向がみられた．

❹骨転移診療における整形外科へのニーズと役割

骨はすべてのがんに共通の転移組織であり，かつ運動器として患者の生活の質（QOL）に大きな影響を与え

る[8]. 原発主科の医師へのアンケートでは93.2%の医師が骨転移診療に関して困ることがあると回答した[10]. 整形外科は運動器診療科として, がんと運動器の問題, 骨転移診療に関心をもって取り組むことが期待されている[7].

骨転移専門外来への骨転移診断に関する相談では, 約3割の紹介例において骨転移の有無や, 病理組織型・遺伝子型が原発巣の治療方針に大きく関わるという結果であった. 骨転移診療ガイドラインには骨生検の適応として, 原発巣が不明の転移性骨腫瘍が疑われる場合, 重複がんでいずれの腫瘍が骨転移を起こしたのか確定できない場合, 原発がんの手術前スクリーニングやがんの既往のある患者において血液生化学検査や画像診断など非侵襲的な検査で転移性骨腫瘍を否定できない場合, とある[8]. われわれ整形外科医の回答が患者の治療方針に大きな影響を及ぼすこととなるため, 必要と判断される場合は積極的に生検や追加画像検査を行うことで, より正確な診断結果を原発主科に提供することが肝要である.

治療では病的骨折や麻痺を起こしてからの緊急手術, 準緊急手術が依然として多く, 骨折や麻痺が生じる前の介入率の向上が今後の当院の骨転移診療の課題と考えられた. そのためには骨折や麻痺が生じる前の患者を専門外来へ紹介いただくこと, 骨キャンサーボードにおいて骨折や麻痺を生じる前の症例の提示を増やすことが必要となる. 進行がんの患者に対しても, 整形外科やリハビリテーション科が早期から運動器管理を積極的に行うことはQOLを維持するためにきわめて重要である[11]. 麻酔疼痛緩和医療科やリハビリテーション科によるベッドサイドでの症例ピックアップだけでは限界があると考えられる. 一つの策として, 画像診断におけるスクリーニング体制を確立することがあげられる. たとえば人工知能（artificial intelligence：AI）を応用した骨転移病変の画像診断スクリーニングソフトが開発されれば有力なツールとなるであろう. また, がん診療に関わる原発主科医師に対する骨転移, 麻痺, 病的骨折に関する啓発活動も重要である. 整形外科医はがん患者の運動機能改善の手助けを行い, 患者のperformance status（PS）や日常生活動作（ADL）を維持, 改善することでがん治療の継続につなげたり, 治療選択肢を増やす役割を担っている.

まとめ

1）3年間の骨転移専門外来受診患者の診療データをもとに, 骨転移集学的診療における整形外科へのニーズと役割を考察した.

2）診断目的に紹介された患者の約3割は, 骨病変に関する情報が原発巣の治療方針に大きく影響する症例であった. 必要と判断される場合は積極的に生検や追加画像検査を行うことが, われわれ整形外科医に期待されている.

3）治療においては, 麻痺が生じる前, 病的骨折が生じる前の介入が理想的であるが, 現状ではその体制は確立できていない. 骨転移病変の画像診断スクリーニング体制の整備および原発主科医師に対するがん患者の運動機能の重要性を説く啓発活動が重要である. 整形外科や骨キャンサーボードへの早期紹介と介入により, 患者のPSやADLが改善しうる事例が多くあることを原発主科医師に経験してもらうことが大切である. 整形外科側も原発主科や関連職種のニーズに応え, 積極的に骨転移診療に関わることが, がん診療, 骨転移集学的診療のさらなる発展につながると考える.

文 献

1) 篠田裕介, 澤田良子, 津田祐輔ほか：診療科横断的なキャンサーボード（CB）診療体制による運動器マネージメントは骨転移患者のQOL維持に有用である. 日整会誌 89：763-767, 2015
2) Blum RH, Novetsky D, Shasha D et al：The multidisciplinary approach to bone metastases. Oncology 17：845-857, 2003
3) Ibrahim T, Flamini E, Fabbri L et al：Multidisciplinary approach to the treatment of bone metastases；Osteo-Oncology Center, a new organizational model. Tumori 95：291-297, 2009
4) 眞鍋 淳：骨転移に対する診断と治療 Cancer Board による集学的チーム医療について. 癌と化療 37：211-216, 2010
5) 眞鍋 淳：がん骨転移に対する集学的治療骨転移 Cancer Board と Bone Management. 癌の臨 58：43-50, 2012
6) 城戸 顕, 小泉宗久, 岩田栄一朗ほか：骨転移治療戦略とがんのリハビリテーション骨転移キャンサーボード・フォローアップシステムによる骨関連事象（SRE）リスク管理の可能性. 日整会誌 89：768-774, 2015
7) 高木辰哉：がん骨転移に対する包括的診療—職種・診療科横断的アプローチ. 整・災外 62：851-861, 2019
8) 日本臨床腫瘍学会（編）：骨転移診療ガイドライン, 南江堂, 東京, 2015
9) 日本整形外科学会骨・軟部腫瘍委員会（編）：全国腫瘍登録一覧表. 国立がん研究センター, 東京, 2014
10) 山家健作, 遠藤宏治, 尾崎まりほか：骨転移診療についてのアンケート調査—整形外科以外の医師に対して. 整形外科 69：22-27, 2018
11) 篠田裕介：がんとロコモ—がん診療における整形外科の役割. Loco Cure 3：390-395, 2017

＊　　　　＊　　　　＊

Ⅲ．保存的治療各論

Ⅲ. 保存的治療各論

ロコモティブシンドロームに対するアプローチ*

上原 浩介**

はじめに

　健康に日常生活を送ることができる期間を示す健康寿命は，男性で72.1歳，女性で74.8歳と，平均寿命と比較して男性で約9年，女性で約12年の差がある．日常生活に制限が生じ，さらに増悪すると要支援，要介護になる可能性が高くなる．要支援，要介護の原因として，運動器疾患・外傷は脳卒中を抜いて第1位である[1]．

　上記のような背景から，2007年に日本整形外科学会から「ロコモティブシンドローム（ロコモ）」の概念が提唱された．ロコモとは，運動器の障害が原因で移動機能の低下をきたした状態と定義され，進行すると要介護のリスクが高まる．超高齢社会を迎え，要介護対策が喫緊の課題となっている現在，国民のロコモ認知度向上，ロコモ予防，ロコモへの介入をいかに行うかということは重要なテーマである．

Ⅰ. ロコモの評価とトレーニング

　ロコモの評価は，移動に関する機能検査である立ち上がりテスト，2ステップテストと，患者立脚型評価尺度であるロコモ25を用いて行う．これらを用い，ロコモの始まりであるロコモ度1と移動能力が低下したロコモ度2の評価を行う．ロコモ度1は立ち上がりテストで片脚40cmからの立ち上がりができない，2ステップテストで1.3未満，ロコモ25で7点以上のいずれか1つがあてはまるものである．ロコモ度2は立ち上がりテストで両脚20cmからの立ち上がりができない，2ステップテストで1.1未満，ロコモ25で16点以上のいずれか1つがあてはまるものである．ロコモ度1の場合にはセルフマ

ネジメントが，ロコモ度2の場合には整形外科受診がすすめられる．

　ロコモの三大原因疾患は骨粗鬆症，脊椎疾患，変形性関節症であり，痛みやしびれのコントロールが必要になる可能性がある．近年，疼痛治療において運動療法の重要性が明らかになってきた．過度の負荷は痛みが増すことがあり，避けるべきである．軽度〜中等度の負荷を伴うスロートレーニングがすすめられる．筆者は，ロコモーショントレーニング（ロコトレ）であるスクワットは筋力増強を目的として，片脚立位はバランス能力向上を目的としてすすめている．併存する運動器疾患があれば，疾患にあわせたセルフトレーニングをあわせて指導している．

　われわれは高齢者の運動機能評価において，百歩足踏み試験はロコモ25項目のQ7「屋内歩行」と，脚伸展力はQ16「屋外歩行（隣近所への外出）」と，片脚起立時間はQ21「スポーツ，踊り」と関連していると報告してきた（図1）[2〜4]．百歩足踏み試験は，百歩足踏みをするのに要する時間を計測する．補助具は使用してもよく，快適速度で足踏みをしてもらう．屋内歩行の困難度における百歩足踏み試験のカットオフ値は64秒である（図2）．身体活動のレベルは，屋内歩行困難度，屋外歩行距離，スポーツや踊りの困難度の順序で高くなると考えられる．片脚起立時間は，多くは転倒予防との関係で議論されるが，転倒は閉じこもりのリスクではあるが，閉じこもり状態がさし迫っている状態の指標ではない可能性がある．閉じこもりに近い機能状態のリスク判定の指標には，片脚起立時間よりも百歩足踏み試験がより鋭敏な機能テストである可能性がある．身体の活動性が高度に低

Key words

musculoskeletal ambulation disability symptom complex, locomotive syndrome, sarcopenia, frailty

*Treatment and management of locomotive syndrome
**K. Uehara：東京大学医学部附属病院整形外科（Dept. of Orthop. Surg., the University of Tokyo Hospital, Faculty of Medicine, the University of Tokyo, Tokyo）.
［利益相反：なし.］

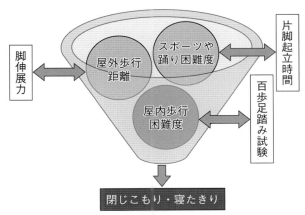

図1. 機能テストと生活機能（ロコモ25）の関連

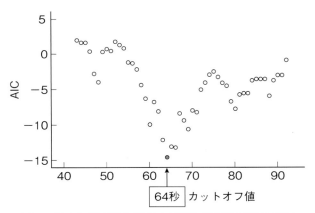

図2. 屋内歩行困難を判別する百歩足踏み試験の最適値．Akaike Information Criteria（AIC）がもっとも低値をとる点をカットオフ値とする（文献2より引用）．

下し，片脚起立のロコトレができなくなった患者においては，足踏み運動が有効かもしれない．

II．ロコモの原因とその対策

❶骨粗鬆症，骨量減少

骨密度は30〜40歳台以降徐々に低下していく．骨密度低下に対しては，骨折予防のために骨粗鬆症治療薬を投与すべきであろう．血液検査で骨代謝マーカー［骨形成マーカーとして骨型アルカリホスファターゼ（BAP），骨代謝マーカーとして酒石酸抵抗性酸ホスファターゼ-5b分画（TRACP-5b）］を測定している．骨代謝マーカーの結果から，骨吸収を阻害するようなビスホスホネート薬や抗RANKL抗体，骨形成を促進する副甲状腺ホルモン（PTH）製剤を選択している．従来，骨形成を促進する薬剤はPTHのみであったが，抗スクレロスチン抗体が2019年3月に使用可能となり，高い臨床効果が期待されている．わが国の大規模コホートであるResearch on Osteoarthritis Against Disability（ROAD）studyの結果から，90％の高齢者でビタミンDが不足していることが明らかにされたが，食事のみで充足させることは困難であると考えられている．筆者は日光浴や食事指導に加えて，天然型，もしくは活性型ビタミンDの摂取をすすめている．

❷サルコペニア

筋肉量は30〜40歳台以降徐々に低下していく．サルコペニアに対しては，前述したロコトレのほかに，ロイシンを主としたアミノ酸摂取も有効であるとされている．特に70歳以上の高齢者で蛋白質の摂取が不足していることがあるので，あわせて説明し，体重1kgあたり1日1gの蛋白質摂取を推奨している．

❸脊椎疾患

脊柱管狭窄症，椎間板ヘルニア，頚椎・胸椎脊髄症，脊柱変形などが含まれる．近年，側弯症や後弯症をきたす中年期以降の患者が増加している．脊椎後弯は，腰背部痛や転倒回数の増加のみならず，呼吸機能障害や逆流性食道炎などを引き起こすことがある．さらには，骨粗鬆症とは独立した死亡率増加の危険因子であることが明らかとなっている．多裂筋，大腰筋の筋力トレーニングやストレッチにより，6分間歩行距離，体幹伸展持久力が著明に増加したとの報告がある．慢性腰痛に対しては，McKenzie法とストレッチを組み合わせたホームエクササイズを指導している．

❹変形性関節症

変形性膝関節症は，肥満やO脚など膝関節に過剰な負荷がかかることで生じる．下肢の筋力が低いことは発症危険因子の可能性があるとされており，また，関節の適度な運動が関節軟骨によい影響を与えうることから，適度な関節運動・負荷は変形性膝関節症の予防に効果がある可能性がある．急激な体重増加や急な運動は膝痛を生じうるため，避けるべきである．Body mass index（BMI）の高値は，変形性膝関節症や変形性腰椎症の有病や発生と関連していることが明らかにされている[5,6]．また，肥満は手指の変形性関節症の危険因子である．体重過多の症例には，減量し，体重をより低く維持することが重要であることを理解してもらうべきである．ウォーキング，サイクリングやプール内歩行のような軽い有酸素運動がすすめられ，特に後二者は膝にかかる負荷を減らした状態でエネルギーを消費できる点がよい．いずれにしても，運動する習慣を身につけ，無理のない適度な運動を継続することが肝要であると考えている．変形性

Ⅲ．保存的治療各論

膝関節症に対する筋力トレーニングとしては，膝伸展，下肢外転・内転の等尺性運動10秒20回を1日1～3セット行うよう指導している．

❺手のロコモ

ロコモは移動能力の低下した状態を指すが，加齢により下肢の機能が落ちると，上肢は補助的な役割をはたす．つまり，高齢者にとって，上肢は移動のための器官といえる．2017年4月に日本整形外科学会，日本手外科学会，日本肩関節学会，日本肘関節学会の代表者を交えてのコンセンサス会議が開催され，DASH（the disabilities of the arm, shoulder and hand），Hand 20, J Hand, PREE（Patient-Rated Elbow Evaluation），PRWE（Patient-Rated Wrist Evaluation），Shoulder-36の質問項目から，以下の3つの項目が選ばれた．
・頭上の棚にものをおけない．
・手をついて立ち上がれない．
・タオルを硬くしぼれない．
　星野らは年代別の男女において手のロコモ3項目の該当の有無とロコモ25の点数を調査し，手のロコモ該当群では，ロコモなしの該当率が低く，ロコモ度2の該当率が高く，手のロコモ3項目のいずれかに該当するとロコモに該当しやすくなることを報告した[7]．

　ロコモを診療するうえで，体幹，下肢の機能だけでなく，上肢の機能評価が必要である場合がある点は念頭におくべきであろう．

❻フレイル

フレイルは高齢者における身体的な問題のみならず，社会的要因，精神的要因を含んだ概念であるが，背景にある心理社会的要因を念頭において治療にあたる必要がある．

ま　と　め

われわれのロコモティブシンドロームに対するアプローチを述べた．超高齢社会を迎えた今，整形外科が中心となり，各科と連携して治療にあたる必要がある．

文　献

1) 厚生労働省：平成28年国民生活基礎調査の概況．＜https://www.mhlw.go.jp/toukei/saikin/hw/k-tyosa/k-tyosa16/dl/05.pdf＞［Accessed 2019 June 7］
2) 上原浩介，大熊雄祐，飛松好子ほか：百歩足踏み試験の臨床的意義．運動療物理療 **23**：286-294，2012
3) 上原浩介，大熊雄祐，飛松好子ほか：高齢者における片脚起立時間の臨床的意義．Jpn J Rehabil Med **48**：S265，2011
4) 大熊雄祐，上原浩介，飛松好子ほか：脚伸展力の臨床的意義．日整会誌 **85**：S131，2011
5) Muraki S, Akune T, Oka H et al：Incidence and risk factors for radiographic knee osteoarthritis and knee pain in Japanese men and women；a longitudinal population-based cohort study. Arthritis Rheum **64**：1447-1456, 2012
6) Muraki S, Akune T, Oka H et al：Incidence and risk factors for radiographic lumbar spondylosis and lower back pain in Japanese men and women；the ROAD study. Osteoarthritis Cartililage **20**：712-718, 2012
7) 星野夏奈子，大江隆史，上原浩介ほか：「手のロコモ」3項目の有無とロコモ25との関連．日手会誌 **36**：O54-6，2019

* * *

足アーチ部，趾間部に施行した「非定型的」テーピングの効果

増田研一

はじめに

筆者は30年来サッカー・フットサルの現場に帯同しているが，近年それらフットボールの現場において，「趾分かれ」のシューズ，ソックス（図1）や各種インソール，さらには「有害な関節の動揺性を制御する」という本来の目的とは異なると判断せざるをえない「非定型的」テーピングなどを目にする機会が非常に多くなった．チームに支給されたストッキングを自らカットしソックスやシューズなどにフィットさせる場面もごく日常的に経験するようになった（図2）．ストッキングとソックスの色が異なることはサッカー・フットサルの規定上認められないので，マスキング目的のためだけのテープも存在するほどである．

これらの効果，エビデンスを選手側に確認したところ，「足趾の活動の独立性を確保する」，「プレー中にシューズ内のソールを把持するため」などの返答が多かった．当然のことながら，これらに対する裏づけ，エビデンスは十分とはいいがたく，漫然と施行している例も多いと考える．一方で，コストやサプライヤーに対する「マナー」の観点も含め，可及的すみやかにエビデンスを提供することが重要と思われる．

本研究の目的は，高校生年代の男性フットボール選手108例に対して前述のテーピングやソックス，インソール使用に関する予備調査を行い，その結果約20％もの頻度で習慣的，継続的に施行されていた足アーチ部，趾間部の「非定型的」テーピングの効果を検討し，現場に対するフィードバックを考察することである．

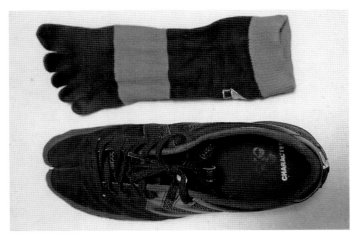

図1．フットボールの現場で使用される「趾分かれ」のシューズ，ソックス

Key words
taping, arch of foot, toe

*Effects of the anti-typical taping for the arch of foot and toe
**K. Masuda（教授）：関西医療大学スポーツ医科学研究センター（整形外科）[Sports-Medical Center, Dept. of Orthop. Surg., Kansai University of Health Sciences, Osaka].
[利益相反：なし．]

Ⅲ. 保存的治療各論

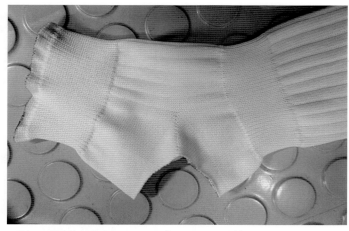

図2. 「趾分かれ」のシューズ，ソックスを使用するために足尖部，踵部をカットしたストッキング

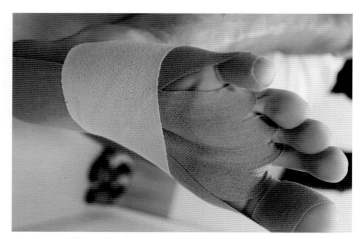

図3. 今回採用した「非定型的」テーピング

Ⅰ. 対象および方法

本研究の測定1ヵ月以内に3週間以上の休養を要する下肢傷害の既往のない男性フットボール選手［平均年齢16.3（16〜17）歳］32例を対象とし，利き足の反対側（いわゆる軸足）を調査した．

本研究で採用したテーピング方法は以下のとおりである．踵部から開始し，第1〜第4趾間部に向けて38 mm伸縮テープ［前述の予備調査で使用頻度のもっとも高かったセラポアテープFX（ニチバン社，東京）を選択］に4等分の「切れ目」を施し，足底から足背に向け第1趾間から第1趾をアンカーに，同様に第4趾間から第5趾をアンカーに，および第2/3趾間から足背に停止する図3のようなテーピングを施行した．さらに50 mm伸縮テープを用いてアンカーテープを施行した．テープの伸張の程度や開始・終了の位置などを同一化する目的で，同一の日本スポーツ協会公認アスレチックトレーナーがすべての操作を単独で行った．

テーピング施行の前後で戸田の研究手法[1]を参考にし，動的バランスと相関性を認めるとされる足趾筋力（kg），閉眼片脚起立時間（秒）の推移を検討した．前者の測定には足指筋力測定器Ⅱ（竹井機器工業社，新潟）を使用し（図4），後者はバランス機能のパラメータとして年齢ごとに基準値などが細かく設定されている[2]．ちなみに男性では，16歳が73.1±89.7秒，17歳が77.3±91.9秒（基準値±標準偏差）であった．習熟度を高め誤差を小さくするために，異なる日時でおのおの3回測定した平均値で検討した．

足趾筋力および閉眼片脚起立時間ともに統計解析はt検定を行い，有意水準5%未満を有意差ありと設定した．

なお，本研究の被験者は未成年であるため，本人のみならず保護者にも内容を説明し，同意を得られた者のみを対象とした．

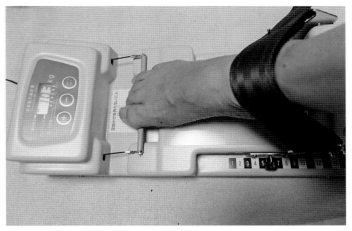

図4. 足指筋力測定器Ⅱ

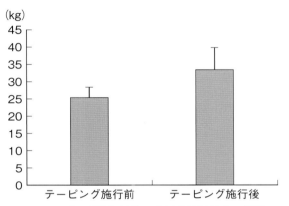

図5. テーピング施行前後における足趾筋力の推移

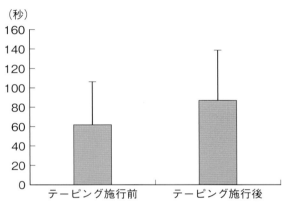

図6. テーピング施行前後における閉眼片脚起立時間の推移

Ⅱ. 結　果

　足趾筋力はテーピング施行前が25.7±5.6 kgであったのに対し，テーピング施行後は33.4±6.3 kgへと推移した（図5）．一方，閉眼片脚起立時間はテーピング施行前が61.7±44.8秒であったのに対し，テーピング施行後は87.8±50.5秒と推移した（図6）．

　本研究で採用した両パラメータともに「非定型的」テーピングを施行することで改善する傾向にあったものの，変動係数が大きくt検定では有意差（有意水準5％）はなかった．

Ⅲ. 考　察

　本研究で採用したパラメータおよび自覚的評価からこの「非定型的」テーピングが有用であると判断された例も存在したが，全般的にはテーピングの効果には「ばらつき」が存在しており統計学的に有意差なく，現場で漫然と行うコンディショニング方法ではないと判断した．言い換えればスポーツの現場（選手）に対しては，「こういう手法のテーピングは，あなたの場合こういったパラメータでは改善・効果が認められます（認められません）．自覚的なメリットや費用対効果なども鑑みたうえで行いましょう（すすめません）」というアプローチを選択すべきであると判断した．たとえば本研究で採用した足趾筋力については，戸田は成人で強化することによって星形遊脚バランステストの結果を改善させ，後斜め方向への転倒リスクを減少させる（動的安定性の向上）可能性を指摘している[1]．

　スポーツの現場では，「○○テーピングを施行しないとパフォーマンスレベルが上がらない」，「▽▽トレーニングを行える機器がないとトレーニングにならない」，「◆◆サプリメントがないとコンディションが維持できない」といった盲目的な依存が日常的に散見され，メディカルスタッフが可及的すみやかに裏づけ，エビデンスを選手，チームにフィードバックすべきであると考える．テーピングはそもそもテープの粘着性を用いて関節の有害な動揺性を制御することが目的であったはずである．Vaesらは機能性足関節不安定症に対して施行したテー

Ⅲ．保存的治療各論

ピングは距骨傾斜角に有意な変化（制動性）をもたらしたと報告している[3]．しかし，「筋肉の走行に沿って貼付する代用筋肉」と称されることもあるテーピングや，トリガーポイントにシールのごとく貼付するタイプのテーピング，さらには各種金属の微粉末や漢方薬成分を含ませたものまで存在する．当然のことながら，それらの多くに客観的な効果発現メカニズムのエビデンスはない．

Karlsson らは，足関節のテーピングの有効性に関して，不安定性の制御のみならず靱帯や関節包に存在している固有受容器の機能に影響を及ぼし，動的制御機構である腓骨筋群の反応時間を短縮すると述べている[4]．その一方で島らは，足関節に施行したテーピングや装具の装着が逆に腓骨筋の反応時間を延長させたと述べている[5]．このように統一されたエビデンスの乏しさが，テーピングや各種装具，ソックス類のフットボールの現場における氾濫につながっている可能性がある．さらにテーピングは再利用できず，医療経済，さらには（チームに支給されたストッキングの裁断など）マナーの観点からも，漫然とした使用は避けるべきであると考えた．

まとめ

近年，フットボールの現場に「氾濫」している各種テーピング，ソックス，足底板の中から足アーチ部，趾間部に施行する「非定型的」テーピングの効果を足趾筋力および閉眼片脚起立時間を尺度に検討した．その結果，全般的には改善する傾向にはあったが個人差が大きく，その点を留意しつつ使用側にアプローチし，漫然と使用しないことが重要であると考えた．

文　献
1) 戸田佳孝：足趾把持力と動的バランスの相関性について．臨整外 **53**：731-734，2018
2) 日丸哲也，青山英康，永田　晟：健康体力評価・基準値事典，ぎょうせい，東京，p76-80，1995
3) Vaes P, Duqued W, Handelberg F：Objective roengenologic measurements of the influence of ankle braces on pathologic joint mobility；a comparison of 9 braces. Acta Orthop Belg **64**：201-209, 1998
4) Karlsson J, Sward L, Andreasson GO：The effect of external ankle support in chronic lateral ankle joint instability. Am J Sports Med **20**：257-261, 1992
5) 島　典広，廣橋賢次：足関節テーピングとブレースの装着が内反ストレスに対する腓骨筋の反応時間に及ぼす影響．関西臨スポーツ医研会誌 **9**：37-38，1999

*　　　*　　　*

Ⅲ. 保存的治療各論

関節内注射の利点と効用，副作用とその対策*

井尻慎一郎**

[別冊整形外科 76：41〜46，2019]

は じ め に

関節内注射は，薬物の経口投与や皮膚から吸収させる保存的治療とメスを入れる手術的治療の間に位置づけられる治療法といえる．関節内注射に使われる薬剤はステロイドホルモンとヒアルロン酸が主であったが，最近では多血小板血漿（platelet-rich plasma：PRP）など，新しい治療法もある．

Ⅰ. 利点と欠点

関節内注射の利点としては，① 直接的に短時間で効果が得られる，② 関節液の観察で関節炎の原因が推測可能である，などがある．欠点としては，① 化膿性関節炎を起こすことがある，② 頻回にステロイドホルモンを注入すると軟骨の萎縮や関節破壊を生じうる，③ 血管，神経損傷をきたすことがある，などがある．

Ⅱ. 関節内注射に用いる薬剤

ステロイドホルモンは，強力な抗炎症作用で関節炎や変形性関節症の炎症と痛みを軽減する効果が高い．特にトリアムシノロンアセトニド（ケナコルト A）は持続時間が長く，抗炎症および除痛効果が高い．反面，頻回に関節内に使用すると軟骨や骨破壊をきたす可能性があり，適応と注射の頻度に注意する必要がある．トリアムシノロンアセトニドには 50 mg/5 ml と 40 mg/1 ml の 2 製品があるが，筆者は 50 mg/5 ml のバイアルを使用し，その 0.2〜0.5 ml（2〜5 mg）か多くても 1 ml（10 mg）を使用し，副作用低減のためになるべく低用量としている．

ヒアルロン酸は関節の動きを滑らかにし，軟骨を保護する効果がある．欧米ではヒアルロン酸関節内注射の効果を疑問視する考えがある．しかし欧米では医療費の問題などから重症にならないと医療機関を受診しない傾向があり，軽症でも受診できる日本ではヒアルロン酸の変形性膝関節症などに対する効果を評価する考えが多い．

局所麻酔薬は関節の痛みを軽減するために用いられるが，ステロイドホルモンと混注されることが多い．ヒアルロン酸注射にディスポーザブル製剤がある現在，薬液の汚染を防ぐためにヒアルロン酸と局所麻酔薬の混注は避けたほうがよい．

Ⅲ. 関節内注射における一般的な注意

関節内注射の方法に関しては，各関節の解剖学的特徴を把握して，神経や血管を損傷しないことが大切である．

① 針を刺すという侵襲的な手技であることを念頭に慎重に行う．

② はじめての関節に注射するときは，必ず刺入位置の確認や注意点を成書あるいは模型などで確認しておく．

③ 感染を防止するために皮膚の消毒を入念に行う．感染しやすい患者や皮膚の状態であれば刺入部を変更するか注射を中止する．糖尿病の患者，抗癌剤や免疫抑制薬を使用中の患者には特に注意する．

④ 抗凝固薬などを使用中の患者には太い針の使用を避ける．

⑤ 関節に注射したときに患者が痛がる場合は，無理をしない．刺入部をかえるか注射を中止し，注射後も患者が痛がる場合には優しくていねいに対応する．

⑥ 関節内注射や穿刺後の入浴やシャワーは一定時間禁止する（後述）．

▌Key words

intra-articular injection, benefit, side effect, joint infection, prevention

*Benefits of intra-articular injection and its side effects and prevention
**S. Ijiri(院長)：井尻整形外科（☎ 655-0893　神戸市垂水区日向 1-4-1　レバンテ垂水 1 番館 2 階：Ijiri Orthopedic Clinic, Kobe）.
[利益相反：なし.]

Ⅲ．保存的治療各論

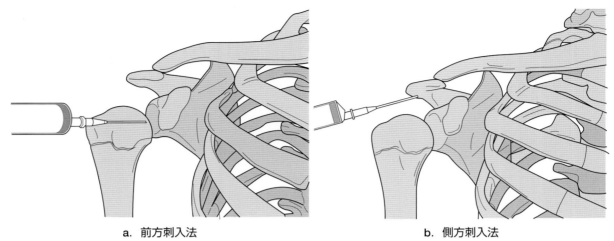

a．前方刺入法　　　　　　　　　　　　　b．側方刺入法

図1．肩関節，肩鎖関節の刺入点

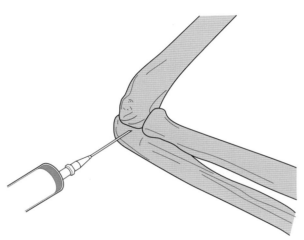

図2．肘関節の刺入点

Ⅳ．各関節内注射の手技や注意点

本稿では右利きで右手で右の関節内に注射することを想定している．

よく知られていることであるが，関節を入念に触診し関節裂隙を確認したら，患者の皮膚の該当部位に術者の爪で印をつけておくと消毒している間に刺入予定部位を見失いにくい．

注射針はなるべく細いほうが感染防止になる（後述）が，あまり細くて長いと粘稠なヒアルロン酸を注入したり関節液を穿刺したりするときに抵抗が大きく指に負担がかかる．筆者は，ヒアルロン酸を肩関節や膝関節に注射する場合は25 G針（長さ25 mm）を使用するが，皮下脂肪の厚い患者には少し長い23 G針（長さ32 mm）を用いている．手指の小関節の場合は26 G針を使用している．関節液の穿刺には20 Gか21 G針のほうがよいと考えているが，抵抗が大きいため現在は19 G針を用いている．

❶肩関節，肩鎖関節（図1）

肩関節は筋肉や靱帯，腱に囲まれ深いところにある．肩甲上腕関節，いわゆる肩関節内注射の場合，肩甲骨の関節窩は身体のやや前方を向いていることを人体模型などで認識しておく．左母指で骨頭を触れ，烏口突起のやや外側下方から骨頭と肩甲骨関節窩の間に針を滑らせるように少しだけ内側後方に向かって刺入する．

第2肩関節ともいわれる肩峰下関節にある肩峰下滑液包の場合は，肩関節の側方アプローチでやや身体の下方から肩峰の下面を狙って針を刺入する．

肩関節周囲炎（いわゆる五十肩）の中には肩鎖関節炎であることがあり，疼痛部位を触診することで診断できる．鎖骨のほうが肩峰より上に飛び出しているので，鎖骨に沿って触診し，鎖骨が終わる部位で肩峰との間から関節内に針を刺入する．トリアムシノロンアセトニド0.5 m*l*（5 mg）を関節内注射すると，劇的に痛みを軽減できることが多い．

❷肘関節（図2）

肘関節を90°屈曲位で，前腕を回内外し橈骨骨頭を触れ，上腕骨外顆と橈骨骨頭の後方の間隙から肘関節の中心に向かって針を刺入する．関節内に針が深く入ることで関節内に刺入できたことがわかる．

❸手関節

Lister結節のやや末梢，尺側で陥凹する部分を左母指か左示指で押さえて，患者に手関節を少し屈伸してもらうと，関節裂隙がわかりやすい．このとき同時に指の伸筋腱を触れ，伸筋腱を刺さないように腱の間から針を

10°〜20°近位に向けて刺入する．

遠位橈尺関節への穿刺は，尺骨茎状突起から橈側に向けて針を刺入する場合と，関節リウマチ（RA）などで遠位橈尺関節が腫脹していれば腫脹部に直接刺入する場合がある．

RA の場合は，指の伸筋腱が特に尺側ではたこ糸のように細くなり切れやすくなっていることがしばしばある．しかも，手関節を動かしにくく関節の変形や腫脹のために腱を触れることも不可能であることが多い．滑膜の炎症と関節の変形で外傷がなくても腱が自然断裂する皮下腱断裂を生じやすい状態であり，手関節に注射針を刺入する場合は，特に伸筋腱を傷つけないようになるべく細い 26 G か 27 G 針を用い，針先の刃面が腱を横断しないように腱線維の走行に沿って刃面を刺入するのが望ましい．

❹母指手根中手（CM）関節

母指対立に重要な CM 関節は炎症や変形性関節症を起こすことがあり，痛みが強い場合はトリアムシノロンアセトニド 0.3 ml（3 mg）を関節内注射すると著効することがある．第 1 中手骨基部の膨隆を術者の指で触れ，大菱型骨との関節で陥凹するその間隙に 26 G の細い針で刺入する．

❺中手指節（MP）関節

MP 関節を患者に少し屈伸してもらい，関節裂隙を触知し，関節を軽度屈曲位で伸筋腱の尺側から針を刺入する．このとき，触知した関節裂隙に術者の爪で印をつけておくと消毒後に刺入点を見失いにくい．また，可能であれば指を少し牽引して関節裂隙を広げると針を刺入しやすい．

RA では滑膜の炎症などで伸筋腱を MP 関節中央に支持している橈側の腱間結合が切れて指の尺側偏位をきたすことがあり，細い針でも腱間結合を傷つける可能性があるため，なるべく伸筋腱の尺側から細い針を刺入することが望ましい．

RA で指の関節だけが少数腫れて疼痛をきたしている場合は，内服薬を増やすよりはトリアムシノロンアセトニド 0.3 ml（3 mg）程度を関節内注射するほうが，副作用も少なく効果的であることが多い．

❻近位指節（PIP）関節

PIP 関節の場合は，患者に関節を少し屈伸してもらい関節裂隙を触知し，中央索（central band）と側索（lateral band）の間から橈側あるいは尺側で針を刺入する．

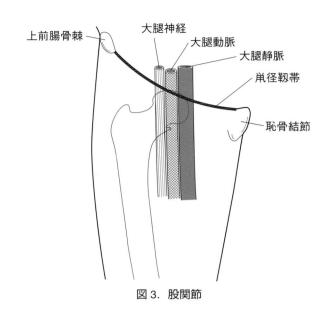

図 3．股関節

❼股関節（図 3）

最近では，エコーや MRI の普及により，関節造影検査がほとんど行われなくなりつつある．しかし，化膿性股関節炎，特に乳幼児の場合は診断と治療に緊急を要するため，股関節内に針を刺入する技術があるほうがよいと考える．股関節は筋肉に囲まれて深い部位にある．このため，成人の関節内注射には長いカテラン針が必要なことがある．

股関節内注射には前方法，外側法，内側法がある．前方法では患者を背臥位で股関節を伸展位とし，大腿動脈を触知しその外側 1〜2 cm から内側後方にある大腿骨骨頭と頚部の境界を目指して針を進める．股関節部では内側から大腿静脈，大腿動脈，大腿神経の順に走行する（vein artery nerve：VAN）ため，大腿動脈を触知してもそのすぐ外側には大腿神経があることを想定して針が神経を損傷しないように注意する．外側法は大転子やや前方から大腿骨頚部に沿って骨頭に針を進める方法であるが，長い針が必要であり，透視を用いるほうが安全である．内側法は乳幼児に用いることが多く，股関節開排位で股関節内転筋のすぐ後方，坐骨結節の前から骨頭の真下で頚部との境界へ向かって針を刺入する．

ちなみに，筆者の拙い経験ではあるが，幼児の化膿性股関節炎を 2 例治療した．いずれも 21 G 針を用い，前方法で大腿動脈の 1 cm ほど外側から大腿骨骨頭に向けて穿刺した．プラスチックシリンジの内筒を押し上げるほどの圧力で排膿され，化膿性股関節炎と診断し，同日に緊急手術をした．全身麻酔下に先ほどの内側法の部位から 2 cm ほど小切開し，モスキート鉗子で筋肉の走行に沿って鈍的にわけると，容易に股関節包に達する．関節包に小切開を入れ，排膿，洗浄後にペンローズドレーンを留

Ⅲ. 保存的治療各論

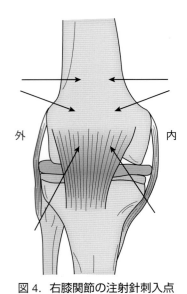

図4. 右膝関節の注射針刺入点

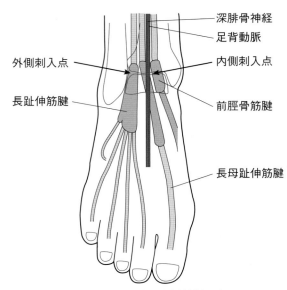

図5. 右足関節の注射針刺入点

置した．2例とも後遺症なく治癒した．

❽膝関節（図4）

最大の関節腔をもつ関節で，関節内注射や関節穿刺をする機会がもっとも多い．注入する薬剤も，ステロイドホルモンとヒアルロン酸，局所麻酔薬だけでなく，PRPによる治療も広まりつつある．

関節内注射の刺入部位は，術者の好みによるが，膝伸展位で膝蓋骨外上方，あるいは膝蓋骨内上方から刺入する方法や，膝関節を90°屈曲位とし，膝蓋骨直下の外側や内側から針を刺入する方法などがある．膝蓋骨外上方から刺入する場合は，患者を仰臥位とし膝関節は伸展位で行う．膝関節の下に枕を入れてやや屈曲位で注射をする例をみかけるが，膝蓋大腿関節は膝関節伸展0°のときが一番弛む．術者の左手の母指と示指と中指で膝蓋骨の位置を確認し，示指と中指で膝蓋骨を内側から外側へ押しずらし，外側の膝蓋大腿関節裂隙を広げ，膝蓋骨外上縁から膝蓋骨の上縁から中央までの下面を狙って針を刺入する．膝蓋骨内上方から刺入する場合は，同様の操作をしながら膝蓋骨内上縁から膝蓋骨の上縁から中央までの下面を狙って針を刺入する．

いずれの場合も，注射液を注入するときに患者が痛がる場合は筋肉か滑膜内に針先があることがあるので，少し針を引いて方向を変えて薬液が容易に注入できる位置を探す．さらに痛がる場合には注射を中止して決して無理をしないようにする．

患者を仰臥位とし，膝を90°屈曲位で膝蓋腱と大腿骨顆部と脛骨の間の窪みの部分の外方あるいは内方から針を膝関節腔の中心に向かって刺入してもよい．

❾足関節（図5）

足関節前方から刺入するが，内側から刺入する方法と外側から刺入する方法がある．足背動静脈と深腓骨神経（前脛骨神経）は，足関節部では長母趾伸筋腱と長趾伸筋腱の間で足関節の内外側のほぼ中央を走行している．この部分を避けて，内側の前脛骨筋腱と長母趾伸筋腱の間で刺入するか，長趾伸筋腱の外側で遠位脛腓関節直下から刺入する．いずれの場合も，足関節の模型で脛骨と距骨の形状と位置関係をよく調べておく．その形態から足関節を底屈し，針をやや前下方から後上方に向けて刺入すると関節腔内に達しやすい．

Ⅴ. 医原性化膿性関節炎を防ぐための対応

感染との戦いは医学の大きな問題であり，抗菌薬や防腐法が発展した現在でも，むしろ耐性菌の出現などで手術部位感染（SSI）をゼロにすることは不可能である．

特に関節は構造的に一度感染すると簡単にはおさまりにくく，場合によっては関節の機能障害を残したり生命予後にかかわることもある．関節内注射による医原性化膿性関節炎の感染率は，自験例[1,2]では，ヒアルロン酸では約96,000回に1回，ステロイドホルモンでは約8,000回に1回で，全関節内注射後の感染率は30万回の関節内注射で感染が5回と約6万回に1回であった．世界の文献では感染率は約2,800〜50,000回に1回[3〜5]であるが，その対応につき述べたい．

① 注射器準備の操作回数を減らす．ヒアルロン酸はディスポーザブル製剤を使う：米国疾病対策予防センター（CDC）は，Injection Safety Guidelines[6]のなかで"one needle＋one syringe＋only one time"を推奨して

いる.

②常に常在菌を念頭におき，手洗い，無菌操作を励行する：2004年，福岡県内の病院で膝関節のヒアルロン酸注射において，3月2日と3月4日に各3例が感染したとする報告がある[7]．DNA解析の結果，当日注射薬を準備した2名の看護師の手掌に常在する黄色ブドウ球菌が感染者の起炎菌と一致し，ヒアルロン酸アンプルと局所麻酔薬を注射器で吸引して混注する操作時に汚染したと断定された.

③関節内注射をする医師はマスクをする：Reevesらは膝関節内注射後感染で，医師の咽頭に存在した α 溶血性連鎖球菌が患者の起炎菌と同一であった事例を示し，関節内注射時にはマスクをするように強くすすめている[8]．CDCのInjection Safety Guidelines[6]では，カテーテル留置や脊髄・硬膜外注射に際して外科用マスクを着用することを推奨しているが，関節内注射においても同様と考える.

④糖尿病やステロイド，抗癌剤などを使用している患者には十分注意する：2017年のCDCのSSIに対するガイドラインでは，糖尿病の有無にかかわらず周術期の血糖値を200 mg/dl 以下にするよう推奨しているが[9]，関節内注射において血糖値を毎回検査することは不可能である.

Drongeらは術前HbA1cが7.0%未満であればSSIが生じにくいと報告している[10]．また米国糖尿病学会および日本糖尿病学会のガイドラインで，合併症予防のためのHbA1cの目標を7.0%未満としている．関節内注射を行う場合も，HbA1cが7.0%未満であるほうが安全であろう.

⑤皮膚の消毒は十分に行う：2017年のCDC[9]および2016年のWHO[11]のSSIに対するガイドラインでは，手術における皮膚消毒としてポビドンヨード系よりもクロルヘキシジンアルコール系を推奨している．ポビドンヨード系を使用するときは細菌の死滅まで約1分かかることを念頭におき，消毒後1分間待ってから注射をする[12]．クロルヘキシジンアルコール系でも，消毒後すぐに注射せずに15秒以上待ったほうがよいと考えている.

⑥毛嚢や皮脂腺に潜む細菌混入を最小限にするためになるべく細い針を使う．毛嚢炎やかぶれのある患者には注射しないようにする：皮膚の消毒だけでは皮下の皮脂腺や毛嚢に潜む細菌を死滅できない[13]．針を刺入することにより皮下の組織を切り取り，針の中にskin plugが混入する[13]．このため状況の許す限り細い針を使う．26Gの細い針でも内径は0.27 mmあり，人毛の直径が0.05〜0.15 mmであることを考えれば，針の刺入で皮膚片や皮下組織を切り取る量はかなりのものになる.

お知らせ

注射，特に関節内注射のあとに，消毒などに注意していてもまれに感染などが生じる可能性があります（異常な痛み，腫れ，熱感など）.

もし，注射のあとで異常がある場合は，ささいなことでも遠慮なく，当院（＊＊＊-＊＊＊＊）まで電話してください．当院の診療中でもまったくかまいません（注射部位の皮下出血は小さければあまり問題ありません）.

夜間や休日に症状が重篤で待てない場合は○○○病院の救急外来に一度受診してください（救急車は行ってくれませんので自分で行ってください）.

院長

図6．院内掲示および患者に手わたす注意書

---

⑦すぐには入浴しないように指導する：感染に対する強力なバリアである皮膚を傷つけているので，関節内注射後，特に太い針で穿刺した後にすぐに入浴しないように指導する．シャワーであれば入浴よりも安全であるが，それでも数時間は避けることが望ましい．筆者は関節内注射後の入浴禁止時間を22G以下の細い針の場合は12時間，21G以上の太い針の場合は24時間と患者に説明している．糖尿病患者では針の太さにかかわらず24時間の入浴禁止を指導している.

⑧スタッフとミーティングを定期的に行い，感染予防の意識をつねにもつようにする．さらに，スタッフが準備中に誤って汚染したと考えられる注射器を，ためらわずに捨てることができるような風通しのよい環境を構築しておく.

⑨感染を生じた場合は迅速に治療を開始する：関節内注射後の数日以内に関節に強い痛み，腫れ，熱感が生じてきた場合には感染が疑われる．診断と治療が早期であればあるほど治癒させやすいので，患者との連絡を取りやすいようにしておく．夜間や休日で休診の場合では，救急病院に受診するよう患者に説明しておく．図6に筆者のクリニックで院内に掲示し，関節内注射後の患者にも手渡している注意書を示す.

まとめ

1）関節内注射および穿刺は有効な診断法と治療法であり，関節を扱う整形外科医であれば，その技術を習得しておく必要がある.

2）一番重大な合併症は感染であり，感染率をゼロに

Ⅲ．保存的治療各論

することは不可能でも，十分に注意して行い，未然に防ぐことが大切である．

文　献

1) 井尻慎一郎：22万回の関節内注射後の感染率とその対応．日臨整外会誌 **107**：1-11，2015
2) 井尻慎一郎：22万回の関節内注射後の感染率とその対応─新たな調査にもとづく回答．日臨整外会誌 **108**：153-154，2015
3) Gray RG, Tenenbaum J, Gottlieb NL：Local corticosteroid injection treatment in rheumatic disorders. Semin Arthritis Rheum **10**：231-254, 1981
4) Pal B, Morris J：Perceived risks of joint infection following intra-articular corticosteroid injections；a survey of rheumatologists. Clin Rheumatol **18**：264-265, 1999
5) Geirsson AJ, Statkevicius S, Vikingsson A：Septic arthritis in Iceland 1990-2002；increasing incidence due to iatrogenic infections. Ann Rheum Dis **67**：638-643, 2008
6) Centers for Disease Control and Prevention.<https://www.cdc.gov/injectionsafety/PDF/SIPC_PocketCard.pdf>[Accessed 2019 May 26]
7) 財津裕一，堀川和美，野田多美枝ほか：関節内注射によ

る黄色ブドウ球菌集団感染．Mod Physician **26**：441-445, 2006
8) Reeves KD, Horvat RT：Aerosolized a-hemolytic streptococcus as a cause of knee sepsis after intra-articular injection；predisposing factors. Am J Phys Med Rehabil **89**：77-82, 2010
9) JAMANetwork. Centers for Disease Control and Prevention. Guideline for the prevention of surgical site infection, 2017.<https://jamanetwork.com/journals/jamasurgery/fullarticle/2623725>[Accessed 2019 May 26]
10) Dronge AS, Perkal MF, Kancir S：Long-term glycemic control and postoperative infectious complications. Arch Surg **141**：375-380, 2006
11) World Health Organization. Global guidelines for the prevention of surgical site infection.<https://apps.who.int/iris/bitstream/handle/10665/250680/9789241549882-eng.pdf?sequence=8>[Accessed 2019 May 26]
12) 塩野義製薬株式会社：イソジン液10％添付文書，第4版，2016
13) 松田好美，首藤加奈子，佐竹正博ほか：初流血除去回路つき採血バックによる皮膚常在菌及び皮膚片の混入の防止．日輸血会誌 **49**：761-766，2003

*　　　*　　　*

Ⅲ．保存的治療各論

病態に応じた多血小板血漿の使い分け*

西尾啓史　齋田良知　小林洋平　若山貴則　福里　晋
内野小百合　金子和夫**

[別冊整形外科 76：47〜52, 2019]

はじめに

多血小板血漿（platelet-rich plasma：PRP）は，自己末梢血を遠心分離して得られる血小板を多く含む血漿分画の総称である．欧米ではさまざまな運動器疾患に対して頻用されており，本邦でもアスリートに対するPRP療法のメディア報道をきっかけに関心が高まっている．しかしながら，PRP療法のエビデンスは確立されているとはいいがたい．その背景に，PRP療法の適応や対象疾患の重症度，使用している「PRPの質」や注射方法などが異なっており，単純な比較ができないことがあげられる．そのため，われわれは「PRPの質」に注目し，病態に応じたPRPの使い分けを提唱してきた．本稿では，「PRPの質」とその使い分けについて，われわれの経験を含めた国内外の現状をふまえて詳述する．

Ⅰ．PRP療法とは

PRP療法は，血小板から放出される種々の成長因子およびサイトカインによる組織修復促進作用や抗炎症作用を期待し行う治療である．PRPは自己末梢血由来であるため安全かつ簡便であり，さまざまな領域で臨床使用されている．しかし，PRP中に含まれる細胞自体が単独で軟骨や腱組織などの再生効果を発揮するわけではないということをあえて述べておかなければならない．末梢血中には軟骨や腱に分化可能な間葉系細胞は含まれておらず，そこから精製したPRP中にももちろん含まれていない．あくまでPRP療法の効果は，PRP中に含まれる細胞から放出される種々の成長因子やサイトカインによる「組織修復」と「抗炎症」作用がメインであると考える．

Ⅱ．「PRPの質」の違い

一概にPRPといっても，PRPには質の違いがあることを念頭におかなければならない．PRP療法は蛋白同化，異化，抗炎症，炎症作用などさまざまな作用による複合的な効果が期待される治療法であり，その作用のバランスはPRP中に含まれる細胞種に影響を受ける．PRP

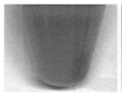 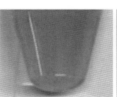 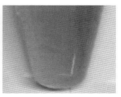

a．Leukocyte-rich PRP（LR-PRP）．血小板も白血球も多いPRP．赤色
b．Leukocyte-poor PRP（LP-PRP）．白血球を多少は含むPRP．黄色
c．Pure-PRP．白血球はほとんど含まないPRP．黄色

図1．PRPの種類と外観

Key words

PRP, growth factor, cytokine, tissue repair, regenerative medicine

*Optimization of platelet-rich plasma therapy
**H. Nishio, Y. Saita（准教授）, Y. Kobayashi, T. Wakayama, S. Fukusato, S. Uchino, K. Kaneko（教授）：順天堂大学整形外科・スポーツ診療科（Dept. of Orthopaedics, Juntendo University School of Medicine, Tokyo）．
［利益相反：なし．］

III. 保存的治療各論

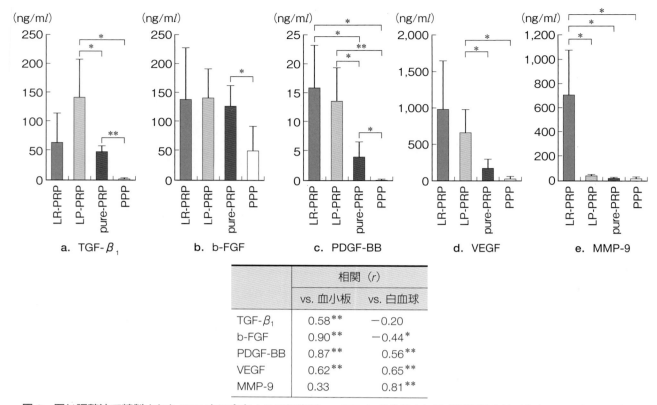

図2. 同じ調整法で精製されたPRP中に含有される細胞種 vs. PRPから放出される成長因子やサイトカインの相関. 成長因子, サイトカインにより血小板, 白血球との相関は異なる. PPP: platelet-poor plasma, *p<0.05, **p<0.01
(文献1より引用)

中に含まれる細胞種が異なれば, そこから放出される成長因子やサイトカインの種類や量も異なる. これは至極当然のことであり, 病態や組織に応じて治療に適した「PRPの質」があることも想像しやすい.

PRPにはさまざまな調整法があり, 調整法により精製されるPRPの種類は異なる. 一般的に, ① pure-PRP, ② leukocyte-poor PRP (LP-PRP), ③ leukocyte-rich PRP (LR-PRP) に大別されることが多く (図1), PRP中の成長因子やサイトカイン濃度はPRP中に含有される細胞種の影響を受ける (図2)[1]. また, 同じ精製法で精製したPRPでも, 精製したPRP中の血小板濃縮率に年齢や性別が影響を及ぼす可能性があることが示唆された[2]. このように, 「PRPの質」には調整法や患者背景などさまざまな因子が影響を及ぼしていると考えられ, 病態に合わせたPRP療法を確立するには, その効果を左右する要因として「PRPの質」への言及が不可欠であると考える.

III. PRPの種類による効果の違い

「PRPの質」による効果の違いに関して, いくつか文献を交えて紹介する. 動物実験において, Dragooらは家兎膝蓋腱にLP-PRPとLR-PRPを投与し腱周囲に浸潤する炎症性細胞の比較を行ったところ, LR-PRP群において有意に多数の炎症性細胞が確認されたと報告している[3]. また, McCarrelらは, ウマ由来培養腱細胞に異なる種類のPRPを添加し遺伝子発現の比較を行ったところ, 白血球を多く含むPRPではIL-1βやTNF-αなどの炎症性サイトカインの遺伝子発現が増加していた一方で, 白血球の少ないPRPではこれら炎症性サイトカインの遺伝子発現は少なく, コラーゲン産生をうながす蛋白である cartilage oligomeric matrix protein (COMP) の発現が増加したと報告している[4]. これら過去の報告から整理すると, 白血球の少ないLP-PRPには, 異化作用や炎症反応を惹起するような成長因子やサイトカインは少なく, 同化作用のみが期待できると考えられる. 一方, 白血球を豊富に含むLR-PRPには, 強い同化および異化作用が期待できる反面, 主に白血球から放出される炎症性サイトカインによる炎症反応が惹起される可能性が示唆される.

われわれは, このようなPRPの特徴を理解したうえで, 患者個々の組織病態を詳細に把握し, それに応じたPRPの使い分けを行うことが理にかなっていると考えている.

表1. 当院のPRP療法プロトコル

	関節炎	腱付着部炎	靱帯損傷	肉ばなれ
適応	保存的治療無効例 (半月板損傷, 軟骨損傷, 離断性骨軟骨炎, OA)	難治性腱炎	不安定性を伴う新鮮例 再受傷例 疼痛残存陳旧例	筋内腱損傷合併例 再発例
PRPの種類 使い分け	LP-PRP, APS APSはLP-PRP無効例	LP-PRP, LR-PRP 変性強い症例ではLR-PRP	LP-PRP, LR-PRP 変性強い症例ではLR-PRP	LP-PRP, LR-PRP 新鮮例:LP-PRP 陳旧例:LR-PRP
投与量	LP-PRP:4〜5 ml APS:3〜4 ml	2 ml	2 ml	3〜4 ml
投与方法	関節注射:21 G 半月板:1 mlをエコーガ イド下に30 Gで投与	エコーガイド下に30 G針 で腱変性部位と疼痛部へ 100 μl×10〜20 ヵ所	エコーガイド下に30 G針 で変性部位と疼痛部へ 100 μl×10〜20 ヵ所	MRIを参考に エコー下で損傷腱を同定 22 Gカテラン針
回数, 間隔	1クール3回, 2〜4週ごと	1〜3回, 2〜4週ごと	1〜3回, 2〜4週ごと	1〜2回, 新鮮例では亜急性期から

Ⅳ. 当院のPRPの使い分けと投与方法

❶関節炎

運動器疾患に対するPRP療法の中で, もっとも高いエビデンスレベルを有しているのが変形性膝関節症(膝OA)に対してである. 膝OAに対するPRP療法の効果に関しては複数のランダム化比較試験(RCT)が報告されており, ヒアルロン酸やプラセボを対照とするもののいずれにおいてもおおむね有効性が示されている[5,6]. PRPの関節内での作用機序について, Knopらは, ① 抗炎症作用や関節保護, ② 軟骨細胞外基質産生, ③ 軟骨下骨代謝改善などを提唱しているが[7], 前述したように使用する「PRPの質」により効果が異なる可能性があることが示唆される. Cavalloらは, in vitroにおいてもLR-PRPとLP-PRPそれぞれを添加した培地で軟骨細胞培養を行って比較したところ, LP-PRPを添加した群では細胞増殖およびⅡ型コラーゲンやアグリカンなど蛋白同化作用を示す遺伝子発現が優位であったのに対し, LR-PRPを添加した群ではIL-1βやIL-6など蛋白異化作用を示す遺伝子発現が優位であったと報告しており[8], われわれも関節内投与では白血球が少ないPRPが望ましいと考えている.

われわれは, 加齢に伴う一次性OAに加えて, アスリートの外傷後二次性OAもPRP療法の適応と考え治療を行っている. 既存の保存的治療に抵抗性であることを原則とし, 2〜4週間隔でLP-PRP 4〜5 mlの計3回投与を基本としている(表1). われわれが膝OAに対してPRP療法を行った222例303膝を対象に治療効果の解析を行ったところ, VASは3ヵ月および6ヵ月で有意に改善を認め, またKOOS-ADLおよびKOOS-QOLにおいても3ヵ月および6ヵ月で有意に改善を認めた. また,

表2. 治療開始から6ヵ月後の治療効果. OMERACT-OARSI responder rate(LP-PRP 3回投与)[文献9より引用]

OA重症度	患者(膝)	年齢(歳)	有効者(膝)[%]
K-L Ⅰ〜Ⅱ	62	64.1	45 (72.6)
K-L Ⅲ	80	67.9	53 (66.3)
K-L Ⅳ	128	72.1	71 (55.5)
計	271	61.6	170 (62.7)

OMERACT-OARSI responder rateを割り出すと, 全体では約6割の奏効率であり, Kellgren-Lawrence(K-L)分類別に解析してみると, K-L分類が上がるにつれて奏効率が減少するという結果であった(表2)[9]. つまり, 変形が進行するにつれて効果も減弱するという結果が示されたが, これらの結果は臨床的に非常に有用な見解と考える. 現在, PRP療法などの細胞治療は保存的治療と手術的治療の間を埋める位置づけにあると考えられるが, 実際これらの治療を求めて受診する患者の多くは他院で手術をすすめられている変形の進行した末期変形性関節症である. しかし, 今回の結果からは進行したOAへの治療効果は乏しく, 手術を回避し関節を温存させるためにはより早期からの細胞治療介入の必要性も示唆される.

また近年, LR-PRPを脱水処理することで抗炎症サイトカインをより高濃度に抽出可能なautologous protein solution(APS)を精製するデバイスも登場し(APSキット:Zimmer Biomet社, Warsaw), 効果が期待されている. Konらは, APSと生理食塩水(生食)の単回投与を比較したRCTで, APS群において投与後1年のWestern Ontario and McMaster Universities Osteoarthritis Index(WOMAC)pain scoreが有意に改善し, また

Ⅲ．保存的治療各論

表3．腱炎に対するレビュー．短期効果は eccentric exercise，長期効果は PRP 複数回投与を推奨［文献 11 より引用］

	VISA-P スコア	
	短期成績＜6ヵ月 平均（95%CI）	長期成績＞6ヵ月 平均（95%CI）
eccentric exercises	25.6 （18.3〜32.9）	28.3 （18.9〜37.8）
ESWT （体外衝撃波）	13.4 （5.5〜21.2）	27.4 （10.0〜39.8）
PRP 単回投与	21.8 （10.8〜32.9）	24.3 （18.2〜30.5）
PRP 複数回投与	14.5 （4.7〜24.4）	38.7 （26.3〜51.2）

OMERACT-OARSI responder rate を継時的にみた場合，生食群では時間の経過とともに低下するのに対し，APS 群では投与後 1 年の段階でも responder は増加しており，効果が持続する可能性を述べている[10]．これらの結果より，われわれは従来の PRP 療法無効例に対して APS を使用しているが，今後，臨床成績を積み重ねていく必要があると考える．

❷腱付着部炎

2018 年に「American Journal of Sports Medicine（AJSM）」に掲載されたシステマティックレビューでは，腱炎に対する治療において，短期成績は eccentric exercise，長期成績は複数回投与の PRP 療法が推奨されている（表3）[11]．一方，2019 年に同じく「AJSM」に掲載された RCT では，アスリートに対する LP-PRP および LR-PRP 単回投与での治療において，生食の単回投与と有意差がなかったと報告している[12]．

これらの報告より，われわれは腱付着部炎に対する PRP 療法では経過に応じて 2〜4 週間隔での 2〜3 回の複数回投与を推奨している．投与方法は，圧痛部位とエコー検査での変性部位をカバーするように約 2 ml の PRP を 30 G 針で約 100 μl ずつ 10〜20 ヵ所に分けて腱内に注射を行う（表1）．注射後の疼痛は強く，冷や汗をかく患者もいるが，治療効果を実感して 1〜3 回の注射を希望する患者も少なくない．

また，2015 年以降にわれわれが LP-PRP で治療した難治性膝蓋腱炎 30 例 35 膝の治療効果を解析したところ，治療開始時のエコー検査での腱変性の強さが効果に影響を与え，腱変性の強い症例では中長期効果は良好であったが短期効果は乏しかったことを報告した[13,14]．一方で，2017 年に「AJSM」に掲載されたメタアナリシスにおいても，膝蓋腱炎に対する PRP 療法による治療効果はおお

むね良好としながら，LP-PRP より LR-PRP のほうが有意に治療前後の疼痛スコア平均（SMD）を改善させていたと報告している[15]．これらの結果を受け，現在われわれは，腱の変性が強くない症例では代謝サイクルが可逆的であると考え，同化作用に期待した LP-PRP を選択しているのに対し，腱の変性が強い症例では代謝サイクルが停滞していると考え，強い異化作用による組織のリモデリング作用を期待した LR-PRP を積極的に選択するようにしている（表1）．

❸靱帯損傷

アスリートの靱帯損傷に対する PRP 療法の大規模な臨床研究の報告はなく，1 例報告や数例の case series がある程度である[16,17]．

われわれは，初回受傷で不安定性を伴う症例や再受傷例および疼痛残存例に対して PRP 療法を行っている．初回受傷で不安定性を伴う症例や再受傷例には同化作用を期待した LP-PRP を積極的に選択し，一方，疼痛の残るような陳旧例に対しては異化作用も期待した LR-PRP も選択肢に入れるようにしている．投与方法は，腱付着部炎と同様に，圧痛部位とエコーでの変性部位をカバーするように注射範囲を決定し，約 2 ml の PRP を 30 G 針で約 100 μl ずつ 10〜20 ヵ所に分け靱帯内に注射を行い，経過に応じて 2〜4 週間隔での 1〜3 回の投与としている（表1）．疼痛改善や早期スポーツ復帰および不安定性改善などが期待されているが，現状ではそれを立証するデータは乏しく，不安定性や画像所見の定量的な評価などを含めて，今後より大規模な臨床研究が必要であると考えられる．

❹肉ばなれ

肉ばなれはスポーツ外傷の中でも発生頻度が高く，長期離脱や再受傷リスクが高いことなどが問題となる[18]．筋損傷に対する PRP 療法に関して，基礎研究では有効性が確認されており[19,20]，早期復帰や再発予防効果が期待される一方で，臨床研究では一定の見解が得られていない（表4）．Hamid らは肉ばなれに対する PRP 療法に関して有効性を示している[21]のに対し，Reurink らや Hamilton らはいずれも否定的な見解を述べている[22,23]．しかし，これらの報告は診断方法や肉ばなれのタイプ，PRP の種類，注射法などが異なっており，単純な比較はできないことを念頭におかなければならない．

われわれは，ハムストリング肉ばなれの中でも治癒の遷延しやすい筋内腱損傷を伴うものに対して，PRP のもつ腱修復促進効果に期待し積極的に PRP 療法を行っている．そのため，われわれの肉ばなれに対する PRP 療法

表4. 肉ばなれに対する PRP 療法

報告者 （年）	診断	症例 （PRP）	対照	使用 PRP/量 PLTWBC 濃縮率	注射部位, 方法	回数	効果
Hamid ら （2014）[21]	エコー	14	注射なし	LR-PRP/3 m*l* ×5.5/×5.2	筋肉内 1 ヵ所, エコーガイド下	1	○
Reurink ら （2014）[22]	MRI	41	生食	pure-PRP/3 m*l* ×1.9/×0.3	筋肉内 3 ヵ所, エコーガイド下	2	×
Hamilton ら （2015）[23]	MRI	30	PPP 注射なし	LR-PRP/3 m*l* ×3.2/×4.4	筋肉内 3 ヵ所, エコー使用なし	1	×
Rossi ら, KSSTA（2016）	エコー	35	注射なし	?/≒出血量 －/－	筋肉内 1 ヵ所, エコーガイド下	1	○

KSSTA：Knee Surgery, Sports Traumatology, Arthroscopy

では，同化作用に期待した LP-PRP を選択することが多い．しかし，たとえば筋組織が瘢痕化してしまい再発を繰り返すような症例には，異化作用を期待した LR-PRP の使用が理にかなっているのかもしれない．投与方法は，MRI で確認した損傷，出血部位を参考に，同部位をエコー検査で同定し，23 G カテラン針を用いてエコーガイド下に約 3〜4 m*l* の PRP を注入する．経過に合わせて，1〜2 週間隔で 1〜2 回投与を行う（表1）．

まとめ

近年，関心の高まっている PRP であるが，決して魔法の注射ではなく，適応を的確に判断したうえで使用すべきであることをまず述べたい．また，PRP 療法は再生医療の枠組みに入っている治療であるが，PRP 自体に組織再生効果は期待できず，効果の首座はあくまで抗炎症作用と組織「修復」促進作用であることを認識しなければならない．また，PRP にはいくつかの相反する効果が含まれるため，「PRP の質」によっては逆効果となる可能性も秘めている．調整法や患者背景により「PRP の質」は大きく左右されるため，本来 PRP 療法を一律化することは困難であるが，PRP 療法の効果をより高めるためには，患者背景や病態，組織に応じたオーダーメイドの PRP 療法が理想形であると考える．また，PRP 療法のエビデンスを確立するためには，MRI の定量・半定量的評価や関節炎関連バイオマーカーの推移などの客観的評価によるデータの蓄積が求められており，今後の重要な課題と考える．

文 献

1) Kobayashi Y, Saita Y, Nishio H et al：Leukocyte concentration and composition in platelet-rich plasma（PRP）influences the growth factor and protease concentrations. J Orthop Sci **21**：683-689, 2016
2) 西尾啓史，齋田良知，小林洋平ほか：ゲルセパレーターを用いるキットで精製した leukocyte-poor platelet rich plasma 中の細胞種と濃縮率に影響を及ぼす因子の検討. 日整会誌 **92**：S1839, 2018
3) Dragoo JL, Braun HJ, Durham JL et al：Comparison of the acute inflammatory response of two commercial platelet-rich plasma systems in healthy rabbit tendons. Am J Sports Med **40**：1274-1281, 2012
4) McCarrel TM, Minas T, Fortier LA et al：Optimization of leukocyte concentration in platelet-rich plasma for the treatment of tendinopathy. J Bone Joint Surg **94-A**：e143（1-8）, 2012
5) Cerza F, Carni S, Carcangiu A et al：Comparison between hyaluronic acid and platelet-rich plasma, intra-articular infiltration in the treatment of gonarthrosis. Am J Sports Med **40**：2822-2827, 2012
6) Patel S, Dhillon MS, Aggarwal S et al：Treatment with platelet-rich plasma is more effective than placebo for knee osteoarthritis；a prospective, double-blind, randomized trial. Am J Sports Med **41**：356-364, 2013
7) Knop E, Paula LE, Fuller R：Platelet-rich plasma for osteoarthritis treatment. Rev Bras Reumatol Engl Ed **56**：152-164, 2016
8) Cavallo C, Filardo G, Mariani E et al：Comparison of platelet-rich plasma formulations for cartilage healing；an *in vitro* study. J Bone Joint Surg **96-A**：423-429, 2014
9) 齋田良知，小林洋平，西尾啓史ほか：ヒアルロン酸ナトリウム関節内投与が無効な変形性膝関節症患者に対する PRP 療法の治療成績. 日整会誌 **93**：S643, 2019
10) Kon E, Engebretsen L, Verdonk P et al：Clinical outcomes of knee osteoarthritis treated with an autologous protein solution injection. Am J Sports Med **46**：171-180, 2018
11) Andriolo L, Altamura SA, Filardo G et al：Nonsurgical treatments of patellar tendinopathy；multiple injections of platelet-rich plasma are a suitable option；a systematic review and meta-analysis. Am J Sports Med **47**：1001-1018, 2018
12) Scott A, LaPrade RF, Filardo G et al：Platelet-rich plasma for patellar tendinopathy；a randomized controlled trial of leukocyte-rich PRP or leukocyte-poor PRP versus saline. Am J Sports Med **47**：1654-1661, 2019
13) 西尾啓史，齋田良知，小林洋平ほか：難治性膝蓋腱炎に

対する多血小板血漿（PRP）療法の効果に影響を及ぼす因子の検討. JOSKAS **42**：600, 2017

14) 西尾啓史, 齋田良知, 小林洋平ほか：難治性膝蓋腱炎に対する PRP 療法の効果と超音波検査での重症度分類の関連性. 日整会誌 **93**：S848, 2019

15) Fitzpatrick J, Bulsara M, Zheng MH et al：The effectiveness of platelet-rich plasma in the treatment of tendinopathy；a meta-analysis of randomized controlled clinical trials. Am J Sports Med **45**：226-233, 2017

16) Eirale C, Mauri E, Hamilton B：Use of platelet rich plasma in an isolated complete medial collateral ligament lesion in a professional football（soccer）player；a case report. Asian J Sports Med **4**：158-162, 2013

17) Yoshida M, Marumo K：An autologous leukocyte reduced platelet-rich plasma therapy for chronic injury of the medial collateral ligament in the knee；a report of 3 successful cases. Clin J Sport Med **29**：e4-e6, 2019

18) van der Horst N, Backx F, Goedhart EA et al：Return to play after hamstring injuries in football（soccer）；a worldwide Delphi procedure regarding definition, medi-cal criteria and decision-making. Br J Sports Med **51**：1583-1591, 2017

19) Gigante A, Del Torto M, Manzotti S et al：Platelet rich fibrin matrix effects on skeletal muscle lesions；an experimental study. J Biol Regul Homeost Agents **26**：475-484, 2012

20) Hammond JW, Hinton RY, Curl LA et al：Use of autologous platelet-rich plasma to treat muscle strain injuries. Am J Sports Med **37**：1135-1142, 2009

21) A Hamid MS, Mohamed Ali MR, Yusof A et al：Platelet-rich plasma injections for the treatment of hamstring injuries；a randomized controlled trial. Am J Sports Med **42**：2410-2418, 2014

22) Reurink G, Goudswaard GJ, Moen MH et al：Platelet-rich plasma injections in acute muscle injury. N Engl J Med **370**：2546-2547, 2014

23) Hamilton B, Tol JL, Almusa E et al：Platelet-rich plasma does not enhance return to play in hamstring injuries；a randomised controlled trial. Br J Sports Med **49**：943-950, 2015

* * *

Ⅲ．保存的治療各論

多数点一回法での組織損傷部投与による
運動器エコーガイド下多血小板血漿治療
―― 多血小板血漿を用いて組織修復により
疼痛改善をめざす新たな運動器治療法*

白田智彦　森本祐介　吉田行弘　齋藤　修　德橋泰明**

[別冊整形外科 76：53〜59，2019]

はじめに―新たな積極的保存的治療としての PRP 治療

　整形外科医にとって，日常診療でいかに患者の痛みの軽減や除去ができるかが腕のみせどころである．多くの患者はできるだけ少ない通院回数での治療対効果（治療パフォーマンス）を望んでおり，特に外来においてそれが重視されているといっても過言ではない．疼痛軽減の手段として，運動器組織損傷の修復を目的に行う再生医療の一種である多血小板血漿（platelet-rich plasma：PRP）治療は有効であるが，その中でも PRP の「質」と「投与方法」を重視した「多数点一回法での組織損傷部投与による運動器エコーガイド下 PRP 治療」[1]が，従来の関節腔内投与に比べより PRP 治療の臨床成績を向上させることがわかってきている．

　運動器エコーガイド下 PRP 治療の適応部位として，当院では膝関節，肩関節，肘関節，足関節，股関節が多い．それぞれ当院で施行した代表的な疾患に対し，本法による治療成績として，疼痛の改善度合いを検討する．

Ⅰ．対象および方法

❶対　　象

　各疾患において，保存的治療が 6 ヵ月以上無効であり手術的治療が検討されていた例や，従来の保存的治療が無効であり治療自体を諦めた，治療抵抗性，難治性の慢性疼痛を有する患者を対象とした．いずれの患者も手術的治療を希望しなかった．PRP 治療の対象疾患は，組織損傷（診断名が〜損傷や〜断裂）や，微細組織損傷による炎症を有する（診断名が〜炎）運動器疾患である．本研究では，1 年間の定期経過観察が可能であった，① 内側半月板（変性）損傷を伴う変形性膝関節症（224 例），② 肩腱板損傷（48 例），③ 上腕骨外側上顆炎（短・長橈側手根伸筋腱損傷）と内側上顆炎（回内屈筋群腱損傷）[44 例]，④ アキレス腱炎（アキレス腱損傷）[12 例]，⑤ 股関節唇損傷を伴う変形性股関節症（10 例）という代表的な5疾患を対象とした．本研究は施行施設において，臨床研究審査委員会による認可を受けている．

❷方　　法

　各疾患の病態に基づき，身体所見と画像所見により診断された ①〜⑤ の組織損傷に対し，エコーガイド下に三次元的に少量ずつ満遍なく PRP がいきわたるよう，多数点に高濃縮率高容量 PRP を 1 回で投与する「多数点一回法」[1]を行った（図 1）．それぞれ，① は内側半月板内，② は肩腱板内，③ は短橈側手根伸筋（ECRB）などの付着部腱内，④ はアキレス腱内，⑤ は股関節唇内への組織内注射を目指し，25 G 針でエコーガイド下に投与した．なお，① において内側半月板の逸脱がみられる症例で

▌Key words

platelet-rich plasma, ultrasound guided injection, one-time multiple point injections, high concentration and high volume platelet-rich plasma, pain relief, regenerative medicine

---

*Musculoskeletal ultrasound-guided platelet-rich plasma therapy；the method of one-time multiple point injections into injured part with high concentrate and high volume platelet-rich plasma
**T. Shirata（講師）：日本大学整形外科/AOI 国際病院総合研究センター PRP・運動器エコー研究部長/同病院整形外科再生医療 PRP 専門外来；Y. Morimoto（医長），Y. Yoshida（准教授），S. Saito（准教授），Y. Tokuhashi（教授）：日本大学整形外科.
［利益相反：なし.］

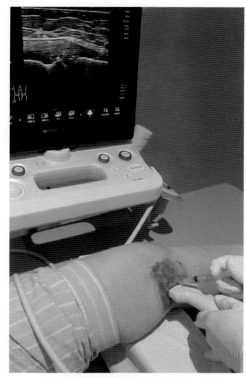

図1. 多数点一回法による膝内側半月板への運動器エコーガイド下PRP治療施行中の外観．エコーガイド下にPRPが損傷部全体にいきわたりとどまるようピンポイントに隙間なく多数点に注射する．

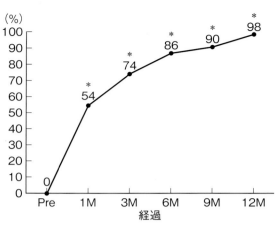

図2. 内側半月板（変性）損傷を伴う変形性膝関節症（n=224）のVAS改善率．投与前と比較し，各時期において経過とともに12ヵ月にわたり改善が続いている．*Pre－各時期：$p<0.05$

は，内側側副靱帯（MCL）の大腿骨側と脛骨側の付着部靱帯内に少量のPRPを投与した．本法において1回あたりのPRP濃縮率×容量は部位により異なるが，本邦で行われている一般的なPRP治療の施行回数20～40回分に相当する．

PRP作製のため，前腕より末梢静脈血を①，②，⑤は120 ml，③，④は60 ml採血した．PRP作製にはPRP組成調整が可能なPRP kit（Ycellbio Medical社，Seoul）を用い，1,800 G×4分のダブルスピン法で作製した．クリーンベンチ内で対象疾患に応じてleukocyte rich（LR）-PRPとleukocyte poor（LP）-PRPのそれぞれに調整した．その際，血球数，分画測定を行い品質の高いPRPのみを選定使用し，濃縮率が目標に達していなかったり，白血球含有率が目的と異なっていたPRPは除外した．対象疾患別に，①，⑤にはLP-PRP，②，③，④にはLR-PRPを用いた．投与PRP量は，①，②，⑤は8 ml，③，④は4 mlとした．

疼痛評価には患者visual analogue scale（VAS）を用いて，治療前と治療後1, 3, 6, 9, 12ヵ月（以下，Pre，1 M, 3 M, 6 M, 9 M, 12 M）で比較し，VAS改善率を求めた．各時期のVAS改善率の統計学的検討には，SPSS Statics 17.0（IBM社，Armonk）を用い，対応のあるt検定を行い，有意水準5%未満を有意差ありとした．また，①と③においては，投与後各時期でのエコー像において，修復を示す血流増加の評価のためパワードプラ（PD）の記録を行い，PDの確認のため高感度simple clear flow（SCF）を施行した．また，合併症など有害事象の有無も記録した．PRP治療は本邦において遵守する必要のある，再生医療等安全性確保法に基づき施行した．

II．結　果

平均VAS改善率は，Preと比較し各時期（1 M, 3 M, 6 M, 9 M, 12 M）において，①内側半月板（変性）損傷を伴う変形性膝関節症が54%，74%，86%，90%，98%（図2），②肩腱板損傷が58%，84%，94%，98%，98%（図3），③上腕骨外側上顆炎，内側上顆炎が51%，76%，87%，96%，98%（図4），④アキレス腱炎が53%，82%，96%，100%，100%（図5），⑤股関節唇損傷を伴う変形性股関節症が44%，56%，83%，87%，89%（図6）であった．いずれも，投与前と投与後各時期のVAS改善率に有意差を認めた（$p<0.05$）．

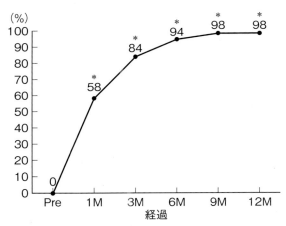

図3. 肩腱板損傷（n＝48）のVAS改善率．投与前と比較し，各時期において経過とともに6〜9ヵ月にわたり改善が続き6ヵ月でほぼプラトーに達する．12ヵ月でも保たれている．*Pre－各時期：$p<0.05$

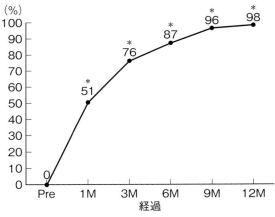

図4. 上腕骨外側上顆炎，内側上顆炎（n＝44）のVAS改善率．投与前と比較し，各時期において経過とともに9ヵ月にわたり改善が続き9ヵ月でほぼプラトーに達する．12ヵ月でも保たれている．*Pre－各時期：$p<0.05$

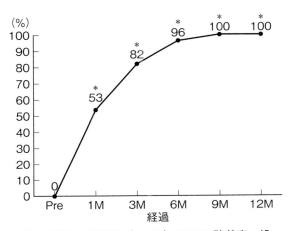

図5. アキレス腱炎（n＝12）のVAS改善率．投与前と比較し，各時期において経過とともに6〜9ヵ月にわたり改善が続き6ヵ月でほぼプラトーに達する．12ヵ月でも保たれている．*Pre－各時期：$p<0.05$

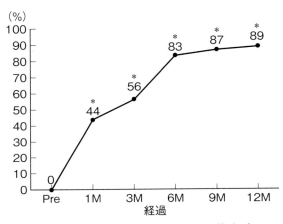

図6. 股関節唇損傷を伴う変形性股関節症（n＝10）のVAS改善率．投与前と比較し，各時期において経過とともに12ヵ月にわたり改善が続いている．*Pre－各時期：$p<0.05$

またエコー像においてPD像とSCF像ともにPRP投与部である組織損傷部内の血流増加が全例で確認できた．膝内側半月板において，各時期（Pre〜12 M）のPD像の典型的な所見を示した86歳，女性の1例を提示する（図7）．これらの所見はエコーでの炎症部位を示す点状像とは異なり，血管内の血流シグナルを追える線状像であった．なお，1年間にわたりエコーで血流増加が確認できた症例においては，その間線状像が続いていたのが確認できた．合併症などの有害事象は生じなかった．

Ⅲ．考　察

❶「多数点一回法による運動器エコーガイド下PRP治療」の運動器組織損傷に対する除痛効果と適応

「多数点一回法による運動器エコーガイド下PRP治療」[1]は，保存的治療が無効で治療抵抗性，難治性の①内側半月板（変性）損傷を伴う変形性膝関節症，②肩腱板損傷，③上腕骨外側上顆炎，内側上顆炎，④アキレス腱炎，⑤股関節唇損傷を伴う変形性股関節症に有効であるといえる．①〜⑤のいずれの疾患においても，患者VAS改善率が示しているとおり，多数点一回法による1回のPRP投与で1年にわたりVAS改善率は上昇し続

Ⅲ. 保存的治療各論

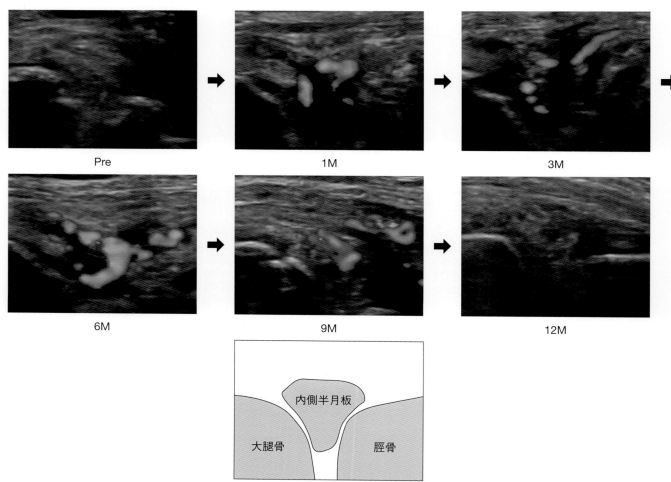

図7. 症例. 86歳，女. 膝内側半月板エコー所見. 内側半月板（変性）損傷を伴う変形性膝関節症（K-L分類 grade 4）に対する本法施行による典型的なPD像経過. 投与前は半月板内のPD陰性であるが，投与後1ヵ月から9ヵ月時点までPD陽性が継続している. これはPD陽性期間中，半月板の組織修復が継続したことを示すと考えられる. シェーマ，PD像は赤色の線状像で示される.

け，本法による治療後の患者満足度は高かった．おおむね80%以上のVAS改善率に達すると患者は痛みを意識しなくなる傾向にあり，①では投与後6ヵ月，②では投与後3ヵ月，③では投与後6ヵ月，④では投与後3ヵ月，⑤では投与後6ヵ月時点で治療自体に満足する領域（VAS改善率≧80%）に達することが判明した．③は過去の報告[2]とも一致した．また，今回は代表的な5疾患のみを示したが，そのほかに，筋断裂（肉ばなれ）や足関節前距腓靱帯（ATFL）損傷や膝内側膝蓋大腿靱帯（MPFL）損傷など，筋，腱，靱帯損傷にも本法は幅広く適用されており，ほかの部位にも有効であった．よって組織損傷を伴う，または組織損傷による炎症部位であればいずれの運動器疾患にも有効であることがわかった．

各種保存的治療が無効であるものの，手術の適応ではなかったり，適応であっても患者自身が手術を望まない例に多く遭遇する．その際，本法は有効なツールになるといえる．

❷PRPが組織修復に与える影響

PRP治療は，運動器組織修復をもたらす再生医療の一種であり，PRP中に存在するplatelet derived growth factor（PDGF），vascular endothelial growth factor（VEGF），transforming growth factor beta（TGF-β），fibroblast growth factor（FGF），insulin-likegrowth factor-1（IGF-1）などの成長因子が関与しているとされている[3〜5]．In vitroや動物研究において，血小板由来の成長因子が損傷組織の修復を促進することが報告されている[6〜8]．半月板損傷を例にあげると，Ishidaら[7]は，ウサギの内側半月板無血管野に1.5 mmの欠損を作製した後PRPを投与したところ12週後に線維性軟骨により修復されたと報告した．Naritaら[9]は，血小板から放出される成長因子のFGF-2が，12週でウサギの半月板の水平断裂を組織学的に修復したと報告している．これら基礎研究から，PRPが半月板修復過程において有利に働いていると考えられる．本法による中長期にわたる除痛効

果は，さまざまな部位や組織であるものの，それら組織修復によりもたらされると考えられており，非ステロイド性抗炎症薬（NSAIDs）などの一時的な対症療法と異なり，根本的な除痛治療ともいえる．

小林ら[10]や筆者[1]はPRPが損傷組織に作用し，血流増加による組織修復をもたらすと報告している．本研究の各例においても，治療後各時期でエコーによる損傷組織部の線状像が確認でき，同様の効果が示されていた．

❸多数点一回法の特徴

本研究で用いた「多数点一回法による運動器エコーガイド下PRP治療」は，従来のPRP関節腔内投与の弱点を補うために2016年に筆者である白田が考案し開始した．この方法[1]は，ⓘ損傷部組織内全体に立体的に多数点部位に対して投与する，ⓘⓘ投与時には必ずエコーを用いて組織損傷部のみに確実に投与する，ⓘⓘⓘ一般的なPRP療法の20〜40回分に相当する高濃度高容量PRPを用いる，という3点が特徴である．よって，過去に報告された損傷組織に複数回針のみを刺し疼痛改善を目指す手技であるpeppering needling（dry needling）とは異なる手技である．

❹従来の保存的治療との違い

従来の保存的治療としては，NSAIDsの内服や湿布，リハビリテーション，ヒアルロン酸注射，ステロイド注射など，いずれも疼痛軽減のための対症療法であり，根本的治療ではなかった．本法は手術のように組織自体を治癒させる根本的治療であるものの，メスは使わないため，従来の保存的治療と手術的治療の間を補完する，積極的保存的治療（≒再生医療）といえる．ステロイド注射は瞬時に疼痛が軽減し数ヵ月も効果が持続することから重宝されてきたが，腱断裂など組織損傷をもたらす合併症が多く報告されており[11,12]，さらにステロイドの効果が切れると疼痛はもとに戻ってしまうことが多い．数ヵ月と時間はかかるものの組織修復をもたらす本法と真逆の経過をたどる．PRP治療が選択できるようになった昨今，よほど急いで疼痛を軽減する必要がある症例以外で，あえて合併症をもたらすステロイド注射を行う理由はないといっても過言ではない．

❺PRPの種類の選択 "LP-PRP or LR-PRP？"

PRPは末梢静脈血より作製するが，末梢血の白血球含有率に対しPRPの白血球数が多ければLR-PRP，少なければLP-PRPに分類される[13]．白血球は組織異化作用をもつことから，関節近傍の半月板や関節唇（p52の①，⑤）に対しては異化作用が少ないLP-PRP，逆に筋，腱などあえて異化作用で損傷組織を新鮮化してから修復させたい部位（p52の②〜④）に対してはLR-PRPを用いている．

❻PRP治療における運動器エコー使用の有用性

過去の論文[14~16]や自験例を比較しても，PRP自体の質や投与方法により成績が大きく異なることが判明しているため，施行者により治療成績が大きく異なる現状が危惧されている．外来では他院でのPRP治療後のセカンドオピニオンも増えつつあり，施行者の治療技術向上は欠かせない．特に投与方法において，損傷組織に的確にPRPを投与することで，組織修復の精度は上がると考えている．そのためには，運動器エコーの併用が必須である．

時代とともに，装置の性能向上により高画質なエコー所見を得られるようになってきた．整形外科分野において四肢，体幹に用いる体表に近い浅い部位をみるリニアプローブの発展が目覚ましい．関節では滑膜，関節水腫などの炎症所見が顕著に観察できるが，膝では半月板や内側側副靱帯（MCL）や骨棘，肩では腱板や上腕二頭筋長頭腱や肩関節唇，肘では短橈側手根伸筋腱（ECRB）などの腱付着部や筋腱移行部や尺側側副靱帯（UCL）の繊維，足関節ではアキレス腱や前距腓靱帯，股関節では股関節唇や関節軟骨を詳細に観察できる．エコー所見において，fibrillar patternの異常所見は組織損傷を可視化し，プローブをtiltingし音響異方性（anisotropy）をあえて応用することで微細損傷も見逃さずにすむ．PDの異常所見は組織損傷部位に炎症が起きている疼痛部位を示すが，PRP治療後は逆に血流増加による組織修復と疼痛の軽減を示唆する所見となることは興味深い．それらのエコー手技を駆使し，本法を行うことで，よりPRP治療成績向上をめざすことができた．

本法はエコーガイド下に積極的保存的治療として施行しているが，そのほかに手術的治療を併用する方法として，望月ら[17]は活性化しゲル化させたPRPを半月板縫合術の際にaugmentationを用い，断裂部にフィブリンクロットを挟み込む方法と同様の手技を報告している．

❼後療法の重要性

PRP治療後は運動器リハビリテーションが重要である．特に本法においては組織修復過程に関係すると考えられる周囲組織との癒着が生じることがあるため，理学療法士による用手的組織リリースや，必要に応じてhydroreleaseやhydrodissectionを経過観察時に行う必要がある．また，損傷組織は修復され圧痛など疾患本態

Ⅲ. 保存的治療各論

の臨床症状は消えたものの，疼痛による廃用により低下した筋力が治療後 1 年経過しても戻らず，たとえば膝であれば大腿四頭筋の膝蓋骨側筋付着部痛や膝蓋腱部痛のみが残存する症例などもわずかに存在する．患者自身による積極的なリハビリテーションや減量も重要であることは，ほかの治療法と同様である．

❽ PRP 治療に必要な医療倫理と医療安全対策

PRP 治療は特殊であり，再生医療等安全性確保法にもとづき行う必要があるが，遵守するためには法律をあらかじめしっかりと理解する必要がある．必ず決められた医療機関において，決められた医師が行う必要がある．さらに，年に 1 回は副作用などの有無を厚生労働省に報告する必要がある．また，自費診療であるため保険診療以上に医療者側の医療倫理が重視される治療である．患者は PRP 治療に過剰な期待をもって来院することが多いため，医療者側は自施設での臨床成績を患者に示したうえで，ていねいなインフォームドコンセントを心がけ，初診時の 1 回の来院のみで治療を決定することはできるだけ避けたほうがよい．また一見，治療手技は簡単そうにみえるが，豊富な経験が必要な治療であり，治療方法に慣れていない時期にはやみくもに行うべきではない．手術などと同様，一定レベル以上の研修を受けてから取り組むべきであると筆者は考えている．

❾ PRP 治療の個人差

PRP の組成は作製に用いる各種キットや試験管などにより異なり[18,19]，さらに作製に用いる自己末梢静脈血も患者ごとに個人差があることから，工場で精製される医薬品と異なり，PRP 治療といっても各症例ごとに異なる治療を行っているといっても過言ではない．PRP 治療の標準化をすすめる声も一部で存在するものの，筆者は症例や病態に応じてキットや作製方法を使いわけており臨床成績の向上につながっていることから，一概に PRP 治療・療法自体を標準化すべきではないと考えている．

❿ PRP 治療の将来に向けて

本法を含む PRP 治療の臨床研究の難点は，自費診療であることから，たとえばヒアルロン酸注射，hydrorelease やステロイド注射と PRP 治療の比較など，ランダム化比較試験（randomized controlled trial：RCT）が組みにくいことである．今後はより多くの症例で，より長期間にわたって治療成績を評価するとともに，疼痛軽減による動作解析や，基礎研究においても PRP の組織修復に対する有効性の検証を行っていきたいと考えている．

ま と め

保存的治療が無効で難治性の ① 内側半月板（変性）損傷を伴う変形性膝関節症，② 肩腱板損傷，③ 上腕骨外側上顆炎，内側上顆炎，④ アキレス腱炎，⑤ 股関節唇損傷を伴う変形性股関節症に対し「多数点一回法による運動器エコーガイド下 PRP 治療」を施行したところ，1 回の PRP 投与で 1 年にわたり VAS 改善率は上昇し続け 90% 以上に達することから，本法は有効であるといえる．本法による治療後の患者満足度は高かった．

文 献

1) 白田智彦：運動器エコーガイド下多血小板血漿（PRP）治療：多数点一回法—従来保存療法と手術療法の間を補完する新たな運動器治療法：疼痛緩和とメカニズムを実臨床から知る．臨整外 54：100-110, 2019

2) 白田智彦，加藤有紀：肘関節の上腕骨外側上顆炎・内側上顆炎に対するエコーガイド下多血小板血漿（PRP）治療の臨床成績．JOSKAS 44：6-7, 2019

3) Andia I, Maffulli N：Platelet-rich plasma for managing pain and inflammation in osteoarthritis. Nat Rev Rheumatol 9：721-730, 2013

4) Eppley BL, Woodell JE, Higgins J：Platelet quantification and growth factor analysis from platelet-rich plasma；implications for wound healing. Plast Reconstr Surg 114：1502-1508, 2004

5) Fufa D, Shealy B, Jacobson M et al：Activation of platelet-rich plasma using soluble type Ⅰ collagen. J Oral Maxillofac Surg 66：684-690, 2008

6) Bhargava MM, Hidaka C, Hannafin JA et al：Effects of hepatocyte growth factor and platelet-derived growth factor on the repair of meniscal defects in vitro. In Vitro Cell Dev Biol Anim 41：305-310, 2005

7) Ishida K, Kuroda R, Miwa M et al：The regenerative effects of platelet-rich plasma on meniscal cells in vitro and its in vivo application with biodegradable gelatin hydrogel. Tissue Eng 13：1103-1112, 2007

8) Zellner J, Mueller M, Berner A et al：Role of mesenchymal stem cells in tissue engineering of meniscus. J Biomed Mater Res A 94：1150-1161, 2010

9) Narita A, Takahara M, Sato D et al：Biodegradable gelatin hydrogels incorporating fibroblast growth factor 2 promote healing of horizontal tears in rabbit meniscus. Arthroscopy 28：255-263, 2012

10) 小林洋平，齋田良知，西尾啓史ほか：組織再生における血管新生—多血小板血漿（PRP）局所投与は早期の血管新生を介して腱の組織修復を促進する（会議録）．日整会誌 92：S1876, 2018

11) Nakamura H, Gotoh M, Kanazawa T et al：Effects of corticosteroids and hyaluronic acid on torn rotator cuff tendons in vitro and in rats. J Orthop Res 33：1523-1530, 2015

12) Chen W, Tang H, Zhou M et al：Dexamethasone inhibits the differentiation of rat tendon stem cells into tenocytes by targeting the scleraxis gene. J Steroid Biochem Mol Biol 152：16-24, 2015

13) Dohan Ehrenfest DM, Rasmusson L, Albrektsson T : Classification of platelet concentrates ; from pure platelet-rich plasma（P-PRP）to leucocyte- and platelet-rich fibrin（L-PRF）. Trends Biotechnol **27** : 158-167, 2009

14) Graziani F, Ivanovski S, Cei S et al : The *in vitro* effect of different PRP concentrations on osteoblasts and fibroblasts. Clin Oral Implants Res **17** : 212-219, 2006

15) Zayni R, Thaunat M, Fayard JM et al : Platelet-rich plasma as a treatment for chronic patellar tendinopathy ; comparison of a single versus two consecutive injections. Muscles Ligaments Tendons J **5** : 92-98, 2015

16) Andriolo L, Altamura SA, Reale D et al : Nonsurgical treatments of patellar tendinopathy ; multiple injections of platelet-rich plasma are a suitable option ; a systematic review and meta-analysis. Am J Sports Med. 2018, Epub ahead of print

17) 望月雄大，金子卓男：自己多血小板血漿（PRP）を用いた半月板修復術．関節外科 **37** : 308-314, 2018

18) Oh JH, Kim W, Park KU et al : Comparison of the cellular composition and cytokine-release kinetics of various platelet-rich plasma preparations. Am J Sports Med **43** : 3062-3070, 2015

19) Milano G, Deriu L, Sanna Passino E et al : Repeated platelet concentrate injections enhance reparative response of microfractures in the treatment of chondral defects of the knee ; an experimental study in an animal model. Arthroscopy **28** : 688-701, 2012

＊　　　＊　　　＊

Ⅲ．保存的治療各論

整形外科疾患における多血小板血漿療法*

剣持 雅彦**

はじめに

われわれは，整形外科治療として，多血小板血漿（platelet-rich plasma：PRP）療法および第二世代のPRPといわれている platelet-rich fibrin（PRF）に早くから着目し，2015年10月に本邦ではじめて認可されて以降，膝関節鏡下半月板修復術，難治性腱炎治療の際に使用している．さらに，2018年6月1日付で変形性膝関節症に対するPRPの関節内投与の認可も新たに取得し，変形の進んだ症例に対してもヒアルロン酸（HA）やステロイド注射にとってかわる治療と期待して施行している．

Ⅰ．PRPの概念

❶PRPとは

血液に含まれる細胞成分の一種である血小板（platelet）には，「血液を固める働き」のみならず，「壊れた組織を修復する成長因子（growth factor）を放出する働き」がある．PRPとは自分の血液を遠心分離し血小板を濃縮させたもので，これを身体の傷んでいる部分に注入することで損傷した組織の再生を促進させるというのがPRP療法である．また，ゲル状に作成した第二世代のPRPといわれるPRFもある．

❷PRPの性質

PRPは，その含有成分により白血球（leukocyte）が多く含まれる「leukocyte rich-PRP（LR-PRP）」と白血球がほとんど含まれない「leukocyte poor-PRP（LP-PRP）」とにわけられる．さらに，血小板の数，活性化（activation）および白血球の有無で分類したPAW（platelets, activation, white cells）分類[1]，白血球の有無，活性化および血小板の濃縮率で分類したMishra分類[2]が有名である．PRP調整のためのプロトコルはさまざま[3]で，治療成績もさまざまであるというのが現状である．Braunら[4]によるとマクロファージと炎症の原因となる因子には正の相関があるため，マクロファージを含む白血球を除いたLP-PRPを臨床的には使用すべきであるとしている．一方で，LR-PRPの有効性を示す報告[5]もある．しかし，創傷治癒過程で炎症を通過しないカスケードは成り立たず[6]，炎症が起きなければ組織の修復はできないのではないかという疑問も浮上する．安定したPRPの生成が可能であるとの報告[7]もあるが，われわれの経験では，同一症例，同一条件にもかかわらず毎回精製されるPRPの濃度は異なっていたため，これらの報告には懐疑的にならざるをえない．当院におけるLR-PRPを使用したPRP治療では，非常に良好な治療成績が認められている．一方，その作製法や成分で議論がわかれるPRPに比し，PRFは作製方法がほぼ同一であるため含有成分が安定している，性状がゲル状であるため2～4週にわたる成長因子の放出が期待できるというメリットがあると報告[8]されている．

❸PRPの作製方法

作製方法もさまざまである[3]．市販のキットを用いた閉鎖式方法（closed methods）とクリーンベンチ内で準滅菌下に徒手的に作製する開放式方法（open methods）がある．前者は，クリーンルームなどの設備投資が不要であるが，市販のキットを毎回使用するため，1回の治療が高価になりがちである．後者は，初期設備投資にコストがかかり，1回の治療は比較的低コストで可能となるも，感染のリスクから作製手技に熟練が必要であるこ

▌Key words

leukocyte rich-platelet rich plasma, platelet rich fibrin, regenerative medicine, orthopedics

*Platelet rich plasma（leukocyte rich-platelet rich plasma）treatment for orthopedic diseases
**M. Kemmochi（院長）：剣持整形外科（☎ 373-0026　太田市東本町 42-1）/杏林大学整形外科.
［利益相反：なし.]

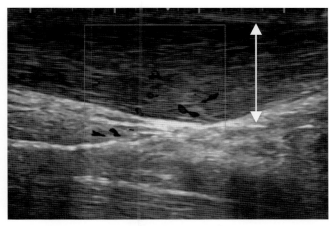

a．初診時エコー．著明な膨隆を呈するアキレス腱を認める．

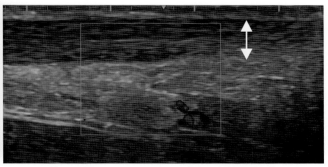

b．PRP投与6ヵ月後．アキレス腱の膨隆は消失し，硬結も触れない．

図1．アキレス腱症に対するPRP投与のエコー所見

とは否めない．われわれがPRP治療を開始した当初は，国内で使用できるキットは承認されておらず，半月板修復にフィブリンクロットにかわるものとしてPRFを作製して使用していたため，必然的にopen methodsとなった．当院の作製方法は，Shenらの報告[9]をもとに，もっとも血小板が濃縮される方法にしたがって，1回目の遠心分離を1,000 gで5分間，2回目の遠心分離を1,500 gで15分間行い作製し，全血に比し血小板は平均4.8倍，白血球は平均2.6倍の濃縮率となっている．なお，蛇足であるが，遠心分離の条件として，回転数で論じる報告も散見されるが，使用する遠心分離機の大きさによって異なるため，重力加速度「g」に換算するのが基本である．

Ⅱ．PRP療法の実際

PRPにより症状改善が期待できるとされる整形外科疾患に対しわれわれも良好な治療成績を示しており，以下にその治療経験の一部を紹介する．

❶アキレス腱症

従来，硬結を伴ったアキレス腱症へのPRP投与は効果がないとの報告[10]もあった．われわれは，エコーガイド下にPRP初回投与後3週で再投与する2回投与法により，アキレス腱硬結の軟化および消失を確認した．PRPはアキレス腱実質部内，アキレス腱周囲に少量ずつまんべんなく投与する．ほとんどの場合，1回目の実質部内への投与は非常に大きな注入圧抵抗を伴うが，2回目は比較的抵抗なく実質部内へ投与可能となる．現在までに6例経験しているが，リハビリテーションと併用しつつ，平均12週でアキレス腱の硬結の軟化および消失が認められた（図1）．

❷上腕（内・外側）上顆炎

いわゆるテニス肘，ゴルフ肘のPRP治療であるが，エコー像上で血流増加を認める圧痛部分に，エコーガイド下にPRPを初回投与後3週で再投与する2回投与法により治療を行っている．注射は主に筋腱移行部から筋層内への注射となるが，あまり注入圧抵抗はない．約2ヵ月後に疼痛および機能の改善を認め，VASは40 mmから10 mmに改善し日常生活では支障がないレベルに到達する．テニスの試合を長時間連続で行うためには，さらに体外衝撃波（extracorporeal shock wave therapy：ESWT）あるいはPRP再投与の必要性があったが，治療成績は良好であった．

❸半月板損傷

PRFおよびPRPを投与する半月板修復を現在までに31例行い，その有用性についてはすでに報告している[11]．そのうち，1年経過例は21例，2年経過例は16例であるが，ほかの半月板修復の報告[12]と比較しても，遜色ない治療結果となった（図2）．欧米ではPRFを使用したくても固形状のPRFを鏡視下で半月板修復に使用するのは困難であるという報告[13]もあるが，われわれはこれを可能にするためのオリジナルデバイス（Fateful-rod, Smith and Nephew社，東京）を開発し，全例をall-inside techniqueで施行している．

❹変形性膝関節症

われわれは1ヵ月ごと計6回のPRP multiple injection法を2019年8月末現在までに約760膝に対し施行してい

Ⅲ．保存的治療各論

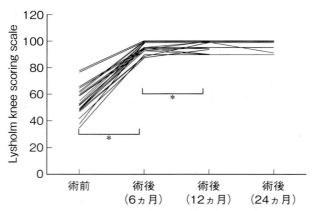

図2．術前と術後6ヵ月および術後1年で有意な改善を認める（*$p<0.01$）も，術後1年と2年の間には有意差がない．

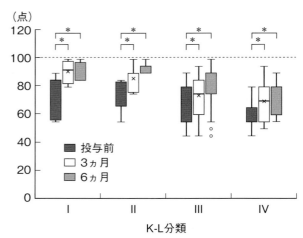

図3．全gradeで投与前と投与後3ヵ月および6ヵ月の間で有意な改善を認める．*$p<0.05$

る．Kellgren-Laurence（K-L）分類[14]と投与回数には正の相関があり，変形度によらず日本整形外科学会膝疾患治療成績判定基準（JOAスコア）の有意な改善を認め（図3），Outcome Measures in Rheumatology-Osteoarthritis Research Society International（OMERACT-OARSI）[15]の基準では74％が治療効果を認めたという結果を得ている．治療開始1年経過後も改善症状は持続している．

Ⅲ．PRP療法実施のために

❶法律，規制，認可

日本では，再生医療の安全性確保等に関する法律（再生医療新法）が2013年11月20日に成立，11月27日に公布，2014年11月25日に施行された．この法律により日本の再生医療は3種に分類され，大まかにいうと，1種はiPS細胞や滑膜幹細胞，2種は血液加工物の関節内投与，3種は血液加工物の関節外投与と定義された．国の審査を受け安全性が担保された治療について，許可された施設で，許可された医師のみで施行することが法律で義務づけられた．基本的に，自身の血液を活性が起きないうちに作製後ただちに投与することが望ましいとされているため，本来は医療機関内でPRPを作製する必要がある．そのためには，①「特定細胞加工施設」としての届け出を厚生労働省に提出する必要がある．② 次に関節内への投与（2種）を行うためには，「特定認定再生医療等委員会」へ，関節外への投与（3種）を行うためには「認定再生医療等委員会」での審査を受けて，各種委員会からその妥当性が承認されると委員会から意見書が発行される．③ 意見書が発行された後，厚生労働省へ承認に関わる委員会の意見書を添えて申請を行い，受理されてはじめて医療機関での提供が可能となる．もちろ

ん，申請した内容のみの提供となるため，申請以外の提供は法律違反となる．内容変更もその都度，委員会の変更審査を受けなければならず，そのたびに審査料がかかることになる．④ 提供開始後も，厚生労働省に提供の現状と実際の定期報告を毎年行う義務があるが，これは，日々症例の管理と学会報告や結果解析をしていればそれほど大変なことではない．①～④の一連の手続きを医師1人で行っている施設もあるようであるが，膨大な事務作業負担となるため，これらを順調に進めていくためには，医師以外のパラメディカルの働きと啓蒙・教育が必須となる．

❷臨床導入について

さらに，ここで実臨床上の大きな問題点である混合診療との兼ね合いがある．アベノミクスの一環でもある国策としての再生医療が推進されるべきであるが，現状の日本における混合診療の禁止が，目に見えない大きな問題となっている．では，なぜ現在臨床で行われている再生医療による治療は可能であるか？という疑問が浮上する．仮に，治療を初診から治癒までを時系列での一連の線として規定すると，全額を自費医療にしたとしても，既存の保存的治療に抵抗性を示す症例に対する新たな改善策としての再生医療の提供に付け入る隙がないことは明白である．そこで，これらの問題を解決する苦肉の解釈として，治療を時系列の受診ごとの点として考えることで再生医療の提供を可能にすると解釈せざるをえないのが実情のようである．つまり，受診した日の治療は保険医療であるのか，自費医療であるのかという縦割り解釈をすることで，現時点での再生医療の提供が可能ということになるようであるが，やはり，美容整形で行われるものと，われわれ整形外科医による治療は異なるもの

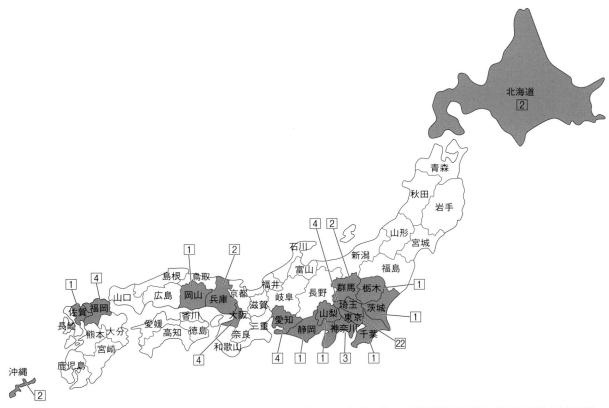

図4. 第二種再生医療等提供機関（2018年11月30日現在）．四角内の数字は整形外科分野における再生医療提供施設数をあらわす．

と解釈すべきである．また，実際にあってはならないことであるが，各地方ごとの厚生局で統一した見解が得られていないという事実もある．医療費削減を強く推奨する一方で，前例がないとの理由が再生医療提供の障害となっており，一定の見解が得られない．今後，保守的な地域ほど受けられる治療の質に歴然たる差が生じてしまうことは否めない[16]（図4）．また，PRP療法を開始する際，再生医療提供に伴う倫理的知識，「再生医療提供に関する安全性確保のための法律」が制定されるにいたった経緯も含め，再生医療提供という根本を理解するためにも，施設ごとにプロジェクトチームを作り，ぜひ医療機関みずから提供計画の作成をされることをおすすめしたい．

まとめ

整形外科疾患におけるPRP療法の実際について，①概念，②臨床，③提供に伴う課題にわけて述べた．再生医療の提供と発展には，まだ小さくて大きな問題が多数存在しているが，これらを解消する唯一無二の方法は，われわれ整形外科医によるreal world evidenceの構築である．

文 献

1) DeLong JM, Russell RP, Mazzocca AD：Platelet-rich plasma；the PAW classification system. Arthroscopy **28**：998-1009, 2012
2) Mishra A, Harmon K, Woodall J et al：Sports medicine applications of platelet rich plasma. Curr Pharm Biotechnol **13**：1185-1195, 2012
3) Alves R, Grimalt R：A review of platelet-rich plasma；history, biology, mechanism of action, and classification. Skin Appendage Disord **4**：18-24, 2018
4) Braun HJ, Kim HJ, Chu CR et al：The effect of platelet-rich plasma formulations and blood products on human synoviocytes；implications for intra-articular injury and therapy. Am J Sports Med **42**：1204-1210, 2014
5) Cook CS, Smith PA：Clinical update；why PRP should be your first choice for injection therapy in treating osteoarthritis of the knee. Curr Rev Musculoskelet Med **11**：583-592, 2018
6) 鶴池政明，上口勝也：損傷した腱・靱帯の治癒過程．大阪体大紀 **32**：149-157, 2001
7) Milants C, Bruyère O, Kaux JF：Responders to platelet-rich plasma in osteoarthritis；a technical analysis. Biomed Res Int **2017**：7538604, 2017
8) He L, Lin Y, Hu X et al：A comparative study of platelet-rich fibrin (PRF) and platelet-rich plasma (PRP) on the effect of proliferation and differentiation of rat osteoblasts *in vitro*. Oral Surg Oral Med Oral Pathol Oral Radiol Endod **108**：707-713, 2009
9) Shen L, Yuan T, Chen S et al：The temporal effect of

platelet-rich plasma on pain and physical function in the treatment of knee osteoarthritis ; systematic review and meta-analysis of randomized controlled trials. J Orthop Surg Res **12** : 16, 2017

10) Schepull T, Kvist J, Norrman H et al : Autologous platelets have no effect on the healing of human achilles tendon ruptures ; a randomized single-blind study. Am J Sports Med **39** : 38-47, 2011

11) Kemmochi M, Sasaki S, Takahashi M et al : The use of platelet-rich fibrin with platelet-rich plasma support meniscal repair surgery. J Orthop **15** : 711-720, 2018

12) Moulton SG, Bhatia S, Civitarese DM et al : Surgical techniques and outcomes of repairing meniscal radial tears ; a systematic review. Arthroscopy **32** : 1919-1925, 2016

13) Kaminski R, Kulinski K, Kozar-Kaminska K et al : A prospective, randomized, double-blind, parallel-group, placebo-controlled study evaluating meniscal healing, clinical outcomes, and safety in patients undergoing meniscal repair of unstable, complete vertical meniscal tears (bucket handle) augmented with platelet-rich plasma. Biomed Res Int **2018** : 9315815, 2018

14) Kellgren JH, Lawrence JS : Radiological assessment of osteo-arthrosis. Ann Rheum Dis **16** : 494-502, 1957

15) Bellamy N, Kirwan J, Boers M et al : Recommendations for a core set of outcome measures for future phase Ⅲ clinical trials in knee, hip, and hand osteoarthritis. Consensus development at OMERACT Ⅲ. J Rheumatol **24** : 799-802, 1997

16) 厚生労働省医政局. ＜https://saiseiiryo.mhlw.go.jp/published_plan/index/1/2＞［Accessed 2018 Nov 30］

＊　　　＊　　　＊

Ⅳ．上肢疾患に対する
　　保存的治療

IV. 上肢疾患に対する保存的治療

凍結肩に対する非観血的関節授動術
（サイレント・マニピュレーション）の術後成績*

横矢 晋 白石勝範 松原紀昌 安達伸生**

はじめに

一般診療でよく耳にする「五十肩」とは学術的には凍結肩といわれており，特に誘因なく発症する一次性肩関節拘縮を指す[1]．一般的に保存的治療によく反応する予後良好な疾患といわれている[2]が，保存的治療に抵抗する症例も存在し，時に治癒までに数ヵ月〜数年必要な場合もある[3]．難治例には鏡視下関節授動術（arthroscopic capsular release：ACR）が行われるが，① 入院が必要であるうえに，② 高額な医療費がかかる，③ 感染のリスクがある，などの欠点がある．近年，皆川はエコーガイド下に斜角筋ブロックを行った後で非観血的関節授動術を行ういわゆるサイレント・マニピュレーション（silent-manipulation：SM）を報告している[4]（図1）が，この手技は入院を必要としない簡便な方法であり，上記のリスクは存在しない．われわれは，このSMの治療成績とACRの成績を比較検討したので報告する．

I. 対象および方法

凍結肩の診断のもと，少なくとも3ヵ月以上の保存的治療に抵抗する症例に対してSMを施行後1年以上経過した72例をSM群とした（平均年齢56.7±9.9歳，男性33例，女性39例，右肩29肩，左肩43肩）．平均経過観察期間は24.0±12.7ヵ月であった．凍結肩はLundbergの報告[5]に基づいて，以前に手術の既往や外傷の既往がなく，腱板断裂や変形性肩関節症など他の肩関節疾患を合併しない他動肩関節挙上角度135°以下の特発性肩関節拘縮と定義した．比較対照には，同様に保存的治療に抵抗する凍結肩に対してACRを行った26例を選択した（ACR群：平均年齢57.3±9.6歳，男性14肩，女性12肩，右肩9肩，左肩17肩，平均観察期間39.4±23.0ヵ月）．保存的治療としては各種消炎鎮痛薬の投与，肩甲上腕関節や肩峰下滑液包（subacrominal bursa：SAB）へのステロイドもしくはヒアルロン酸の注射，リハビリテーションが含まれた．患者に対してSMもしくはACRをすすめた時期としては，すべて疼痛の強いいわゆるfreezing phaseであり，疼痛の少ないfrozen phaseで行った例はなかった．患者背景として治療の時点での喫煙習慣と治療が必要な糖尿病（diabetes mellitus：DM）の存在を調査したところ，SM群では喫煙歴ありが21例（29.2%），DMありが18例（25.0%）であったが，ACR群では喫煙歴ありが5例（19.2%），DMありが14例（53.8%）であり，喫煙歴には有意差がなかったがDM歴に関してはACR群で有意に多かった．

II. サイレント・マニピュレーションの実際

SMはエコーガイド下に第5，第6頚神経を描出し（図2），1%メピバカイン20mlを動静脈に気をつけながら神経周囲に注入し，十分麻酔が効いたことを確認した後で皆川の報告[4]に基づいて，① 外転，② 外転外旋，③ 内転外旋，④ 水平内転，⑤ 90°前方挙上位内外旋，⑥ 伸展内旋の順にすべての方向に対してマニピュレーションを行った．

▌Key words

frozen shoulder, contracture, silent manipulation, closed mobilization, arthroscopic capsular release

*Outcomes of closed mobilization for the frozen shoulder
要旨は第91回日本整形外科学会学術総会において発表した．
**S. Yokoya（診療講師）：広島大学病院整形外科（Dept. of Orthop. Surg., Hiroshima University Hospital, Hiroshima）；K. Shiraishi：松山市民病院整形外科；N. Matsubara, N. Adachi（教授）：広島大学大学院整形外科．
［利益相反：なし．］

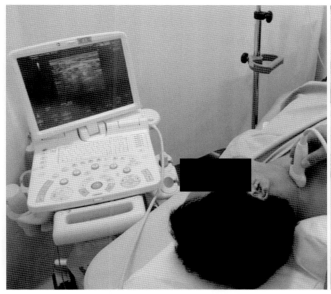
a．体位とエコーの位置

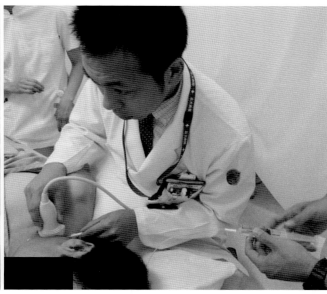
b．局所麻酔薬の注入

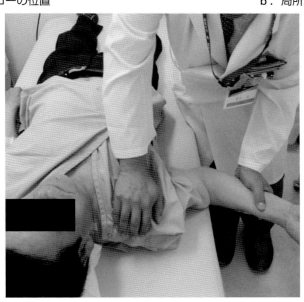
c．手技の実際
図1．サイレント・マニピュレーションの手技

Ⅲ．鏡視下関節授動術

手術は全身麻酔下ビーチチェアポジションで行い，radiofrequency device を用いて腱板疎部の滑膜および烏口上腕靱帯を蒸散した後，神戸の方法[6]と同様に肩関節包を下方を除いてほぼ全周性にリリースし（図3），下方のみ徒手的にリリースを行った．続いて SAB 鏡視を行い，腱板表層や上腕骨外側に増生した滑膜を十分に蒸散させた．

Ⅳ．評価方法

それぞれの群の施行前，施行後3ヵ月および最終経過観察時の屈曲，外旋および内旋角度を測定した．内旋は肩関節を伸展内旋位とし，母指先端が到達する椎体の最高レベルで判定した．また疼痛評価として Numeral Rating Scale（NRS）を聴取した．さらに臨床成績としてそれぞれの群の施行前および最終経過観察時の日本整形外科学会肩関節疾患治療成績判定基準（JOA スコア）と Constant スコアおよび University of California Los Angeles（UCLA）スコアを算出し，それぞれ統計学的に比較検討を行った．

Ⅴ．結　果

❶SM 群

SM 施行前の平均自動挙上が $103.3 \pm 21.9°$，平均他動挙上が $116.1 \pm 20.0°$，平均自動外旋が $33.4 \pm 17.3°$，平均自

IV. 上肢疾患に対する保存的治療

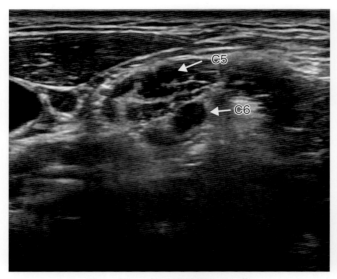

図2. 第5, 第6頸神経エコー像

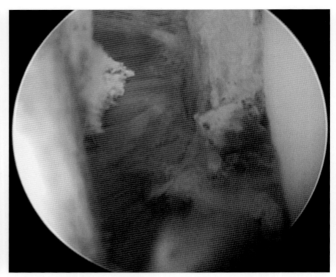

図3. 鏡視下関節授動術術中所見

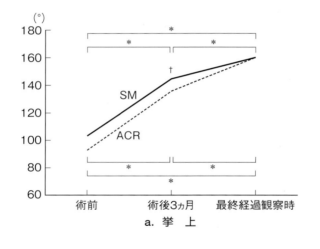

a. 挙　上

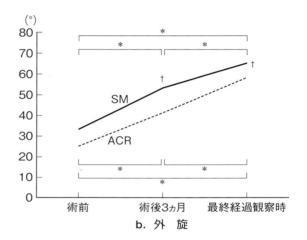

b. 外　旋

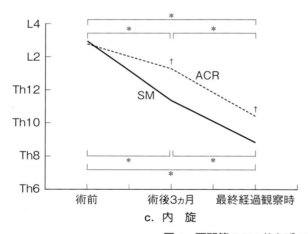

c. 内　旋

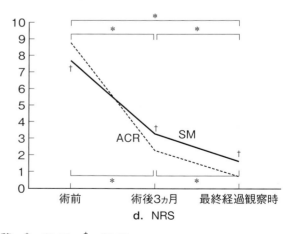

d. NRS

図4. 肩関節ROMおよびNRSの推移. *$p<0.05$, †$p<0.05$

動内旋がL2.9±1.7であったのに対し，SM施行後3ヵ月および最終経過観察時では自動挙上がそれぞれ144.9±17.4°および160.0±17.0°に（図4a），自動外旋が53.5±17.4°および64.7±17.2°に（図4b），自動内旋がTh11.4±2.8およびTh8.8±3.1にとすべて有意に改善した（図4c）．またNRSは施行前7.7±1.7がSM施行後3ヵ月で3.3±1.9へ，最終経過観察時に1.6±2.0へとこれも有意に改善した（図4d）．JOAスコアは施行前57.7±9.6点が最終経

過観察時92.4±10.2点へ，Constantスコアは術前39.1±12.6が最終経過観察時77.6±14.6に，UCLAスコアは術前12.8±3.8が最終経過観察時30.9±6.4とそれぞれ有意に改善した（図5）．

❷ACR群

術前の平均自動挙上が94.0±23.9°，平均他動挙上が112.6±17.6°，平均自動外旋が25.0±17.7°，平均自動内旋がL2.7±1.7であったのに対し，ACR術後3ヵ月および最終経過観察時では自動挙上がそれぞれ136.3±14.7°および160.0±16.7°に（図4a），自動外旋が41.0±10.0°および58.1±16.0°に（図4b），自動内旋がL1.3±1.6およびTh10.4±3.2にとACR群もすべて有意に改善した（図4c）．また，NRSは術前8.8±1.4がACR術後3ヵ月で2.3±1.0に，最終経過観察時に0.7±0.7にとこれも有意に改善した（図4d）．JOAスコアは施行前52.5±5.7が最終経過観察時93.6±9.6へ，Constantスコアは術前32.6±9.8が最終経過観察時76.1±13.7に，UCLAスコアは術前10.6±2.7が最終経過観察時30.7±6.4とそれぞれ有意に改善した（図5）．

❸SM群とACR群の比較

可動域（ROM）に関しては，屈曲，外旋，内旋ともSM群でACR群と比較して有意な改善を認め，群間比較では屈曲では術後3ヵ月時において外旋および内旋では術後3ヵ月時および最終経過観察時に有意差を認めた（図4a〜c）．一方，NRSに関してはACR群がSM群と比較して有意な減少を示しており，群間比較でも術後3ヵ月および最終経過観察時に有意差を認めた．JOAスコア，Constantスコア，UCLAスコアには最終経過観察時に有意差はなかった．

VI．考　　察

本検討により，凍結肩に対してSMを施行することにより速やかにROMの改善が得られ，また最終経過観察時においても維持されていることがわかった．しかもSM施行後3ヵ月の時点では屈曲，内・外旋すべての方向において，最終経過観察時でも内・外旋においてはACR術後よりも有意に良好なROMを獲得することができた．先行研究では皆川がSMにより早期のROMの改善が認められたことを報告しており[4]，また西頭らも徒手的授動術を行うことにより術後半年で有意な改善がみられたことを報告している[7]（前方屈曲81°→140°，下垂位外旋-2°→41°）．またブロックや授動術に伴う重大な合併症はなかったとしており，安全な治療であることを強調している．SMとACRを比較検討した報告は少ない

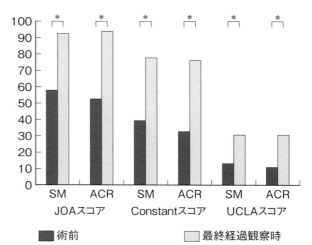

図5．SM群およびACR群における術前後の臨床成績．*p<0.05

が，Grantらはシステマティックレビューにおいて外転や下垂位外旋ROMはACRのほうが徒手授動術よりも良好であったと報告している[8]．一方，三谷らが徒手授動術群と関節内ステロイド注射群，手術群の3群を比較し術後1ヵ月の時点で徒手授動術群がほかの群と比較して有意にROMの改善を認め，夜間痛の消失時期も早かったとしている[9]．その理由として，徒手授動術と鏡視下授動術で手術を行ったphaseに違いがあり，手術例はfrozen phaseが多くステロイド注射をあまりしていないことをあげているが，本研究ではすべてfreezing phaseでありあてはまらない．彼らはまたACRは鏡視下といえども関節包切離の手術侵襲が徒手授動術と比較して影響を及ぼしている可能性も指摘しているが，われわれはそれだけでなく鏡視下手術の際の灌流液が関節外に漏出し筋に腫脹が生じることも早期にROM改善が得られにくい原因ではないかと考えている．またACR群で有意にDMあり症例が多く含まれていることも原因かもしれない．われわれはDMを有する患者群においてSMの治療成績が有意に劣ることを報告している[10]ため，これに関しては比較対照試験が必要であると考える．

JOAスコア，ConstantスコアおよびUCLAスコアといった臨床評価において両群とも術後有意な改善を認め，かつ2群間で有意差は認めなかったが，先述のGrantらのシステマティックレビューでもこの2つの臨床成績に大きな差はなかったとある[8]．一方でNRSに関しては，ACR群のほうが術後3ヵ月および最終経過観察時において有意に少ないという結果となった．術後の疼痛のみに関してSMとACRを比較検討した研究は皆無であるため推測の域を脱しないが，この理由としてACRではSMと異なり関節内だけでなくSABの癒着剥離も徹底的に行うことができることが考えられる．

SM に伴う合併症の報告として，骨折[11]や腕神経叢損傷[12]，腱板断裂[13]の報告がある．また徒手授動術後に関節鏡で関節内を確認すると，関節血症や関節包や関節上腕靱帯の断裂，関節唇損傷などが生じていたという報告がある[13]．とくに高齢者に行った場合，関節窩剥離骨折を生じたとする報告もある[9]ため，骨粗鬆症を有する高齢女性に対して本法を行うことはなるべく避けたほうがよいと考えており，行う際には十分に愛護的に操作を行うことはもちろんであるが，術後に X 線像や CT で骨折の有無を確認することは必須である．福島らは，関節授動術後に生じた上腕骨頭骨挫傷を MRI で術後経過観察し半年で消失したとしており，また骨挫傷を認めた群と認めなかった群で成績や ROM に有意差がなかったとしている[14]．ちなみに ACR 後の合併症に関しては，感染以外にも下方関節包を切離する際の腋窩神経損傷や術後不安定症，軟骨損傷や融解の報告がある[8]．Grant らは徒手であれ鏡視下であれ授動術による合併症の発生率は0.5％である[8]としており，患者にはどちらの治療法にも合併症が生じる可能性があることを十分に説明すべきである．

最後にコストに関してであるが，全身麻酔，関節鏡手術器具の使用，手術点数や人件費などを考慮すると，SM のほうが ACR よりも安価であることは明らかである．皆川によると SM はほかの治療法である従来の保存的治療や鏡視下授動術と比較して実際に医療費は少ない[4]と報告されており，50 歳前後の働き盛りの凍結肩患者に対しては入院を必要とせず外来で簡便に安全に行うことができる SM がまず考慮すべき治療法であり，無効例や拘縮再発例に対しては ACR の検討がよいのかもしれない．

ま と め

SM は ACR と同様，施行後 3 ヵ月で著明な ROM の改善を認め，かつ疼痛も改善した．また，最終経過観察時にもその成績は維持されていた．しかし除痛という面においては ACR と比較して有意に劣る結果となった．SM は入院を必要とせず外来において安全かつ簡便に行える手技であり，難治性の凍結肩に対してまず考慮すべき方法であると考えるが，無効例あるいは再発例に対しては ACR を考慮する必要がある．

文 献

1) Zuckerman JD, Rokito A：Frozen shoulder；a consensus definition. J Shoulder Elbow Surg 20：322-325, 2011
2) Grey RG：The natural history of "idiopathic" frozen shoulder. J Bone Joint Surg 60-A：564, 1978
3) Shaffer B, Tibone JE, Kerlan RK：Frozen shoulder；a long-term follow-up. J Bone Joint Surg 74-A：738-746, 1992
4) 皆川洋至：凍結肩の診断と治療（肩関節拘縮に対するサイレント・マニピュレーション）．MB Orthopaedics 25（11）：93-98，2012
5) Lundberg J：The frozen shoulder；clinical and radiographical observations；the effect of manipulation under general anesthesia；structure and glycosaminoglycan content of the joint capsule；local bone metabolism. Acta Orthop Scand［Suppl 119］：1-59, 1969
6) 神戸克明：凍結肩に対する鏡視下肩関節授動術（後下方関節包非切離派）．関節外科 36：82-85，2017
7) 西頭知宏，笹沼秀幸，飯島裕生ほか：超音波ガイド下頚椎神経根ブロックを利用した肩関節授動術．別冊整形外科 74：106-109，2018
8) Grant JA, Schroeder N, Miller BC et al：Comparison of manipulation and arthroscopic capsular release for adhesive capsulitis；a systematic review. J Shoulder Elbow Surg 22：1135-1145, 2013
9) 三谷 誠，藤林 功，山裏耕平ほか：凍結肩に対する超音波ガイド下 C5，6 神経根ブロック後の徒手授動術 ステロイド関節内注射，鏡視下授動術との比較．肩関節 40：1018-1022，2017
10) 白石勝範，横矢 晋，根木 宏ほか：糖尿病患者の凍結肩に対する治療法別の臨床成績の比較検討．肩関節 42：743-746，2018
11) Amir-Us-Saqlain H, Zubairi A, Taufiq I：Functional outcome of frozen shoulder after manipulation under anaesthesia. J Pak Med Assoc 57：181-185, 2007
12) Milch D：Brachial palsy after manipulation of frozen shoulder. N Engl J Med 250：429-430, 1954
13) Loew M, Heichel TO, Lehner B：Intraarticular lesions in primary frozen shoulder after manipulation under general anesthesia. J Shoulder Elbow Surg 14：16-21, 2005
14) 福島 崇，笹沼秀幸，飯島祐生ほか：重度凍結肩患者に対して行った超音波ガイド下頚椎神経根ブロックによる関節授動術後に生じた上腕骨頭骨挫傷の 6 か月後の MRI 変化と臨床成績の評価．肩関節 40：644-647，2016

* * *

Ⅳ．上肢疾患に対する保存的治療

母指手根中手関節症，Heberden 結節の保存的治療*

上原浩介**

［別冊整形外科 76：71〜75，2019］

は じ め に

わが国の大規模コホート ROAD study において，1,535 例の手指 X 線像の結果から，40 歳以上においては少なくとも左右いずれかに画像上の母指手根中手（CM）関節症が男女問わず 50％でみられることが明らかになった．また，86％でいずれかの指に画像上の変形性遠位指節間（DIP）関節症を有することが報告された[1,2]．他の研究から有症状例は画像上の変形性指関節症の約 1/6〜1/10 と考えられるが，無症候性の変形性指関節症の患者がかなりの数にのぼることは重要な知見であると考えている．手の変形性関節症の危険因子は高齢，女性，家族歴，手を使う職業，肥満，手の外傷の既往があげられる[1,2]．

2007 年に欧州リウマチ学会（European League Against Rheumatic Diseases：EULAR），2012 年に米国リウマチ学会（American College of Rheumatology：ACR），2016 年パンアメリカンリウマチ学会，2014 年英国国立医療技術評価機構（National Institute of Health and Care Excellence：NICE）などのガイドラインが発表されている[3〜7]．

Ⅰ．母指 CM 関節症

母指 CM 関節症の分類である Eaton 分類において，stage と症状は必ずしも対応していないといわれている．保存的治療には患者教育，運動療法，装具療法，薬物療法があげられる．

❶患者教育

患者に疾患，見込まれる経過など疾患そのものについて説明し，疾患に関する理解を深めてもらう．また関節保護に関する患者教育を行う．適度に休息をとること，ほかの関節も使用することで負荷の分散を心がけること，強いつまみ動作をきっかけに症状が増悪することがあるため極力避けることを特に強調して指導している．フライパンをもつ，牛乳パックをもつなどの動作は両手で行うほうが好ましい．フライパンなどは購入時に軽いものを選択するほうがよい．ペンは太いものを選択したほうが手指に負担がかからない．はさみの使用時にも CM 関節に負荷がかかるといわれており，スプリング機能つきのものがよい．ペットボトルのお茶やミネラルウォーターに関して，2ℓなどの大容量のものは注ぐ際に手に負担がかかるので購入しないようにすすめている．

Moulton らの研究結果から，母指 MP 関節過伸展での把持動作は母指 CM 関節掌側の圧負荷を増す可能性があり[8]，避けたほうがよいと説明している．関節保護を主としたセルフマネジメントにより，短期で疼痛と機能が軽度緩和されるとの報告があるが，長期的な有効性を示した質の高い研究は現時点ではみられない．

❷運動療法

母指の等尺性運動，中手指節間（MP）関節・IP 関節の他動関節可動域訓練などがあげられる．運動療法により関節を痛めないよう，愛護的に行うことが重要である[9]．炎症や疼痛が強い場合には行わない，2 時間以上疼痛が持続するようなメニューも行うべきではないとされている．ストレッチにより CM 関節の内転・屈曲拘縮の

▮ Key words

CMC joint of the thumb，OA，finger，Heberden arthrosis

---

*The osteoarthritis of upper extremities；the carpometacarpal joint of the thumb and the distal interphalangeal joint
**K. Uehara：東京大学医学部附属病院整形外科（Dept. of Orthop. Surg., the University of Tokyo Hospital, Faculty of Medicine, the University of Tokyo, Tokyo）．
［利益相反：なし．］

Ⅳ．上肢疾患に対する保存的治療

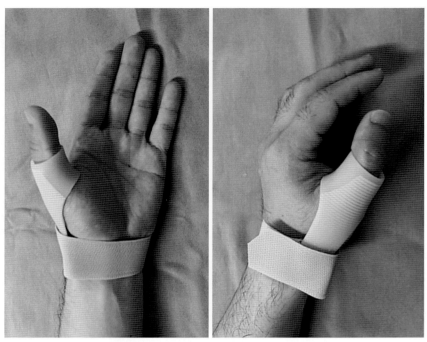

図1．母指CM関節装具（CM-Silicone：中村ブレイス，島根）．ソフト（503 N）とハード（507 N）が選べる．母指MP関節の過伸展を制動できる．

予防を図る．筋肉による安定性の向上を目的に，等尺性運動を行う．長母指外転筋，短母指外転筋の筋力増強は，母指内転筋による母指CM関節の屈曲・内転変形力を減じる可能性がある．長母指伸筋腱の筋力増強は，母指CM関節の亜脱臼を増悪させる可能性があり，避けたほうがよいとされている[10]．

❸装具療法

われわれはシリコン製，ストラップ型で母指MP関節，CM関節を固定し，橈骨手根関節を固定しないものを処方している（図1）．夜間を含めて可能な限り長時間使用するように指導しており，約50％の症例で症状の軽快がみられている．

装具療法において，MP関節の固定をめぐってはいまだ結論がでていない．MP関節も固定する装具のほうが疼痛やつまみ力が改善するという報告，MP関節を固定しても疼痛やつまみ力の改善といった治療効果には差がないという報告，X線透視を用いた画像解析の結果からMP関節の固定はCM関節を安定化させるという報告がある[11,12]．

❹薬物療法

薬物療法としては，非ステロイド性抗炎症薬（NSAIDs）の外用が第一選択である．2005年のシステマティックレビューの結果から，NSAIDsの外用と内服の効果は同等，副作用は後者で多いとされている[13]．副作用（外用による皮疹など）で外用剤が使用できない場合にはNSAIDsの内服を検討するが，胃腸障害や腎機能障害などの副作用に注意が必要である．胃腸障害がある場合にはアセトアミノフェンを用いるが，現時点でプラセボに対する優位性を示した質の高い研究はない．

関節内注射において疼痛緩和にステロイド，ヒアルロン酸注射が有効である[14]．ヒアルロン酸の母指CM関節への注射は本邦では保険適用外である．筆者は，確実な薬液注入を目的として，超音波ガイド下注射を行っている（図2, 3）．超音波ガイドなしでの注射では，母指CM関節の形状から関節内に薬液が注射されている割合が特に低いと考えられる．しかしながら，パワードプラエコーで関節外に滑膜炎を示唆するシグナルがあることが少なくない点，ケナコルトは関節外に注射しても関節内まで効果が及ぶとする報告がある点から，超音波を使用して注入するべきか否かは議論の余地がある．超音波ガイド下に注射したほうが効果の持続時間が長かったとの報告があるが，症例数が少ないものが多く，質の高い前向き研究が行われることを期待したい．

筆者はout-of-plane approachで0.4〜0.6 mlを注入し，母指伸展テストや内転テスト陽性例，パワードプラモードで関節外にシグナルを認める例は関節外にも注入している．ステロイド注射により症状は2週〜6ヵ月間改善する．自験例では，初回注射の際に1ヵ月以上効果が持

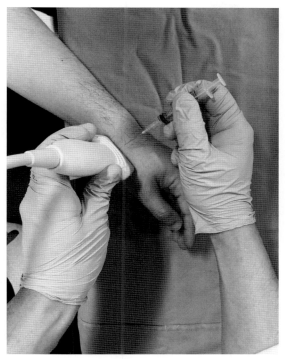

図2. 母指CM関節への関節内注射を超音波ガイド下に行う場合，out-of-plane approachで行っている．穿刺時に橈骨神経穿刺の損傷に注意が必要である．筆者は25G針を用いている．

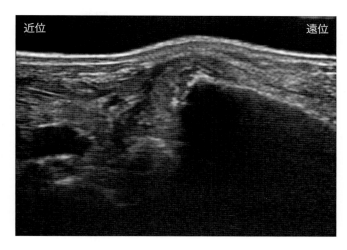

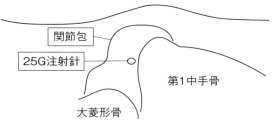

図3. 母指CM関節長軸像．針先が関節内に位置していることを確認しつつ薬液を注入する．

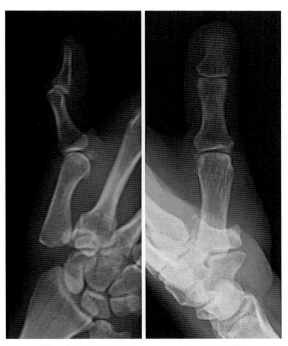

a. 第1中手骨側面像　　b. 正面像

図4. X線像．当科では母指CM関節症のX線評価には第1中手骨の2方向撮影を用いている．左は第1中手骨基部の近位に大菱形骨が見当たらず，一見関節形成術後のようにみえる．頻回の注射により第1中手骨が背側に完全脱臼しており，正面像では中手骨の基部に重なるかたちで大菱形骨が確認できる．このように完全脱臼を呈している症例は，使用時VASが高く，著明なADL障害を呈し，早期に手術を希望する場合が多い．

続した群において，1年後に手術となる症例が少なかった[15]．時に改善に乏しい症例もみられるが，そのような場合には the Pain Catastrophizing Scale（PCS）を行い，破局的思考が背景にないかを確認するようにしている．

頻回（3週間隔）のケナコルト注射により，著明な疼痛を伴い当院に紹介となった母指CM関節完全脱臼例を6例経験しており，ステロイド注射の合併症として知っておく必要がある（図4）．

当院43例73母指（男性7例11母指，女性36例62母指）において，手術にいたる因子を検討した．手術にいたった群（32母指）といたらなかった群（41母指）の2群にわけ，関連する因子を検討した．性別，年齢，罹病期間，発症年齢，利き手，Eaton分類，注射回数，装具治療の有無，圧通部位，握力，ピンチ力，母指MP関節可動域，Kapandji内転インデックス，母指掌側外転距離，grind test結果，X線像におけるCM関節の形状，背側亜脱臼率，volar tilt，関節裂隙距離，骨棘の有無・大きさ，遊離小骨片の有無を変数とし，二変量解析を行った．関連があったのは，性別（$p=0.03$），使用時疼痛 visual analogue scale（VAS）[$p=0.03$]，亜脱臼率（$p=0.02$）であった．ロジスティック回帰分析を行ったとこ

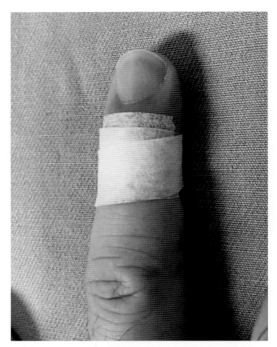

図5. Heberden結節のテーピング例. 複雑なテーピングは行わず, 単に3～4周巻くのみとしている. 安価で気兼ねなく交換可能であり, 水仕事の際にも使用可能である.

ろ, 使用時VAS高値と手術に有意な関連があった. 使用時VASの単位オッズ比は1.02という結果であった. この結果は, 具体的には使用時疼痛VASに20の差があると1.5倍, 50の差があると2.7倍, 80の差があると4.9倍手術にいたるということを示す[16].

II. Heberden結節

❶テーピング

Heberden結節に対しては, テーピング, 装具療法, 薬物療法を行う. Heberden結節専用のテープが販売されているが, 筆者は安価なテープを指に3～4周巻くよう指導しており, 水仕事で濡れたら捨てて再度巻き直すなどしてもらっている（図5）. 1～2週の装着で60％以上の患者で疼痛が軽減し, 40％の患者でVASによる評価で疼痛が5割未満となる[17]. 筆者は全周にテーピングをしているが, 指腹の感覚を要する作業を行う場合には, 背側のみにテーピングをする方法もある.

❷装具療法

夜間の装具装着の有効性が報告されており, 3ヵ月の装着で疼痛だけでなく圧痛も有意に改善する. 側屈変形や伸展ラグなどの出現時にはマレット装具（側屈に対しては横向きに装着）を処方することもある.

❸サプリメント

近年, エストロゲン活性をもつエクオール含有サプリメントが話題になっている. 本疾患への有効性に関して, エビデンスレベルの高い研究結果は今のところ見あたらない. 大豆中のイソフラボン（ゲニステイン, ダイゼイン）のうち, ダイゼインが腸内細菌によりエクオールに変化する. エクオールが産生できる人とできない人がおり, 更年期の日本人女性では産生できる人の割合は40％程度とされている. 大豆摂取によりエクオールが産生されない人でも, 強いエストロゲン活性を有するイソフラボンである. ゲニステインは吸収される. 手指の変形性関節症におけるゲニステインとエクオールとの作用の違いは明らかとなっていない. 手指の関節, 靱帯, 滑膜などにエストロゲン受容体が存在するのかどうか, 存在する場合はそのサブタイプがどうかなどの詳細は明らかとなっていない. 手指の疾患を有する症例と有さない更年期女性のエクオール産生能の比較では, 有意差はみられなかった[18].

❹薬物療法

筆者はキシロカインを混ぜずケナコルト単剤で注射しており, 時に長期にわたって除痛効果が得られている. 頻回の注射は感染や関節周囲の軟部組織を弛緩させるリスクがあり, 控えるべきであると考える.

粘液嚢腫の治療には, 保存的治療, 手術的治療がある. 古谷らはテーピングで9指中8指が, 峯らは装具療法で30指中23指が治癒したと報告している[19,20]. 穿刺やステロイド注入で40％以上, 凍結療法やCO_2レーザーで10～15％に再発があったとする報告もある[3,21,22]. 粘液嚢腫が自壊した際には局所の感染から化膿性関節炎に波及するリスクがあるため, 早めに医療機関を受診するようにあらかじめ指導している.

まとめ

母指CM関節症とHeberden結節における, われわれの保存的治療に関して記した. 少しずつエビデンスが蓄積されつつあるところであり, 今後も質の高い研究結果の報告を注視していきたい.

文献

1) Kodama R, Muraki S, Oka H et al : Prevalence of hand osteoarthritis and its relationship to hand pain and grip strength in Japan ; the third survey of the ROAD study. Mod Rheumatol **26** : 767-773, 2016
2) Marshall M, Watt FE, Vincent TL et al : Hand osteoarthritis ; clinical phenotypes, molecular mechanisms and disease management. Nat Rev Rheumatol **14** : 641-656,

2018

3) Zhang W, Doherty M, Leeb BF et al：EULAR evidence based recommendations for the management of hand osteoarthritis；report of a Task Force of the EULAR Standing Committee for International Clinical Studies Including Therapeutics（ESCISIT）. Ann Rheum Dis **66**：377-388, 2007

4) Hochberg MC, Altman RD, April KT et al：American College of Rheumatology 2012 recommendations for the use of nonpharmacologic and pharmacologic therapies in osteoarthritis of the hand, hip, and knee. Arthritis Care Res **64**：465-474, 2012

5) Altman R, Alarcón G, Appelrouth D et al：The American College of rheumatology criteria for the classification and reporting of osteoarthritis of the hand. Arthritis Rheum **33**：1601-1610, 1990

6) Rillo O, Riera H, Acosta C et al：PANLAR consensus recommendations for management in osteoarthritis of hand, hip, and knee. J Clin Rheumatol **22**：345-354, 2016

7) National Clinical Guideline Centre（UK）：Osteoarthritis：Care and Management in Adults. National Institute for Health and Clinical Excellence：Guidance 2014

8) Moulton MJ, Parentis MA, Kelly MJ et al：Influence of metacarpophalangeal joint position on basal joint-loading in the thumb. J Bone Joint Surg **83-A**：709-716, 2001

9) Østerås N, Kjeken I, Smedslund G et al：Exercise for hand osteoarthritis；a Cochrane Systematic Review. J Rheumatol **44**：1850-1858, 2017

10) Bielefeld TM, Neumann DN：Therapist's Management of the Thumb Carpometacarpal Joint with Osteoarthritis Rehabilitation of the Hand and Upper Extremity, 6th Ed, ed by Skirven TM et al, Mosby, Philadelphia, 2011

11) GTseheie J, Spekreijse KR, Wouters RM et al：Outcome of a hand orthosis and hand therapy for carpometacarpal osteoarthritis in daily practice；a prospective Cohort Study. J Hand Surg **43-A**：1000-1009, 2018

12) Cantero-Tellez R, Villafañe JH, Valdes K et al：Effect of immobilization of metacarpophalangeal joint in thumb carpometacarpal osteoarthritis on pain and function；a quasi-experimental trial. J Hand Ther **31**：68-73, 2018

13) Lin J1, Zhang W, Jones A et al：Efficacy of topical non-steroidal anti-inflammatory drugs in the treatment of osteoarthritis；meta-analysis of randomised controlled trials. Br Med J **329**：324, 2004

14) Spaans AJ, van Minnen LP, Kon M et al：Conservative treatment of thumb base osteoarthritis；a systematic review. J Hand Surg **40-A**：16-21, 2015

15) 樫山尚弘, 上原浩介, 宮本英明ほか：母指 CM 関節症における関節内ステロイド注射の効果と手術適応との関係. 日手会誌 **33**：558-560, 2017

16) 西村　健, 上原浩介, 三浦俊樹ほか：母指 CM 関節における手術に至る因子の検討. 日手会誌 **35**：111-113, 2018

17) 白井久也：Heberden 結節, Bouchard 結節に対するテーピング療法. 関節外科 **30**：935-940, 2011

18) 小峰彩也香, 上原浩介, 大数加光治ほか：更年期女性における手指の変形性関節症, 狭窄性屈筋腱腱鞘炎, 手根管症候群とエクオール産生能の関連についての検討. 日手会誌（印刷中）

19) 古谷　晋, 矢部　裕, 堀内行雄ほか：手指粘液腫に対するテーピング療法. 臨整外 **31**：747-751, 1996

20) 峯　博子, 鶴田敏幸：指粘液腫に対する保存的治療. 日手会誌 **29**：267-270, 2012

21) Karrer S, Hohenleutner U, Szeimies RM et al：Treatment of digital mucous cysts with a carbon dioxide laser. Acta Derm Venereol **79**：224-225, 1999

22) Rizzo M：Treatment of mucous cysts of the fingers；review of 134 cases with minimum 2-year follow-up evaluation. J Hand Surg **28-A**：519-524, 2003

*　　　*　　　*

Ⅳ．上肢疾患に対する保存的治療

手指骨折に対するテーピングの工夫
―― 隣接手指との固定による治療法の試み*

森 川 圭 造**

[別冊整形外科 76：76～80，2019]

は じ め に

　手指骨折は日常診療で多くみられる骨折であり，多く
の場合保存療法が試みられている．しかしながら本骨折
は，治療上，変形癒合や手指拘縮などさまざまな合併症
が生じやすい．本稿では，手指骨折に対し受傷した手指
と隣接する手指とのテーピングによる保存療法を試みた
ため，その治療手技を紹介するとともに治療成績を報告
する．

Ⅰ．適　　応

　本治療法の適応は閉鎖骨折であり，一指による単発の
指節骨骨折である．限定的であるが，隣接する指節骨に
骨折を認める場合も対応可能である．それ以上の手指骨
折や同指の複合指節骨骨折，あるいは同手に合併した中
手骨，手根骨などに骨折を認める場合は適応外と考えら
れる．

　適応となる骨は，母指を除く，示指から小指までの中
節骨，基節骨である．末節骨に関しては，今回適応から
除外した．

　適応部位は指節骨頚部，骨幹部，基部であり，頭部や
指節間関節内の骨折は適応外である．

　骨折型は指節間関節外の骨折であり，単純な横，短長
斜，螺旋骨折であるが，骨折主骨片同士の接触が保たれ
ていれば，蝶形骨折や多骨片骨折も対応可能である．

　骨折の重症度に関する適応は，一般に約 10°以下の角
度変形や回旋転位を伴わない 2 mm 以下の短縮転位とさ

れているが，徒手整復で十分な整復位が得られれば，適
応される．一方，整復が容易であっても早々に再転位を
きたす不安定型に関しては，適応外と考える．

　その他，社会的適応に関しては，外固定期間中に固定
肢位を維持できない場合，たとえば認知症患者や発達障
害をもつ小児などには適応されない．

Ⅱ．方　　法

❶麻　　酔

　状況によっては無麻酔で行うこともできるが，複数回
の整復操作が必要である場合を考慮して，可能であれば
1%リドカイン（3～6 ml）を用いた指伝達麻酔を行う．
骨折部の局所麻酔や骨折血腫麻酔などは麻酔効果時間が
短く，手技も煩雑になるため行っていない．

❷整復およびその確認

　麻酔による除痛後，骨折部を徒手整復する．整復の確
認は，骨折骨片間の軋轢音などから触知できる．場合に
よってはX線撮影やX線透視下で行うこともあるが，筆
者は隣接する手指，あるいは対側非受傷指の形状，特に
5 本の手指の配列から判断し，外観上で整復の状況を判
断することが多い．

　隣接する手指が非対称な形状である場合，あるいは手
指を屈曲した際，隣接する手指と同様の動きをしない場
合は，整復不良と判断される．

　また骨折部の安定性に関しては，整復直後に受傷した
手指を可動させ，再転位を認めなければ骨折部が安定し

▌Key words

finger fractures，conservative treatment，taping

*The new methods of taping immobilization for the fractures of fingers；the clinical study of fracture treatment using the
buddy splint type taping
　要旨は第 35 回日本骨折治療学会，第 23 回日本臨床整形外科学会において発表した．
**K. Morikawa（医療・介護統括部長）：医療法人瑞邦会森川整形外科医院（☎485-0023　小牧市北外山 2944-1；Morikawa
Orthopaedic Practice, Komaki）．
［利益相反：なし．］

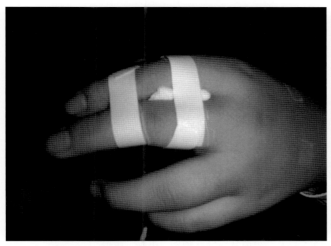

図1．受傷指と隣接する手指をあわせたテーピング．医療用絆創膏を用い，受傷指と隣接する手指を固定する．指間に創傷処置用ガーゼを挟み，手指の皮膚障害や骨折部の変形を予防する．

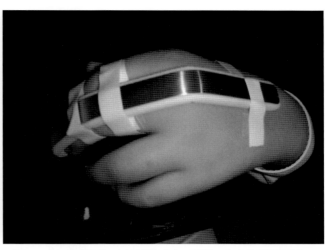

図2．金属製副子による補助固定．手指の疼痛や腫脹軽減のため，あるいは再転位を予防するため補助固定を行う．

ていると判断する．

　徒手整復の際，整復不良にいたる，あるいは容易に再転位する不安定な骨折に対しては，手術療法への変更を考慮している．

❸骨折固定

　骨折した手指の固定は，受傷指と隣接する手指をあわせたテーピングによって行う．この固定方法は，医療用絆創膏を用いて受傷指と隣接する手指の基節部と中節部をあわせて巻くことにより，骨折部の安定性が得られる．また双方の指間に創傷処置用ガーゼを挟むことにより，隣接する手指同士の接触による皮膚障害や骨折部の変形を予防できる（図1）．固定期間は，骨折部の癒合傾向が明らかになるまでとし，約3～4週間程度施行している．

　骨折部が不安定な重症例では，受傷した手指の疼痛や腫脹軽減のため，あるいは再転位予防のために，金属製副子を用いた補助固定を行う（図2）．その手技は，中手指節（MP）関節を屈曲位に，遠位指節間（DIP），近位指節間（PIP）関節を軽度屈曲位にし，手指背側より固定する．固定期間は受傷から約1～2週間以内とし，除去後は双方の手指とも絆創膏固定のみとし，手指の自動運動を開始している．

❹固定期間中の管理および固定後の後療法

　固定期間中は，疼痛のない範囲で受傷した手指および隣接した手指の自動屈曲運動を行い，手指拘縮の予防に努める．また定期的に受診をすすめ，医師や医療スタッフが絆創膏や金属副子を脱着し，受傷した手指の衛生管理や外固定のチェックを行う．そして絆創膏や金属副子の交換を行い，固定状況を確認する．

　固定除去後は積極的に手指関節を可動させ，重労働やコンタクトスポーツ以外は特に制限なく社会，職場復帰を許可し，障害がなければ治療を終了とする．

Ⅲ．治療成績

　当院で治療し追跡が可能であった29例30骨折を対象とした．その内訳は，男性19例，女性10例であり，平均年齢22.6歳であった．受傷側は，右側が16骨折，左側が14骨折で，受傷した手指は示指8指，中指2指，環指5指，小指15指であった．また骨折部位は，基節骨が8骨折，中節骨が22骨折であった．

　検討項目は，骨癒合，受傷した手指の機能評価，そして本治療法に関する合併症とした．骨癒合の判断については，定期的な単純X線撮影から骨折部の仮骨形成の有無によって判断した．

　手指の機能評価については，受傷した手指の最終調査時の可動域から評価した．その方法は，DIP，PIP，MPすべての関節可動域の計測値と正常可動域との比較による％total activemotion（TAM）スコアとその程度をあらわすTAMグレードを用いた．

Ⅳ．結　果

　最終調査時では全例に仮骨形成を認め，骨癒合率は100％であった．受傷した手指の可動性に関しては，平均％TAMが86.9％であり，またTAMグレードではexcellentが20骨折，goodが8骨折，fairが2骨折であった．また本治療法に関する合併症は発生率が20％であ

Ⅳ．上肢疾患に対する保存的治療

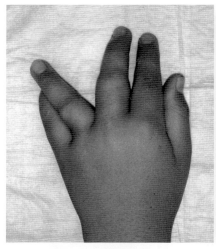
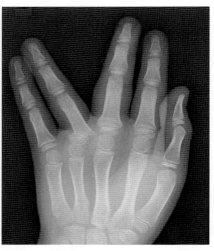

a．受傷時．左環指の尺側への転位と中指の軽度腫脹がある．

b．受傷時単純X線像．中指，環指基節骨近位部に骨端線離開がある．

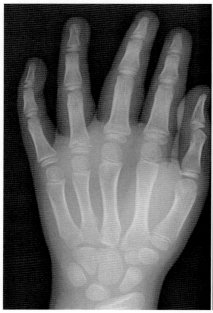

c．徒手整復後X線像

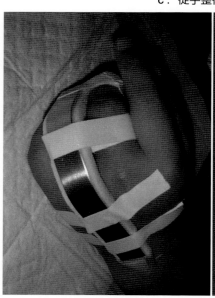
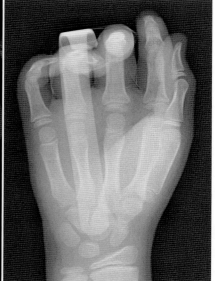

d．金属副子による補助固定とテーピング

図3．症例．10歳，男

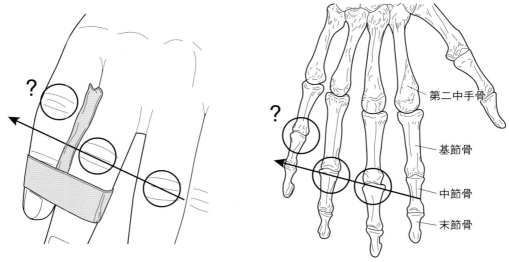

a．伸展位では小指はほかの手指と比べ指骨の長さが短く，隣接する環指と固定すると機能的な可動ができない．

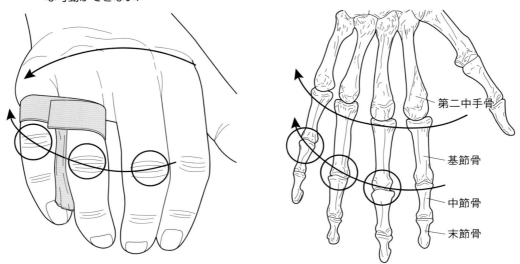

b．屈曲位では PIP，DIP 関節がほぼ同列に並び，機能的可動ができる．
図 4．小指と他指との解剖学的形態の相違

り，変形癒合 2 例，手指拘縮 4 例であった．

V．症例提示

症　例．10 歳，男．
病　歴：体育の授業中，跳び箱から転落し受傷した．
現　症：初診時，左環指の尺側偏位による転位と中指の軽度腫脹を認め，単純 X 線所見から中指，環指基節骨近位部の骨端線離開を認めた（図 3a，b）．
経　過：受傷直後より，指伝達麻酔下で徒手整復を行った．整復は比較的容易であり，整復直後の骨折部は比較的安定していた（図 3c）．その後，隣接する中指と環指をあわせてテーピングを行った．また受傷した手指の腫脹が軽減するまで金属副子を用いて手指関節屈曲位にし，約 1 週間外固定を行い（図 3d），その後はテーピングのみとした．全固定期間は 3 週間であった．

受傷後，約 2 ヵ月の調査時では骨癒合を認め，%TAM は 100％，TAM グレードは excellent であり，手指拘縮を認めず，良好な機能回復を得ていた．

VI．考　察

手指骨折は，治療の不具合により，変形癒合，遷延癒合，そして手指拘縮などの合併症をもたらすことの多い骨折である．

本骨折の治療については，転位が少なく整復が容易である安定型の骨折に対しては保存療法の適応とされ，スプリント固定，ギプス固定などが行われている．しかしながらその短所として，不良な固定手技や長期外固定による手指の機能障害などがあり，骨折の変形癒合や筋腱癒着，関節拘縮などの合併症が多く報告されている[1]．

本テーピング法は，受傷した手指と隣接する手指とを

Ⅳ．上肢疾患に対する保存的治療

テーピングすることにより，固定直後から早期に手指関節が可動でき，外固定法の合併症と考えられる障害の軽減が期待できる．

受傷した手指と隣接する手指とを固定し早期可動を行う治療法については，2002年にChanがベルクロタイプの固定用バンドを用い，buddy splintと呼ばれる固定材料による治療法を報告している[2]．この手技は，示指，中指，環指の固定を必要とする症例はよい適応であるが，小指の固定に対しては，小指の解剖学的特徴から適応外とされている．その理由として，他の手指と比べ指骨の長さが短く，隣接する環指と固定した場合，機能的な可動が困難であるためとされている（図4a）．しかしながら，今回の治療経験から小指の骨折例が多く，適切な治療法を考慮する必要があった．

一方，小指の解剖学的特徴を考慮したうえで全手指を屈曲位にし拳をつくった状態では，母指を除くすべての手指のPIP，DIP関節が，ほぼ同列に並ぶことが明らかにされている[3]．そのため，手指を屈曲位に固定することにより示指から小指まですべての手指を機能的にテーピングすることで可能であった（図4b）．そのため比較的受傷頻度の高い小指骨折に対しても本治療法を試み，良好な成績が得られた．

さらに本法での治療にあたっては，良好な骨折整復とその安定性の維持，そして受傷した手指の機能的な固定を考慮することが重要であると考えられた．骨折整復操作は，麻酔下の無痛操作により骨折整復を行って良好な整復を得る，また骨折部の安定を維持し手指機能を障害しないために手指関節を可及的に屈曲位に固定する，さらに手指の腫脹，疼痛の軽快のために早期に可動することが必要であった．

以上から本治療法の利点は，固定手技が比較的簡便であり受傷した手指に対し低侵襲治療が行えることと考えられる．加えて，固定材料も市販の絆創膏とアルミニウム製の副子であり，医療経済的に安価である．

一方欠点としては，絆創膏による皮膚障害，手指の汚れに関する管理の煩雑さなどであり，その対策が必要である．

ま と め

1）手指骨折に対し，受傷した手指と隣接する手指にテーピングの工夫を行い治療を試みた．

2）本治療法により，受傷後早期に手指の可動が可能であった．

3）本治療法は簡便であり，医療経済的にも有用であった．

文　献

1) Henry M：Fractures and dislocations of the hand. Roockwood and Green's in adults, 5th Ed, ed by Bucholz RW, Heckman JD, Lippincott Williams and Wilkins, Philadelphia, p655-748, 2001

2) Chan DYL：Management of simple finger injuries；the splinting regime. Hand Surg **7**：223-230, 2002

3) 森川圭造：手指骨折に対する保存的治療の試み—隣接手指との絆創膏固定法による治療法の検討．骨折 **32**：673-675，2010

*　　　　*　　　　*

母指手根中手関節症に対する
カスタムメイド軟性装具の有効性

藤田浩二　柳原弘志**

はじめに

母指手根中手（carpometacarpal：CM）関節は第1中手骨と大菱形骨が形成する鞍関節の多軸関節であり，屈曲伸展，内転外転，回内を複合的に行うことで母指の対立運動を可能にしており，把持などの粗大動作とピンチなどの巧緻動作の双方で日常生活において重要な役割をはたしている[1]．

母指 CM 関節症は，CM 関節の関節軟骨が摩耗し，痛みをきたす疾患で，中高年女性に好発する一次性の変形性関節症であり，両側罹患が多いことが知られている[2]．治療の第一選択は保存的治療であり，外用，内服，注射，装具療法が選択される．保存的治療で十分な効果が得られない場合には手術的治療が行われるが，術式はさまざまである[3]．

本稿では保存的治療の中でも装具療法に着目する．母指 CM 関節症に対する装具療法の目的は，不安定になった母指 CM 関節を制動して可動域を制限し，局所安静効

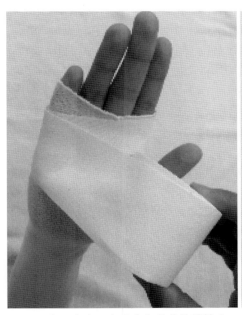 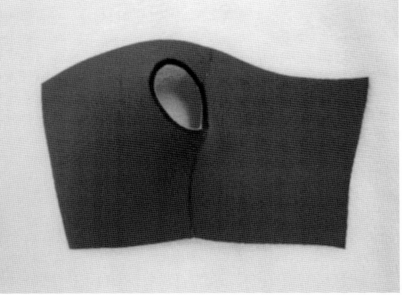

a. ストッキネットの上から非伸縮性のテーピングテープを弛みなく巻く．
b. 数箇所でテーピングテープを切離し，これに合わせた形のネオプレンを作製する．

図1．CM 関節に対するネオプレン製装具作製手順

Key words

CMC arthritis, splint, Neoprane

*Effectiveness of custom-made functional splints for osteoarthritis of the trapeziometacarpal joint
　要旨は第61回日本手外科学会において発表した．
**K. Fujita：東京医科歯科大学整形外科（Dept. of Orthopaedic and Spinal Surgery, Graduate School of Medical and Dental Sciences, Tokyo Medical and Dental University, Tokyo）；H. Yanagihara：同大学医学部附属病院リハビリテーション部．
［利益相反：なし．］

Ⅳ．上肢疾患に対する保存的治療

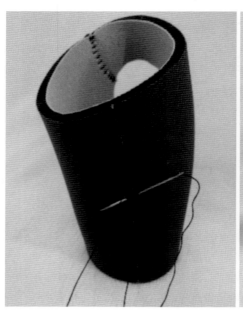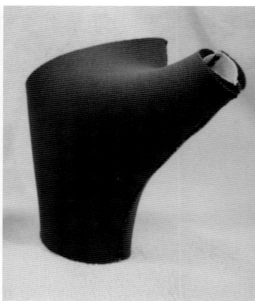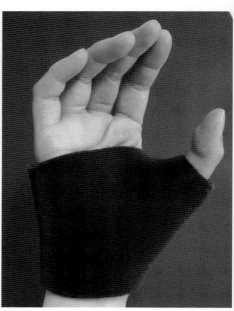

c．ネオプレンを接着剤で固定した後，ミシンなどで縫合する．
図1（つづき）

果により痛みを軽減することである[3]．装具を使用すると必然的に母指CM関節の可動域が減少し，対立動作を制限することになる．結果として患者は日常生活での不便を訴えることが多い．

母指CM関節症の装具は，生活の妨げにならないようさまざまな素材や形状が使用されているが，大きく分けてプラスチック製の硬性装具と布などを組み合わせた軟性装具がある[4,5]．硬性装具は固定力が強いものの，フィッティングがわるいと疼痛や皮膚トラブルの原因となりうる．一方，軟性装具は比較的良好なフィッティングを得やすいが，固定力が不十分であることが多い．

われわれはクロロプレンゴム（ネオプレン）製装具を用いてカスタムメイドCM関節軟性装具を作製した[6]．ネオプレンはウェットスーツなどで使用されるゴム素材で，適度な柔軟性と固定性があり，立体的なカスタムメイドもしやすい．さらに，耐水性も備えている．適度な固定性は保ちながら，既製品よりもフィッティングに優れた装具が治療に有用であるか否かを検討した．

Ⅰ．装具の作製方法

装具の作製方法は図1に掲載した．

Ⅱ．対象および方法

2015年11月〜2017年11月の2年間で東京医科歯科大学医学部附属病院整形外科で保存的治療を希望した母指CM関節症患者23（男性7，女性16）例30手に対して装具を作製した．装具開始前，装具開始1ヵ月後，5ヵ月後の時点で，①疼痛（visual analogue scale：VAS 10点評価），②握力，指腹つまみ力，③ Disability of the Arm, Shoulder and Hand（DASH-JSSH），Patient-Rated Wrist Evaluation（PRWE-J），④装具の使用頻度，水仕事での使用頻度（10点評価），⑤満足度（10点評価）を調査し，Friedman検定を用いて統計学的検討を行った．

Ⅲ．結　果

対象の年齢は63.9（37〜84）歳であった（表1）．VAS，DASH-JSSH，PRWE-Jは時間とともに有意に改善した．指腹つまみ力も装具使用前後で有意に改善した．一方，握力は有意な改善を認めなかった．装具の使用頻度は高かったものの，水仕事での装具の使用頻度は低かった．満足度は経過中高い値であった（表2）．装具内の蒸れが強い，着脱が困難であるとのコメントがあった．

Ⅳ．考　察

われわれはカスタムメイドネオプレン製CM関節装具を作製し，30手でその有効性を検証した．装具使用前後で痛みや指腹つまみ力の改善を認め，DASH-JSSH，PRWE-Jスコアは有意に改善を認め，高い患者満足度が得られた．装具療法による痛みと機能の改善が過去にも報告されているが，装具の素材や形態について一定の見解は得られていない[7]．硬性装具はフィッティングがわるいことが多く，軟性装具は固定力が不足しがちである[8]．中手指節（metacarpophalangeal：MP）関節や手

表1. 対象の詳細	
項目	
症例	30
性（男/女）	7/16
平均年齢（歳）	63.9
Eaton 分類（手）	
stage 1	3
stage 2	9
stage 3	11
stage 4	7

表2. 装具装着による評価

	使用前	使用後1ヵ月	使用後5ヵ月
疼痛 VAS（点）	6.6	4.7	1.6
DASH-JSSH スコア	36.9	36.6	22.6
PRWE-J スコア	53.6	46.4	28.3
握力（kg）	17.0	18.6	20.2
指腹つまみ力（kg）	1.8	2.3	2.4
満足度（点）		7.4	8.3
水仕事の使用頻度（点）		2.6	3.3

関節を含む固定では生活の支障が大きく，CM 関節だけの固定では適切な関節固定が得られないことが多い．実際の診療においても装具使用を中止してしまう症例を経験する．このような症例では，既製品を使用してフィッティングがわるいことが多く，関節が適切に固定されないために疼痛が改善されなかったり，他部位に負荷が加わったりしている．カスタムメイド装具はフィッティングがよいものの，作製には技術と時間を要するために使用可能施設が限られる．本ネオプレン製装具は，硬性装具同様の良好な固定性を得ることができるうえに，比較的簡便に作製でき，新たな治療法となりうると考える．

一方で，ネオプレンの耐水性をいかすために水仕事の場面での装着を促したが，実際には装着率は低かった．調理などでは衛生的な配慮が必要であり，日常的に使用している装具をそのまま調理で使用することには違和感が強かったようである．今後は装具上からゴム手袋を装着するなどの工夫を行う予定である．

母指 CM 関節症は画像上の変性所見と臨床症状に乖離があることが多く，手術適応は比較的少ない．適切な保存的治療により早期の症状改善を得るために，装具治療は重要な選択肢であると考える．今後，より広い生活状況に合わせられるように，素材や加工方法を検討するとともに，作製方法を簡素化することで普及を目指す．

ま と め

母指 CM 関節症に対して，適度な柔軟性と保持性をもつネオプレンを用いて，カスタムメイド軟性装具を作製し，その効果を検証した．良好なフィッティングにより疼痛改善効果と高い患者満足度を認めた．

文 献

1) Kuroiwa T, Nimura A, Suzuki S et al：Measurement of thumb pronation and palmar abduction angles with a small motion sensor；a comparison with Kapandji scores. J Hand Surg Eur Vol. 2019. doi：10.1177/1753193419843837

2) Higgenbotham C, Boyd A, Busch M et al：Optimal management of thumb basal joint arthritis；challenges and solutions. Orthop Res Rev 23：93-99, 2017

3) 新井　猛，木原　仁，別府諸兄：母指 CM 関節症に対する関節鏡視下手術．整外最小侵襲術誌 67：25-29, 2013

3) Buhler M, Chapple CM, Stebbings S et al：Effectiveness of splinting for pain and function in people with thumb carpometacarpal osteoarthritis；a systematic review with meta-analysis. Osteoarthr Cartil 27：547-559, 2019

4) Bani MA, Arazpour M, Hutchins SW et al：A custommade neoprene thumb carpometacarpal orthosis with thermoplastic stabilization；an orthosis that promotes function and improvement in patients with the first carpometacarpal joint osteoarthritis. Prosthet Orthot Int 38：79-82, 2014

5) 松木寛之，中土幸男：母指 CM 関節症に対する熱可塑性プラスチックスプリントの治療成績．日手外科会誌 28：66-68, 2011

6) 岡部　恵，中川照彦，佐藤哲也ほか：立体裁断によるネオプレーン製スプリントの作製法と有効性．作業療法 34：447-454, 2015

7) Spaans AJ, van Minnen LP, Kon M et al：Conservative treatment of thumb base osteoarthritis；a systematic review. J Hand Surg 40-E：16-21, 2015

8) 平良明子，森田哲正：母指 CM 関節症の保存療法．整外最小侵襲術誌 67：11-15, 2013

＊　　　　＊　　　　＊

ばね指 ―― 保存的治療の新展開

山崎厚郎　松浦佑介　赤坂朋代　鈴木崇根　國吉一樹
大鳥精司

はじめに

ばね指に対する腱鞘切開術は良好な成績が報告されている[1]．しかし手術を希望しない患者や，多数指罹患患者においては手術的治療が必ずしも容易ではない場合があり，保存的治療の重要性は明白である．保存的治療としては安静や装具療法，ステロイド注射が現在の主流である．安静や装具療法は簡便な方法であるが，家事や仕事に従事する患者にとっては実践が必ずしも容易でない場合もある．また，ステロイド注射の有効性が報告されている[2]が，注射に伴う痛みを嫌い，注射に抵抗感を示す患者も多い．

そこでわれわれは，ステロイド注射時の苦痛を軽減する注射手技を行うとともに，近年保存的治療として有効性が報告されている徳永法の一つであるA1 pulleyストレッチを実践しており，本稿で紹介する．

I．苦痛の少ないステロイド注射法

❶刺入位置

指側方は手掌と比較し神経終末が少ない．ばね指に対するステロイド注射においても，従来の手掌からの刺入と比較し指側方からの刺入は痛みが少ないと報告されている[3]．指側方刺入でのステロイド投与の有効性を示した報告[4]もあり，われわれは指側方刺入でステロイド注射を施行している（図1）．

さらに植田ら[5]は指動脈，指神経の損傷を避けるべく健常者の3D-CTとエコーを用いて解剖学的検討を行い，基節骨の中央1/3を目安に側正中線よりやや背側部

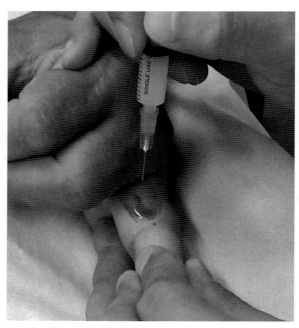

図1．指側方刺入によるステロイド注射

分から掌側に向けて25°～35°の角度で基節骨縁に沿って刺入するのが安全であると報告しており，筆者らも上述のアプローチを採用している（図2）．

❷薬液の投与位置

盲目下の腱鞘内投与の成功率は15～50%[6,7]であるという報告がある一方，皮下投与と比較して腱鞘内へのステロイド注射の優位性が示されない[8]という報告や，腱鞘内と腱鞘外の投与の比較において治療効果に有意差が

Key words

trigger finger, A1 pulley stretching, rehabilitation

*A new conservative treatment for trigger finger
　要旨は第91回日本整形外科学会学術総会において発表した．
**A. Yamazaki, Y. Matsuura, T. Akasaka, T. Suzuki（講師）：千葉大学大学院整形外科（Dept. of Orthop. Surg., Graduate School of Medicine, Chiba University, Chiba）; K. Kuniyoshi：流山中央病院整形外科；S. Ohtori（教授）：千葉大学大学院整形外科．
［利益相反：なし．］

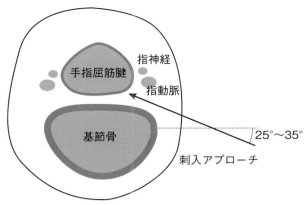

図2. ステロイド注射における指側方からのアプローチ

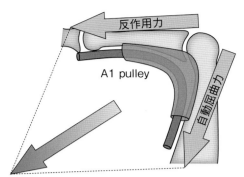

図3. A1 pulleyストレッチ機序. 屈筋腱の牽引力とその反作用力の合力によりA1 pulley内腔が拡大する（文献12より引用）.

ない[9]という報告がある．このことから，従来のように腱鞘内への投与に固執することはせず，注入時の抵抗が少なく薬液がスムーズに投与されることを重視して投与位置を決めている．腱鞘レベルと思われる深さまで針を進めた後，逆血のないことを確認しシリンジを押していくが，抵抗が強いようなら針先を少し引き抜き再度同様の手順を踏みながら抵抗の少ない部位を目標とする．結果的に腱鞘外投与となることはいとわない．

❸シリンジ容量や針の太さ

局所麻酔時に使用するシリンジの容量を3 mlと1 mlで比較すると，後者のほうが痛みは軽度であった[10]という報告もあるが，1 mlシリンジは全長が長くやや押しにくい場合もあり術者に合わせて使用すべきであると考える．針は30 Gを用い，ゆっくりと投与し，投与後もゆっくりと針を抜くようにしている．

II．運動療法 —A1 pulleyストレッチ

❶A1 pulleyストレッチとは

ばね指に対するA1 pulleyストレッチとは，中手指節（MP）・近位指節間（PIP）関節最大屈曲位，遠位指節間（DIP）関節伸展位で罹患指と手掌でブロックなどを挟んで手指を自動屈曲させる運動[11]である．A1 pulley内腔の拡大を意図したものであり，われわれはこの方法を模した解剖屍体を用いた研究で，A1 pulleyレベルでの屈筋腱の牽引力とその反作用力の合力によりA1 pulley内腔が拡大することを示した[12]（図3）．また，後藤ら[13]は同様に新鮮凍結屍体を用いて手指屈曲位でA1 pulley内圧が上昇することを示しており，これは屈筋腱に働く牽引力と反作用力の合力で屈筋腱がA1 pulleyに押しつけられることを示唆しわれわれの研究結果を支持する．

臨床において千葉ら[11]は，A1 pulleyストレッチを含む特定のストレッチ療法がばね指に対する有効な治療法となりうると報告した．岩倉ら[14]はステロイド注射にストレッチを併用することでばね指の再発を予防できる可能性があることについて言及している．自験例でも，軽度なスナッピングが実施直後から解消する症例を経験しており，自宅でも実践しやすい保存的治療である点がメリットである．

❷A1 pulleyストレッチの実際

診察室で患者にA1 pulleyストレッチの方法を説明する．MP関節が90°となるようにブロックを把持し，20〜30秒程度，入浴時などを中心に1日10回程度実施することを伝える．注意点は，ブロックのかわりに弾性のあるボールなどを使用しないことである．弾性のあるもので実施すると，指屈曲力を発揮させた際にボールがたわむことで腱が滑走するため，屈筋腱とA1 pulleyとの摩擦が生じ病態を悪化させる可能性があるためである．あくまでも等尺性運動をさせることが重要である．

またDIPとPIPおよびMP関節の肢位を詳細に説明しても，肢位を十分に理解して実践することが困難な高齢患者も散見される．その場合には，手指とブロックの間に隙間をつくって把持するようにとだけ端的に説明すると，自然とMP関節屈曲角度が90°近くになりやすい（図4）．

ブロックの素材はホームセンターで購入できる木材などをすすめるが，入手が容易であるペットボトルの蓋も選択肢になる．理学療法士，作業療法士の指導のもとに本ストレッチを開始し，自宅でのリハビリテーションができるよううながす．

IV. 上肢疾患に対する保存的治療

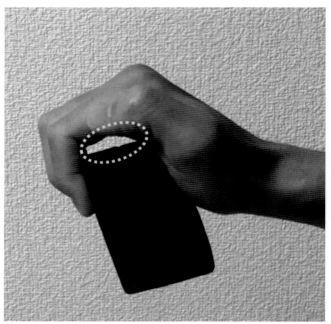

図4. A1 pulley ストレッチ. 手指とブロックの間に隙間をつくって握る.

III. 治療方針

基本的にはすべてのばね指にA1 pulleyストレッチを含む保存的治療の適応がある. 特に他動的にも指の伸展または屈曲ができない grade 4 のばね指であっても, ステロイド注射で疼痛が軽減し可動性が生まれる症例もある. 可動性を生むことができればA1 pulleyストレッチでさらなる症状の改善をもたらすことが可能である. また, 疼痛が強くA1 pulleyストレッチを実施することが困難な症例にもステロイド注射を施行し, 疼痛の軽減を図りながら痛みに応じてA1 pulleyストレッチおよび指の伸展位での静的ストレッチを行う. 手術的治療を考慮すべき症例は, ステロイド注射によっても指の可動性が得られない場合および上記保存的治療に抵抗性の場合と考えている.

また, 再発やほかの指の罹患を予防する目的でもA1 pulleyストレッチは有効であると考える.

まとめ

ばね指に対する保存的治療として広く適応が可能である. 疼痛の少ないステロイド注射およびA1 pulleyストレッチについて説明した.

文献

1) Lin CJ, Huang HK, Wang ST et al: Open versus percutaneous release for trigger digits; reversal between short-term and long-term outcomes. J Chin Med Assoc **79**: 340-344, 2016
2) Wojahn RD, Foeger NC, Gelberman RH et al: Long-term outcomes following a single corticosteroid injection for trigger finger. J Bone Joint Surg **96**-A: 1849-1854, 2014
3) Jianmongkol S, Kosuwon W, Thammaroj T: Intra-tendon sheath injection for trigger finger; the randomized controlled trial. Hand Surg **12**: 79-82, 2007
4) 児島 新, 漆﨑亜弥, 植田有紀子ほか: 屈筋腱腱鞘炎に対する注射部位の検討. 日手会誌 **31**: 317-320, 2014
5) 植田有紀子, 児島 新, 漆﨑亜弥ほか: 指側面からの腱鞘内注射方法と解剖学的検討. 日手会誌 **30**: 396-399, 2013
6) Lee DH, Han SB, Park JW et al: Sonographically guided tendon sheath injections are more accurate than blind injections; implications for trigger finger treatment. J Ultrasound Med **30**: 197-203, 2011
7) Kamhin M, Engel J, Heim M: The fate of injected trigger fingers. Hand **15**: 218-220, 1983
8) Taras JS, Raphael JS, Pan WT et al: Corticosteroid injections for trigger digits; is intrasheath injection necessary? J Hand Surg **23**-A: 717-722, 1998
9) Shinomiya R, Sunagawa T, Nakashima Y et al: Impact of corticosteroid injection site on the treatment success rate of trigger finger; a prospective study comparing ultrasound-guided true intra-sheath and true extra-sheath injections. Ultrasound Med Biol **42**: 2203-2208, 2016
10) Ahmad M: Effect of syringe size on severity of pain during local anesthesia administration. J Cosmet Dermatol. doi: 10.1111/jocd.12993, 2019
11) 千葉有希子, 阿部圭宏, 德永 進: ストレッチは弾発指に対する保存治療として有効である. 日手会誌 **31**: 935-940, 2014
12) 山﨑厚郎, 松浦佑介, 赤坂朋代ほか: 深指屈筋腱牽引に伴うA1 pulleyの形態評価. 日手会誌 **34**: 1046-1048, 2018
13) 後藤賢司, 内藤聖人, 長濱 靖ほか: A1 プーリーにおける腱鞘内圧の測定─手指可動による圧変化について. 日手会誌 **35**: 673-676, 2019
14) 岩倉菜穂子, 德永 進, 千葉有希子ほか: ステロイド注射にストレッチを併用するとばね指は再発しにくい─ストレッチ, ステロイド注射およびその併用の無作為前向き研究. 日手会誌 **33**: 791-793, 2017

* * *

Ⅴ．下肢疾患に対する
保存的治療

V. 下肢疾患に対する保存的治療

肉ばなれに対する超音波ガイド下多血小板血漿療法
──積極的保存的治療の開発をめざして*

谷口　悠　　金森章浩　　植村健太　　田中利和　　山崎正志**

[別冊整形外科 76：88〜94, 2019]

はじめに

　筋損傷は，スポーツ現場でトレーナーやドクターがみる機会の多いスポーツ傷害で，すべてのスポーツ外傷の10〜55％を占める．病態としては直達外力による筋打撲傷（muscle contusion）と介達外力によるいわゆる肉ばなれ（muscle strain）がある．急性期における治療は，いわゆるRICE［Rest（安静），Icing（冷却），Compression（圧迫），Elevation（挙上）］処置が一般的で，亜急性期から慢性期では理学療法，物理療法，装具療法，薬物療法，トレーニング指導などが行われるが，肉ばなれの場合，競技復帰までに数週間から数ヵ月を要すること，復帰後の再受傷率が高く，選手は競技からの長期離脱を余儀なくされ，治療に難渋することもしばしばである．従来行われてきたRICEや薬物療法（消炎鎮痛薬の内服）は症状緩和のための対症療法であり，筋損傷の病態に対する生物学的修復をめざした治療法ではない．

　われわれは，肉ばなれの積極的保存的治療の開発を目指して，競技復帰までに期間を要し再受傷率の高い腱膜損傷を伴う肉ばなれに対し，超音波ガイド下多血小板血漿（platelet-rich plasma：PRP）局所注射を行っている．本治療法について，症例や画像の評価法，注射方法などを文献的考察を交えながら紹介する．

Ⅰ. 肉ばなれのMRI分類

　肉ばなれを生じたアスリートにおいて的確に重症度を診断し，復帰時期を予測することは重要である．重症度を判断するうえで，超音波検査やMRIなどの画像検査は有用であり，特に広範囲にわたって損傷部が描出できるMRIが優れている．

　2009年に奥脇は，MRIによって肉ばなれが3つのタイプに分類できることを示した[1]．すなわちMRIにおいて，腱・腱膜に損傷がなく，筋肉内または筋間・筋膜の出血を認めるものはⅠ型（軽症型），筋腱移行部の腱・腱膜の損傷を認めるものはⅡ型（中等症型），筋腱の短縮を伴う坐骨付着部近くの共同腱または総腱（共同腱および半膜様筋腱）の完全断裂または付着部完全剥離はⅢ型（重症型）とした．競技への復帰時期はⅠ型が約2週，Ⅱ型が約6週，Ⅲ型が約20週と有意な差があり，この分類が肉ばなれの重症度判断に有用であることが示されている[2]．

　しかし，この分類ではⅡ型とⅢ型において症例ごとにスポーツ復帰時期に大きなばらつきがみられ，損傷度の違いが影響している可能性が示唆された．そのため，2019年に奥脇らは大腿二頭筋肉ばなれを対象としたさらに詳細なMRI分類を提唱した[3]．これは，従来の損傷型（タイプ）分類に加えて損傷度（グレード）分類を加え，冠状断像での最大損傷部位の横断像で軟部組織損傷分類に準じて3段階に分類したものである．すなわち，1度：わずかな損傷（高信号域のみ），2度：部分断裂，3度：完全断裂である．新しい分類では大腿二頭筋肉ばなれの症例の多くを占めたⅡ型に関して3つの損傷度における競技復帰時期をみたところ，1度が2.0週（±1.0週），2度が6.4週（±2.2週），3度が9.8週（±3.2週）とそれぞれの損傷度間で有意差があった．アスリートの肉ばなれにおいては，損傷型と損傷度を把握して腱膜の修復過程を追うことが重要であると報告している．

▌Key words

muscle strain，platelet-rich plasma，MRI，ultrasound-guided injection

＊Ultrasound-guided platelet-rich plasma injection treatment for muscle strain
＊＊Y. Taniguchi（科長）：いちはら病院整形外科（☎300-3295　つくば市大曽根3681；Dept. of Orthop. Surg., Ichihara Hospital, Tsukuba）；A. Kanamori（講師）：筑波大学医学医療系整形外科；K. Uemura：ヴェルディクリニック；T. Tanaka（部長）：キッコーマン総合病院整形外科；M. Yamazaki（教授）：筑波大学医学医療系整形外科．
［利益相反：なし．］

表1. 筋損傷に対するPRP投与の臨床研究

報告者 （年）	エビデンス レベル	診断	対象	治療法 （PRP投与回数, 投与量, 方法）	対照群	症例 （PRP vs. 対照群）	平均年齢 （歳）	経過観察 期間（月）	復帰までの期間 （平均±SD 日）	再損傷
Bubnov ら （2013）	II	US	大腿, 足部, 足関節, 肩関節周囲の肉ばなれ 1度 or 2度	1回[*1], 5 ml US ガイド下 リハビリ	リハビリのみ	34 （17 vs. 17）	24.0	1	10±4.9 vs. 22±6.2	
Hamid ら （2014）	I	US	ハムストリング 2度	1回[*2], 3 ml US ガイド下 リハビリ	リハビリのみ	24 （12 vs. 12）	21.0	4	26.7±7 vs. 42.5±20.6	
Hamilton ら （2015）	I	MRI	ハムストリング 1度 or 2度	1回[*2], 3 ml 圧痛部位 リハビリ	リハビリのみ	60 （30 vs. 30）	25.9	6	21±8.4 vs. 25±9.2	2/26 vs. 3/29
Reurink ら （2014）	I	MRI	ハムストリング 1度 or 2度	2回[*3], 3 ml US ガイド下 リハビリ	2回, 3 ml 生理食塩水	80 （41 vs. 39）	29.0	12	42±4.6 vs. 42±4.1	10/37 vs. 11/37
Rossi ら （2017）	I	US	腓腹筋, 大腿四頭筋, ハムストリング 2度	1回[*1], 3 ml US ガイド下 リハビリ	リハビリのみ	75 （35 vs. 40）	22.3	24	21.1±3.1 vs. 25±2.8	2/35 vs. 4/40

US：超音波, 使用したPRPのメーカー：[*1]不明, [*2]GPS III（Biomet 社）, [*3]ACP（Arthrex 社）

II. PRP とは

PRP は,「全血を遠心分離して得られる血小板を多量に含む血漿分画」と定義される. 血小板の役割は, 止血の中心となる以外に凝固する際に種々の成長因子を放出することによる損傷組織の修復への寄与が知られており, 細胞間伝達の調整に役立つ300種類以上のサイトカインや成長因子などの生理活性物質を含んでいる. 肉ばなれに対するPRP局所注射投与は急性期に行う治療で, PRP に含まれる多量の血小板の効果により患部にいわゆる「かさぶた」をつくる治療である. 損傷部にPRPで「かさぶた」をつくることにより, 血小板より放出される成長因子の作用で通常よりも早く損傷組織の修復作用を期待する治療である.

III. 肉ばなれに対するPRP療法

筋損傷に対するPRP療法は, 基礎研究, 臨床研究ともに行われている. 臨床研究ではランダム化比較試験を含むエビデンスレベルの高い研究が行われており, 主なものを表1に示す[4~8]. スポーツ復帰までの期間や再損傷率には有意差のないものが多かった. また, 2018年に発行されたGOTS（Gesellschaft fur Orthopadisch-Trau-matologische Sportmedizin；ドイツ・オーストリア・スイスのドイツ語圏3ヵ国による整形外科スポーツ医学会）の専門家会議[9]でも, 筋損傷に対するPRP療法に関しては"Presently, there is no clear evidence that intra-muscular injections of PRP are efficacious in the treat-ment of muscle injuries. Thus, the use of PRP cannot be generally recommended for the treatment of mus-cle injuries"とされ推奨されていない. しかし, これらの研究では筋打撲傷と肉ばなれの症例が混在しているうえ, 肉ばなれによる損傷部位, 重症度もまちまちである.

肉ばなれに対するPRP療法の効果については, 前述のように奥脇らの分類法を用いて損傷型（タイプ）と損傷度（グレード）を分類したうえでタイプごとに治療効果を明らかにする必要があるのではないかと考えている. われわれはこのような背景をふまえたうえで, 肉ばなれを受傷したスポーツ選手のうち, 奥脇のMRI分類II型の筋腱移行部の腱・腱膜の損傷を伴う症例, 肉ばなれの再発症例・再発を繰り返している症例, III型でも3度ではなく, 保存的治療を選択した症例を対象にPRP療法を行っている.

IV. 治療法の概要

アスリートの肉ばなれによる損傷部位と重症度の診断には, 広範囲にわたって損傷部位を描出できるMRIが優れている. 損傷部位を確認するため2つの断面（冠状断あるいは矢状断と軸位断）で損傷部位の評価を行い, STIR 画像とT2[*]強調画像の2つの撮像条件で撮影を行い, 筋の損傷部位・重症度を診断する. 図1は矢状断と軸位断の2つの断面で評価し, STIR 画像, T2[*]強調画像という2つの条件でMRIを撮像して腱膜損傷を認め, ヒラメ筋肉ばなれ（II型, 2度）と診断した.

超音波ガイド下にPRP注射を行う際は, MRIを参考にして注射部位を決定する（図2）. 診察での圧痛部位も参考になるが, 多くの場合, 筋間や筋肉内を遠位方向に出血が広がるため, 圧痛部位は実際の腱膜損傷部位より遠位となる場合が多い. MRI 矢状断像, 軸位断像を参考

V．下肢疾患に対する保存的治療

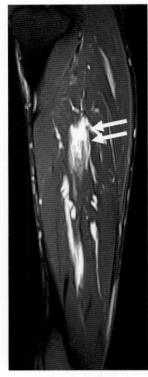

a．STIR矢状断像．ヒラメ筋腱膜周囲に高信号領域（矢印）が広がっている．

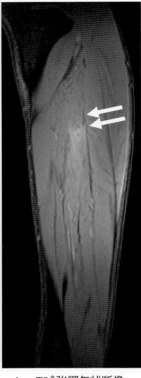

b．T2*強調矢状断像．ヒラメ筋腱膜の信号変化（矢印）を認め，同部位の腱膜損傷が疑われる．

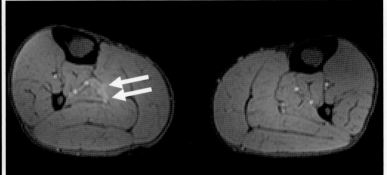

c．T2*強調軸位断像．健側に比べてヒラメ筋腱膜の途絶（矢印）を認め，同部位の腱膜損傷と診断できる．

図1．受傷直後MRI

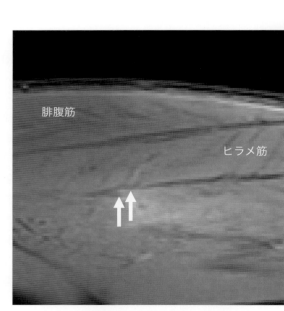

a．MRI T2*強調矢状断像．腱膜損傷部の拡大．腱膜の幅が細くなっており，信号変化も認める（矢印）．

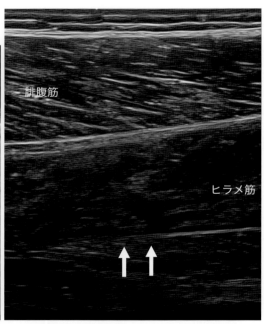

b．超音波長軸像．ヒラメ筋腱膜の損傷部は低エコーとなっている（矢印）．

図2．MRIと超音波画像のマッチング

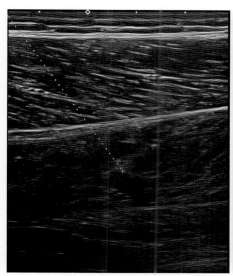 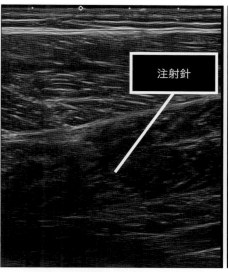 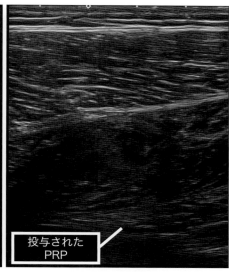

a．超音波で損傷した腱膜部を同定し注射針の進行角度で損傷部位までの距離を計測する．　　b．注射針を損傷部まですすめ，PRPを投与する．　　c．投与されたPRPは高エコー領域となる．

図3．PRP投与時超音波所見

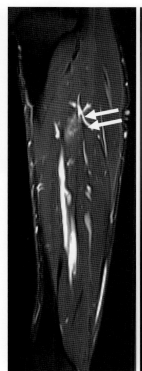 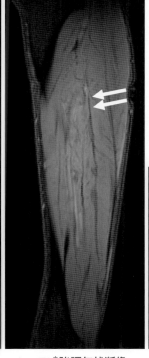 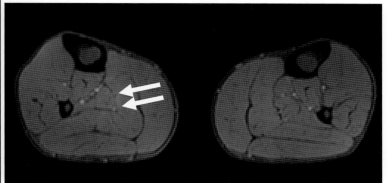

a．STIR矢状断像．ヒラメ筋腱膜周囲高信号領域の縮小（矢印）を認める．　　b．T2*強調矢状断像．ヒラメ筋腱膜の低信号化（矢印）を認める．　　c．T2*強調軸位断像．健側に比べてまだ細いがヒラメ筋腱膜の再生（矢印）を認める．

図4．PRP注射後3週MRI．図1と同一症例

にして，超音波の長軸像，短軸像で損傷部を同定する．腱膜の損傷部位は低エコーとなることが多く，その周囲もしくは筋内に出血があり，淡い高エコー領域として描出される．超音波ガイド下でPRPを注入する（図3）．

注射後は損傷部でPRPが浸透する，もしくは凝固することを目的として，腹臥位で15〜20分程度安静にする．リハビリテーションは注射翌日は日常生活程度，注射後2日目には患部以外のトレーニングを開始し，3日目より

Ⅴ．下肢疾患に対する保存的治療

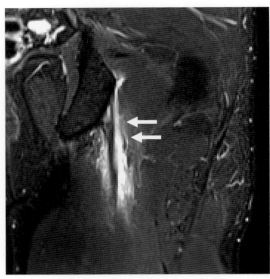
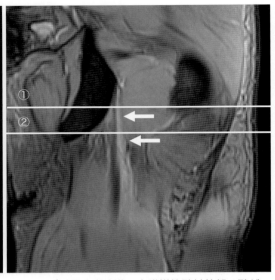

a．STIR 冠状断像．半膜様筋腱の坐骨結節付着部より遠位に高信号域を認め，出血が考えられる（矢印）．

b．T2*強調冠状断像．半膜様筋腱付着部の腱が細くなっており，腱（腱膜）の損傷が示唆される所見である（矢印）．

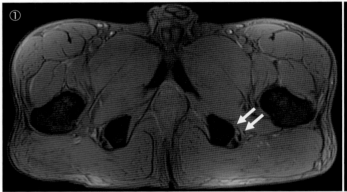
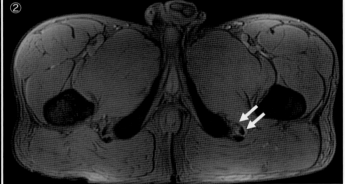

c．T2*強調軸位断像．半膜様筋腱付着部の腱（腱膜）内に高信号領域を認め（矢印），腱（腱膜）の部分損傷が示唆される．

図5．症例．29歳，男．受傷直後 MRI

トレーナーの指示のもと，患部も含めたリハビリテーションを開始する．PRP には成長因子である TGF-β が含まれており，TGF-β は筋肉の線維化をうながすといわれている[10]．腱膜の再生には有利であるが，筋肉を線維化させ筋の柔軟性を低下させる可能性がある．われわれは，PRP 注射例に対しなるべく早期より積極的にストレッチを行って筋の柔軟性を落とさないように指導している．

競技復帰までは，症状の推移，リハビリテーションの経過を追うことはもちろんであるが，MRI 所見で腱膜の修復過程を追うことが重要であると考えている．特にT2*強調画像では腱膜損傷部の修復過程がわかりやすいため，競技復帰まで3～4週おきの MRI 撮像を行っている．図4は図1と同一症例の投与後3週の MRI である．損傷直後の MRI（図1）と比較して，STIR 画像で腱膜損傷部周囲の高信号領域の縮小，矢状断，軸位断の T2*強調画像で前回は確認できなかった再生した腱膜を認める．上記患者は受傷後31日で競技復帰（トレーニングへの復帰）をはたした．

Ⅴ．症例提示

症 例．29歳，男．サッカー選手（ディフェンダー）．

現病歴：練習中に右足がボールにのって転倒しそうになり，左足で踏ん張った際に受傷した．左足に力が入らず，練習を離脱した．

受傷直後身体所見：下肢伸展挙上（SLR）テスト：90°（－）/75°（＋）．腹臥位膝関節0°での筋発揮：可/不可．

受傷後 MRI（図5）：二つの断面（冠状断と軸位断）のSTIR 画像，T2*強調画像を撮像し，半膜様筋肉ばなれ（Ⅲ型，2度）と診断した．完全断裂にはいたっておらず，筋発揮も可能であったことから手術的治療を回避してPRP 療法を行った．

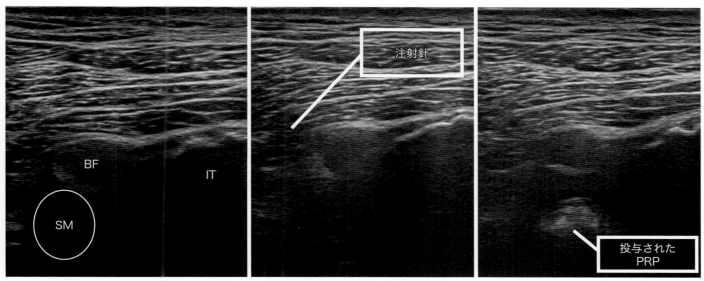

a．超音波上で損傷した半膜様筋付着部は同定できない．

b．注射針を進め，大腿二頭筋付着部より深部にある半膜様筋腱付着部に到達したところでPRPを注入する．

c．投与されたPRPは高エコー領域となる．

図6．PRP投与時超音波所見．図5と同一症例．IT：ischial tuberosity, BF：biceps femoris, SM：semimembranosus

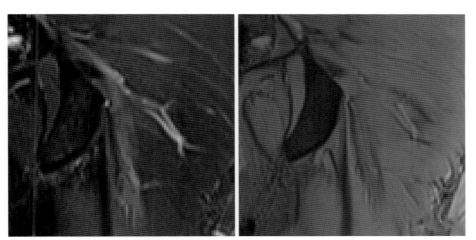

a．STIR冠状断像．半膜様筋腱付着部から遠位に及んでいた高信号領域は消失している．

b．T2*強調冠状断像．付着部の腱が均一で低信号となり，波打っていた腱がストレートになっている．

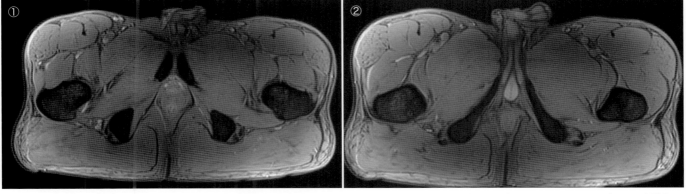

c．T2*強調軸位断像．腱（腱膜）付着部の高信号領域は残存するものの，損傷部の信号がさらに低エコーになり，再生した腱膜を認める．

図7．PRP注射後2ヵ月MRI．図5と同一症例

超音波ガイド下PRP注射：MRI 軸位断像と超音波短軸像をマッチングさせて投与部位を決定し，注射針を進めて半膜様筋腱付着部周囲に PRP を投与した（図6）．サッカー選手は殿部の筋が発達しており，皮膚から4～5 cm 程度の深い位置に損傷部がある場合が多い．投与された PRP は高エコー領域となった．

経　過：PRP 注射後2日は日常生活動作（ADL）程度とし安静にして，3日目よりアスレチックトレーナーの指導下で室内リハビリテーションを開始した．注射部位にストレッチ時の張り感と重だるさをしばらく訴えたが，順調にトレーニング強度を上げることができた．注射後，1ヵ月おきに MRI を撮像して腱（腱膜）損傷部の変化を観察し，注射後2ヵ月の MRI（図7）で腱膜の再生が確認できた．

この症例は受傷後48日で競技復帰（トレーニングへの復帰）をはたした．

まとめ

PRP 療法は，腱・腱膜損傷部をより早期に，再損傷を起こさないように確実に治療できる可能性を秘めていると考えられた．今後は症例を積み重ね，有用性について明らかにしたい．

文　献

1) 奥脇　透：ハムストリング肉離れ．臨床スポーツ医学 **25**：93-98，2009
2) 奥脇　透：トップアスリートにおける肉離れの実態．日臨スポーツ医会誌 **17**：497-505，2009
3) 奥脇　透，中嶋耕平，半谷美夏ほか：大腿二頭筋肉ばなれの MRI 分類．日臨スポーツ医会誌 **27**：250-257，2019
4) Bubnov R, Yevseenko V, Semeniv I：Ultrasound guided injections of platelets rich plasma for muscle injury in professional athletes；comparative study. Med Ultrason **15**：101-105, 2013
5) A Hamid MS, Mohamed Ali MR, Yusof A et al：Platelet-rich plasma injections for the treatment of hamstring injuries；a randomized controlled trial. Am J Sports Med **42**：2410-2418, 2014
6) Hamilton B, Tol JL, Almusa E et al：Platelet-rich plasma does not enhance return to play in hamstring injuries；a randomised controlled trial. Br J Sports Med **49**：943-950, 2015
7) Reurink G, Goudswaard GJ, Moen MH et al：Platelet-rich plasma injections in acute muscle injury. New Engl J Med **370**：2546-2547, 2014
8) Rossi LA, Molina Romoli AR, Bertona Altieri BA et al：Does platelet-rich plasma decrease time to return to sports in acute muscle tear？　A randomized controlled trial. Knee Surg Sports Traumatol Arthrosc **25**：3319-3325, 2017
9) Hotfiel T, Seil R, Bily W et al：Nonoperative treatment of muscle injuries- recommendations from the GOTS expert meeting. J Exp Orthop **5**：24, 2018
10) Li H, Hicks JJ, Wang L et al：Customized platelet-rich plasma with transforming growth factor beta1 neutralization antibody to reduce fibrosis in skeletal muscle. Biomaterials **87**：147-156, 2016

V. 下肢疾患に対する保存的治療

内側半月板の脱出を伴った変形性膝関節症患者への多血小板血漿注射の効果*

戸田佳孝**

はじめに

多血小板血漿（platelet-rich plasma：PRP）は，血小板中に含まれる多種の成長因子を放出し損傷組織の治癒を促進すると考えられており，欧米を中心にアスリートのオーバーユース腱障害に対して広く使われている[1]．

基礎研究では，PRP は関節軟骨に対して TGF-β シグナル伝達機構によって軟骨欠損部を線維性軟骨に置き換えることや細胞外基質を産生し生物学的な足場を作製することが報告されている[2,3]．

このようなメカニズムに基づいて，PRP の変形性膝関節症（膝 OA）への臨床応用が進んでいる．Raeissadat ら[4]は，PRP 関節内注射がヒアルロン酸関節内注射よりも症状を軽快させ生活の質（quality of life：QOL）を向上させたことから，一般的な治療法に反応しなかった膝 OA 患者には試してみる価値のある保存的治療法であると述べている．しかし，どのような膝 OA 患者に対して PRP 関節内注射が効果的であるかについては，統一した見解にいたっていない．

筆者は，PRP がアスリートやオーバーユース障害に効果があることから膝 OA 患者の中でも運動習慣のある者に対して特に効果があるという仮説を立て 4 週間の前向き調査を行った[5]．その結果，週 2 回以上運動しており，持続時間が 30 分以上で，継続期間が 1 年以上の運動習慣あり群の改善率は，運動習慣なし群に比べて有意に優れていた（$p=0.022$）．このため，運動による負荷は膝 OA に対する PRP の効果を高めると報告した．

しかし，運動習慣の有無は定性的な因子であり，運動量には個人差がある．そこで本研究では，定量的な因子である年齢，罹患年数，性，body mass index（BMI），Kellgren-Lawrence（K-L）分類[6]，超音波診断装置（US）で計測された半月板逸脱長と PRP の効果を比較した．

I. 対象および方法

まず，2018 年 8 月〜2019 年 4 月に PRP 療法を希望し，American College of Rheumatology の診断基準[7]によって内側型膝 OA と診断され，単純 X 線像による K-L 分類[4]の II 度以上の患者を選択した．そのうち，血小板減少症，血小板疾患，ヘモグロビンが 10 g/dl 以下，感染症，後天性免疫不全症候群，B 型もしくは C 型肝炎ウイルスおよび梅毒の血清反応陽性，2 週間以内に経口ステロイド薬を服用，8 週間以内にステロイド関節内注射を受けた，24 週間以内にヒアルロン酸関節内注射を受けた，もしくは 2 週間以内に非ステロイド系消炎鎮痛薬や抗血小板療法を受けた患者を除外した[8]．

以上の条件を満たした 57 例に以下の説明を行った．①ある報告では「7 割以上の確率で効果がある」と断言した施設はわずか 78.5% であり[9]，期待した効果があらわれない場合がある，② 日本の健康保険医療では認められていない治療法であり，先進医療の適用もない，③ 混合診療は禁止であるため当院での一連の治療は中止し，PRP 療法を行う前後 3 ヵ月間は健康保険による治療は行わない，④ この期間中に膝 OA 以外の整形外科疾患に対する治療が必要となった場合は無料で行う，⑤ 健康保険を用いて継続している内服薬や外用薬は無料で提供する．

説明内容に同意した症例は 50 例（男性 12 例，女性 38

Key words

OA, knee, platelet-rich plasma, meniscus

*The efficacy of platelet-rich plasma injection for patients with osteoarthritis of the knee who had a medial meniscal protrusion
**Y. Toda（院長）：戸田整形外科リウマチ科クリニック（☎ 564-0051 吹田市豊津町 14-1；Toda Orthopedic Rheumatology Clinic, Suita）．
［利益相反：なし．］

V. 下肢疾患に対する保存的治療

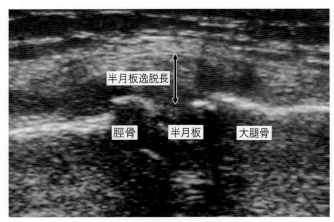

図1. USによる半月板逸脱長の計測

表1. 各因子による分類別改善率

	症例	改善率（%）	p値
性			
男性	12	−39.1±31.4	0.41
女性	38	−49±37.1	
年齢			
65歳未満	17	−55.7±30	0.19
65歳以上	33	−41.2±38.2	
罹患年数			
5年未満	22	−55.7±30	0.47
5年以上	28	−38.4±27.2	
BMI			
25未満	29	−50.1±33.5	0.44
25以上	21	−41.4±39	
半月板逸脱長			
5 mm未満	21	−65.6±23.6	0.001*
5 mm以上	29	−33.5±37.1	
K-L分類			
Ⅱ度	30	−50±42.5	0.27
Ⅲ度 or Ⅳ度	20	−41±21.1	

K-L：Kellgren-Lawrence, BMI：body mass indx, *$p<0.05$

例，平均年齢65.7±8.6歳，K-L分類Ⅱ度30例，Ⅲ度18例，Ⅳ度2例）であった．CellSource社（東京）に依頼し，参加者の末梢血40 mlから白血球を減少させ，フリーズドライ（FD）法によって無細胞化されたPRP-FD（PRP 3 ml含有容器2本）を作製した．PRP-FDの1容器分を0.5%リドカイン3 mlに溶解し，膝関節内に2週間ごとに2回注射した．注射当日は速やかに帰宅し48時間以内は脚の動きを制限し，必要であれば注射領域を冷やすように指導した[8]．

臨床評価は，吉岡らの報告に準じて2回目の注射終了4週間後に行った[10]．治療前と4週間後にLequesne重症度指数を患者自身に評価させ[11]，治療後の指数を治療前の指数から引き，治療前後での指数変化を治療前の指数で除し，改善率（マイナスの値が改善を示す）とした．

超音波（ultrasonography：US）による半月板逸脱長の計測方法は，川口らの方法に準じて行った[12]．患者は仰臥位で膝を完全伸展位として評価し，足部は下腿内外旋中間位となるように足部外側に台を設置して中間位に保持した．内側側副靱帯がもっとも明瞭に描出される部位を計測部位とした．半月板逸脱長は，大腿骨内側顆皮質骨と脛骨内側顆皮質骨を結んだ線から内側半月板の内側縁までの距離とした（図1）．なお，大腿骨と脛骨に骨棘が存在する場合には，骨棘を無視して正常な骨皮質を基準とした．

羽田ら[13]に準じて，半月板逸脱長を5 mm以上（逸脱群）と5 mm未満（非逸脱群）に，年齢は65歳以上（高齢者）と65歳未満に，罹患年数は5年以上と5年未満に，BMIは25以上（肥満者）と25未満に，K-L分類は，Ⅱ度とⅢ度もしくはⅣ度のそれぞれ2群に分類し，2群間で改善率を比較した．

統計学的検定には平均値の差の検定を用いて有意水準は5％未満とした．

Ⅱ. 結　果

改善率は男性（12例）と女性（38例）の間（$p=0.41$），高齢者（33例）と非高齢者（17例）の間（$p=0.19$），罹患年数5年以上（28例）と5年未満（22例）の間（$p=0.47$），肥満者（21例）と非肥満者（29例）の間（$p=0.44$），K-L分類がⅡ度（30例）とⅢ度もしくはⅣ度（20例）の間（$p=0.27$）に有意差はなかった．

半月板非逸脱群（21例）の改善率（−65.6±23.6%）は，逸脱群（29例）の改善率（−33.5±37.1%）に比べて有意に優れていた（$p=0.001$）[表1]．

Ⅲ. 考　察

今回の研究結果から，膝OAに対するPRP療法の効果は半月板逸脱長5 mm未満の患者では5 mm以上の患者に比べて有意に優れていたが，年齢，罹患年数，性，BMIおよび単純X線像の重症度によって分類された2群間で改善率に有意差はなかった．

羽田ら[13]はT2マッピングMRIによる半月板変性度を比較した．その結果，半月板逸脱長が5 mm以上の症例のT2値は5 mm未満の症例のT2値と比較し有意に高値であった．このように，半月板逸脱長が長い症例では軟骨にかかる圧縮負荷が大きくなると考える．一方，善明ら[14]は，PRP投与と圧縮変形刺激を複合的に作用させた

場合には細胞増殖および軟骨分化をともに抑制することを明らかにした．これらの報告から半月板逸脱長が長く軟骨にかかる圧縮負荷が大きい症例では PRP の効果が抑制されたのではないかと考察した．

岩田ら[15]が指摘しているように，細胞培養加工受託サービスを行う企業による営業活動が病院，クリニックに持ち込まれ，自由診療の名のもとに基礎研究，臨床研究の十分な理解のないまま日ごろ膝 OA の臨床に携わっていない整形外科以外の医師によって安易に PRP 療法が行われているという問題がある．混合診療が禁止されているため保険医による膝 OA に対する PRP 療法の効果に関する報告は少ないが，膝 OA の病態を理解した多くの整形外科医によってどのような膝 OA 患者に PRP 療法を行うべきか，どのような患者には効果がないかを議論しなければ，不利益を被る膝 OA 患者が増す可能性がある．

今回の研究の欠点は，症例数が 50 例と少なかったため 6 つの因子を 2 群にしか分類できず，詳細な検討ができなかった点である．今後は症例数を増やし各因子を多群に分類し調査する予定である．

ま と め

1）50 例の膝 OA 患者に PRP 関節内注射を行い，4 週間後の Lequesne 重症度指数の改善率を評価した．

2）改善率は性別（$p=0.41$），年齢（$p=0.19$），罹患年数（$p=0.47$），BMI（$p=0.44$）および単純 X 線像の重症度（$p=0.27$）による分類では有意差がなかったが，半月板逸脱長 5 mm 未満の患者は 5 mm 以上の患者に比べて有意に治療効果が優れていた（$p=0.0001$）．

3）PRP は半月板逸脱長が 5 mm 未満の膝 OA 患者では改善が期待できると結論した．

文　献

1) Foster TE, Puskas BL, Mandelbaum BR et al：Platelet-rich plasma；from basic science to clinical applications. Am J Sports Med **37**：2259-2272, 2009

2) Fang D, Jin P, Huang Q et al：Platelet-rich plasma promotes the regeneration of cartilage engineered by mesenchymal stem cells and collagen hydrogel via the TGF-β/SMAD signaling pathway. J Cell Physiol 2019, doi：10.1002/jcp. 28211.

3) Vinod E, Vinod Francis D, Manickam AS et al：Allogeneic platelet rich plasma serves as a scaffold for articular cartilage derived chondroprogenitors. Tissue Cell **56**：107-113, 2019

4) Raeissadat SA, Rayegani SM, Hassanabadi H et al：Knee osteoarthritis injection choices；platelet-rich plasma（PRP）versus hyaluronic acid（a one-year randomized clinical trial）. Clin Med Insights Arthritis Musculoskelet Disord **8**：1-8, 2015

5) 戸田佳孝：多血小板血漿注射が効果的であった変形性膝関節症患者の特徴について．整・災外 **62**：1149-1151, 2019

6) Kellgren LH, Lawrence JS：Radiological assessment of osteo-arthritis. Ann rheum Dis. **16**：494-502, 1957

7) Hochberg MC, Altman RD, Brandt KD et al：Guidelines for the medical management of osteoathritis. Part II. Osteoarthritis of the knee. Arthritis Rheum **38**：1541-1546, 1995

8) Guillibert C, Charpin C, Raffray M et al：Single injection of high volume of autologous pure PRP provides a significant improvement in knee osteoarthritis；a prospective routine care study. Int J Mol Sci **20**：pii：E1327, 2019

9) Piuzzi NS, Ng M, Kantor A et al：What is the price and claimed efficacy of platelet-rich plasma injections for the treatment of knee osteoarthritis in the united States? J Knee Surg, doi：10.1055/s-0038-1669953. 2018

10) 吉岡友和，谷口　悠，菅谷克哉ほか：変形性膝関節症に対する多血小板血漿関節内注射治療．別冊整形外科 **67**：206-210，2015

11) Lequesne MG, Mery C, Samson M et al：Indexes of severity for osteoarthritis of the hip and knee；validation-value in comparison with other assessment test. Scan J Rheumatol **65** [suppl 1]：85-89, 1987

12) 川口　馨，村上大気，榎田　誠：変形性膝関節症における半月板逸脱の病態—荷重による内側半月側方偏位．運動器リハ **29**：11-17，2018

13) 羽田晋之介，石島旨章，金子晴香ほか：初期変形性膝関節症における内側半月板逸脱と脛骨内側骨棘幅との関連 T2 マッピング MRI を用いた解析．運動器リハ **29**：2-10，2018

14) 善明大樹，木部善清，宮田昌悟：軟骨前駆細胞の分化と圧縮刺激応答に対する多血小板血漿の濃度依存性．臨バイオメカニクス **39**：283-291，2018

15) 岩田　久，本田和也，竹内正弘ほか：再生医療法における審査の現状と問題点．整・災外 **61**：1337-1343，2018

* * *

V．下肢疾患に対する保存的治療

変形性膝関節症に対する多血小板血漿療法*

和才志帆　佐藤正人　前原美樹　渡辺雅彦**

[別冊整形外科 76：98〜103, 2019]

はじめに

　近年，変形性膝関節症（osteoarthritis of the knee：KOA）に対して多血小板血漿（platelet-rich plasma：PRP）関節内注射による除痛，炎症抑制，軟骨再生効果が示唆されており[1,2]，本邦における PRP 療法は普及しつつある．さまざまな PRP 精製キットも発売されており，精製方法により含有する血球成分や液性因子の組成も異なる．PRP は含有する白血球成分によって pure PRP または leucocyte-poor PRP（LP-PRP），leucocyte-rich PRP（LR-PRP）に大別される[3]．最近では，LR-PRP の中でもさらにサイトカインなどが濃縮された autologous protein solution（APS）も注目されている[4]．

　当院では再生医療等安全性確保法にのっとり，第二種再生医療等提供計画として2018年9月より自由診療で膝関節疾患に対する PRP 療法を開始した．APS キット（Zimmer Biomet 社，Warsaw）［Z 群］とセルエイド P タイプ（JMS 社，広島）［J 群］の2種類の分離キットを採用しており，Z 群では LR-PRP（APS），J 群では LP-PRP が精製される．

　2018年7月に健常者10例を対象に運用テストを行い，その後，2018年9月から KOA 患者に PRP 療法を行っている．現在，われわれは得られたサンプルを用いて Z 群，J 群間における液性因子の組成や効果の差異を検討しており，本稿では文献的考察を加えてその研究結果を報告する．なお，本研究は東海大学医学部臨床研究審査委員会の承認を得て実施した．

Ⅰ．対象および方法

❶対　　象

　健常者8例，KOA 患者10例（Z 群5例，J 群5例）を対象とした．健常者は男性4例，女性4例，平均年齢39.1±13.0歳であった．KOA 患者は Z 群が男性1例，女性4例，平均年齢69.4±18.2歳，J 群は男性1例，女性4例，平均年齢72.8±6.9歳であった．

❷方　　法

　健常者より 60 ml シリンジ［生物学的製剤基準血液保存液（ACD）-A 液5 ml＋血液55 ml］2本分である血液約120 ml を採取した．APS は 60 ml シリンジ1本の血液を使用し，APS キットを用法どおりに用いて約2 ml 回収した．PRP はもう1本のシリンジの血液を使用し，セルエイド P タイプを用法どおりに用いて約6 ml 回収した．

　KOA 患者からは前述の 60 ml シリンジ1本分，約60 ml の血液を採取した．健常者と同様に，Z 群では APS 約2 ml，J 群では PRP 約6 ml を回収した．

　回収した全血，血漿，PRP，APS より余剰サンプルを採取し，血球分析を行った．また，血漿，PRP，APS の余剰サンプルを用いて Q-Plex ELISA マルチプレックスアレイ（Quansys Biosciences, Logan）と標準的な単一検体の ELISA キットを使用し，インターロイキン（IL）-1α，IL-1β，IL-1R2，IL-1RA，腫瘍壊死因子（TNF）α，TNFβ，肝細胞増殖因子（hepatocyte growth factor：HGF），血小板由来成長因子（PDGF），組織メタロプロ

▌Key words

OA，platelet-rich plasma，autologous protein solution，cytokines

---

*Platelet-rich plasma（PRP）for the treatment of knee osteoarthritis in our hospital
　要旨は第11回日本関節鏡・膝・スポーツ整形外科学会において発表した．
**S. Wasai, M. Sato（教授），M. Maehara, M. Watanabe（教授）：東海大学整形外科（Dept. of Orthop. Surg., Surgical Science, Tokai University, School of Medicine, Isehara）．
［利益相反：なし．］

表1. 血球分析

		WBC (×10²/μl)	RBC (×10⁴/μl)	PLT (×10⁴/μl)	PLT 濃縮率	WBC 濃縮率
健常者	全血	57.0±21.6	442.5±48.2	18.7±6.4		
	血漿	0	0	4.6±5.0		
	APS	513.0±0.7	253.1±3.0	135.2±94.8	7.11 倍	9.32 倍
	PRP	0.7±0.8	3.0±1.7	94.8±43.4	5.29 倍	0.02 倍
KOA Z群	全血	49.1±13.0	401.4±69.2	18.7±4.2		
	血漿	0.1	0	5.9±1.3		
	APS	446.0±159.1	180.1±63.6	86.9±55.4	5.08 倍	9.49 倍
KOA J群	全血	60.4±6.7	426.5±69.8	15.0±1.7		
	血漿	0.1±0.1	0	3.5±2.6		
	PRP	34.7±64.0	9.1±17.4	62.0±25.3	4.16 倍	0.51 倍

テアーゼ（TIMP)-1，血管内皮増殖因子（vascular endothelial growth factor：VEGF），線維芽細胞増殖因子（FGF），マトリックスメタロプロテアーゼ（MMP)-3，MMP-13，可溶性（soluble：s）TNF-R1，sTNF-R2，TGFβ，IL-6，IL-17，sFAS の 19 種類の液性因子について解析を行った．

液性因子濃度を測定し，その結果より含有量および濃縮率を算出した．濃縮率はサンプルごとに PRP，APS 中濃度を血漿中濃度で除した値とした．

❸統　　計

解析には SPSS V25（IBM 社，Armonk）を用い，2 群間比較には t 検定，3 群以上の多群間比較には ANOVA を行い，多重比較法は Bonferroni 法を用いた．

Ⅱ．結　　果

❶血球分析

回収した全血，血漿，PRP，APS のサンプルの血球分析を行い，健常者，KOA 患者 Z 群，KOA 患者 J 群の 3 群で白血球（WBC），赤血球（RBC），血小板（PLT）数を算出した（表1）．全血における WBC，RBC，PLT 数はいずれも 3 群で有意差がなかった．

全血に対する PLT 濃縮率は健常者 Z 群 7.11 倍，J 群 5.29 倍，KOA 患者 Z 群 5.08 倍，J 群 4.16 倍であり，Z 群で高い傾向にあったが有意差はなかった．WBC 濃縮率は健常者で Z 群 9.32 倍，J 群 0.02 倍，KOA 患者は Z 群 9.49 倍，J 群 0.51 倍であり，Z 群では濃縮率が高かったが，J 群は希釈される傾向にあった（表1）．

❷液性因子

a．健常者

Z 群では IL-1β，TNFα，IL-1R2，IL-1RA，sTNF-R1，sTNF-R2，sFAS，PDGF，VEGF，HGF は有意に高濃度であった．J 群では TGFβ のみ有意に高濃度であった（図1）．

含有量に関しては，IL-1β，HGF，IL-1RA は Z 群で有意に多く，TNFα，PDGF，FGF，IL-1R2，sFAS，TGFβ は J 群で有意に多く含まれていた（図2）．濃縮率に関しては，Z 群，J 群間で比較すると IL-1R2，IL-1RA，HGF，VEGF，sTNF-R1，sTNF-R2，sFAS，MMP-3 では Z 群の濃縮率が有意に高く，J 群のほうが有意に濃縮された液性因子はなかった（図3）．

Z 群，J 群内でそれぞれ液性因子間の濃縮率を比較すると，Z 群では IL-1RA，J 群では TGFβ のみが有意に高かった（図4）．

b．KOA 患者

IL-1α は J 群で有意に高濃度であったが，IL-1β，IL-1RA，HGF，sTNF-R1 は Z 群で有意に濃度が高かった（図5）．しかしながら，含有量を算出すると Z 群では IL-1RA のみ有意に多く，J 群では IL-1α，TNFα，PDGF，FGF，sTNF-R2，sFAS を多く含有していた（図6）．

濃縮率は IL-1RA，HGF，PDGF，sTNF-R1 で有意差を認めた．PDGF 以外の 3 種類の液性因子において Z 群で濃縮率が高い結果となった（図3）．Z 群，J 群内での液性因子間の濃縮率は，Z 群では健常者と同様に IL-1RA のみで有意に高かったが，J 群では液性因子間では濃縮率に有意差がなかった（図4）．

Ⅲ．考　　察

現在，KOA に関連する液性因子についての報告は多数あるが，主な炎症性サイトカインとして IL-1β，TNFα が知られている．IL-1β，TNFα が NF-κB 経路を活性化することによって MMPs や VEGF が産生され，炎症反応が惹起される．これにより，軟骨破壊や滑膜炎が生

Ⅴ．下肢疾患に対する保存的治療

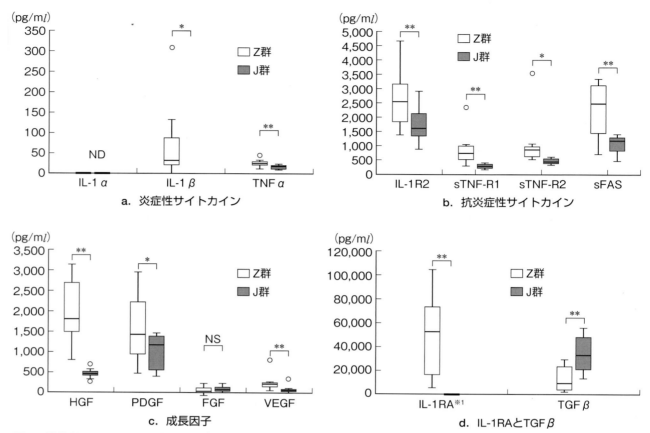

図1．健常者における液性因子濃度．※1 Human IL-1ra SimpleStep ELISA Kit（Abcam社，Cambridge）を使用して測定．
ND：not done，NS：not significant，*$p<0.05$，**$p<0.01$

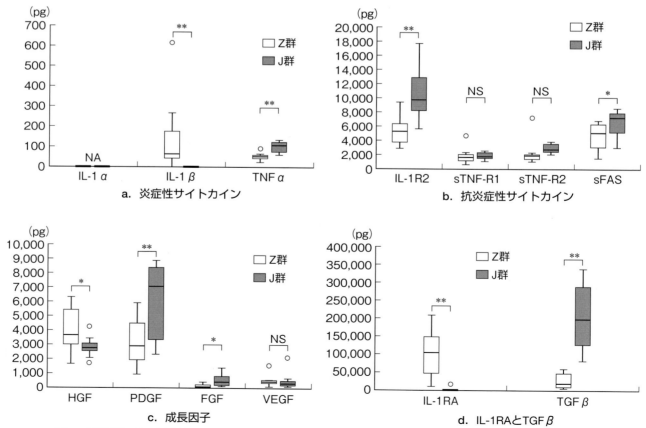

図2．健常者における液性因子含有量．NA：not applicable，NS：not significant，*$p<0.05$，**$p<0.01$

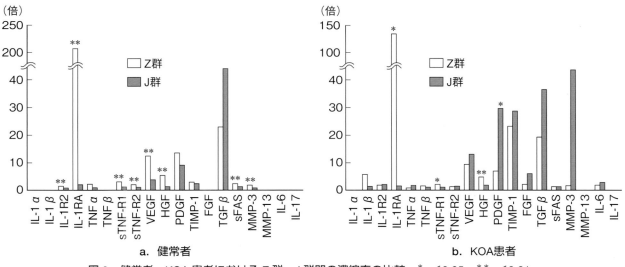

図3. 健常者，KOA患者におけるZ群，J群間の濃縮率の比較. *p＜0.05, **p＜0.01

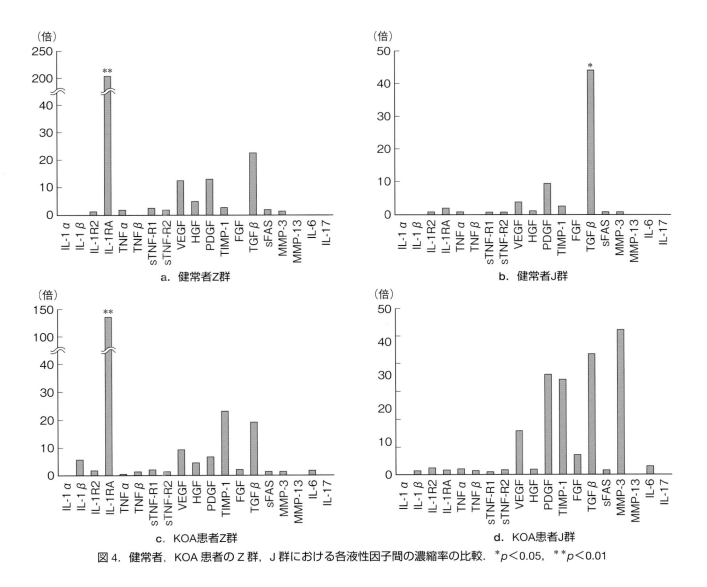

図4. 健常者，KOA患者のZ群，J群における各液性因子間の濃縮率の比較. *p＜0.05, **p＜0.01

Ⅴ．下肢疾患に対する保存的治療

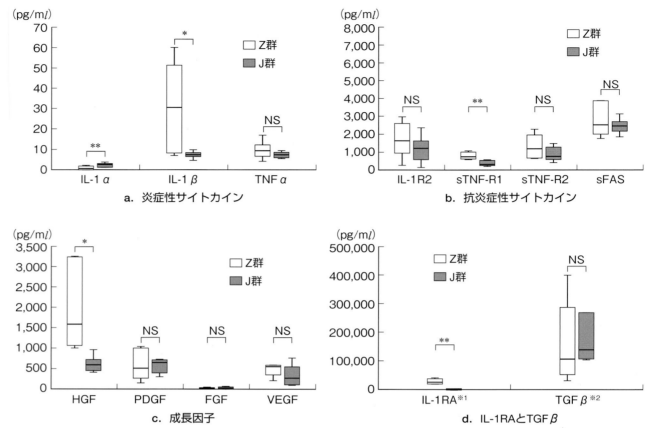

図5．KOA患者における液性因子濃度．※1Human IL-1ra SimpleStep ELISA Kit（Abcam社，Cambridge）を使用して測定，※2Human TGF-β1 Quantikine ELISA Kit（R & D Systems社，Minneapolis）を使用して測定．NS：not significant，*p＜0.05，**p＜0.01

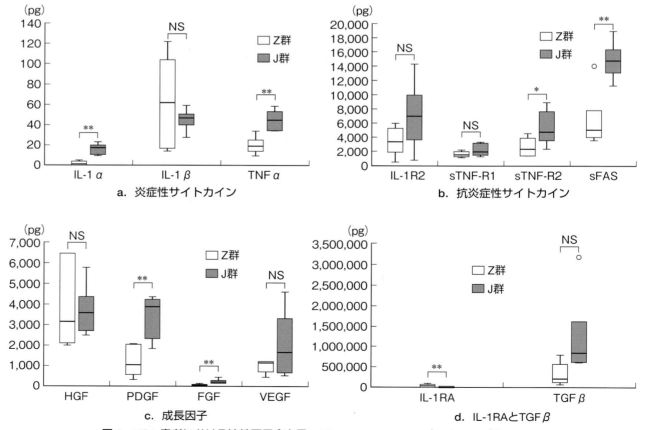

図6．KOA患者における液性因子含有量．NS：not significant，*p＜0.05，**p＜0.01

じる[5,6]．一方で，主な抗炎症性サイトカインとしては受容体アンタゴニストとして作用する IL-1RA, sTNF-R1, sTNF-R2 や成長因子である TGFβ があげられる[7,8]．

APS は従来の PRP にポリアクリルアミドビーズによる脱水，濃縮を加え，液性因子をさらに濃縮しており[4]，本研究では健常者および KOA 患者ともに，Z 群は J 群より抗炎症性サイトカインだけではなく炎症性サイトカインも高濃度に含有される結果となった．しかしながら，含有されている質量を考慮すると，TNFα は J 群に多く含まれており，Z 群では健常者，KOA 患者ともに IL-1RA が多量に含まれていたため，濃度だけではなく，質量に関しても治療効果への影響を検討する必要がある．

また，各 Z 群，J 群内での液性因子間の濃縮率を比較検討すると，Z 群では健常者，KOA 患者ともに IL-1RA のみ有意に濃縮されていた．J 群に関しては健常者では Z 群よりも TGFβ が高濃度であり，J 群内における液性因子間の濃縮率も KOA 患者では有意差はないものの，健常者では TGFβ が有意に高かった．ここでは IL-1RA と TGFβ に着目して考察する．

IL-1RA, sTNF-R1, sTNF-R2 は IL-1β や TNFα の受容体への結合を競合的に阻害し，シグナル伝達経路を介さずに炎症反応を抑制することが可能である[7]．IL-1RA は IL-1β の約 40 倍以上の濃度で濃度依存性に MMP-13 産生量を減少させることが報告されている[4]．これまで報告されている関節液の IL-1β 濃度（健常者 6.84 pg/ml，KOA 患者 6.17 pg/ml)[9]をもとにすると，本研究での APS，PRP 中の IL-1RA 濃度は，健常者で Z 群 7,591 倍，J 群 60 倍，KOA 患者では Z 群 4,257 倍，J 群 61 倍であり，MMP-13 産生量を減少させる効果が期待できる．TGFβ は IL-1RA とは異なり，シグナル伝達経路を介して軟骨細胞を刺激し，プロテオグリカンおよびⅡ型コラーゲン産生の上昇を誘導することや間葉系幹細胞の軟骨細胞分化の調節にも関連していることが報告されている[8,10]．

抗炎症性サイトカインの作用機序の違いによって，両群間で軟骨再生効果の差異が生じる可能性があり，効果的な PRP 投与時期や種類などについても今後検討が必要である．

まとめ

1）Z 群では抗炎症性サイトカインが炎症性サイトカインとともに高濃度に含有される．また，Z 群では IL-1RA，J 群では TGFβ の濃縮率が相対的に高く，2 群間での液性因子の組成は大きく異なっており，効果の差異が生じる可能性が示唆された．

2）KOA 患者に対する PRP 療法では，現在までに疼痛以外の副作用は生じておらず，その後，症状の緩和が認められている．今後，KOA 患者に対する PRP 療法の効果についても臨床評価指標を加味したさらなる比較・検討が必要である．

文 献

1) Dhillon MS, Patel S, John R：PRP in OA knee-update, current confusions and future options. SICOT J **3**：27, 2017

2) Filardo G, Kon E, Buda R et al：Platelet-rich plasma intra-articular knee injections for the treatment of degenerative cartilage lesions and osteoarthritis. Knee Surg Sports Traumatol Arthrosc **19**：528–535, 2011

3) Piuzzi NS, Chughtai M, KhlopasA：Platelet-rich plasma for the treatment of knee osteoarthritis；a review. J Knee Surg **30**：627–633, 2017

4) Woodell-May J, Matuska A, Oyster M et al：Autologous protein solution inhibits MMP-13 production by IL-1β and TNFα-stimulated human articular chondrocytes. J Orthop Res **29**：1320–1326, 2011

5) Goldring MB：Osteoarthritis and cartilage；the role of cytokines. Curr Rheumatol Rep **2**：459–465, 2000

6) Rigoglou S, Papavassiliou AG：The NF-κB signaling pathway in osteoarthritis. Int J Biochem Cell Biol **45**：2580–2584, 2013

7) Wojdasiewicz P, Poniatowski ŁA, Szukiewicz D：The role of inflammatory and anti-inflammatory cytokines in the pathogenesis of osteoarthritis. Mediators Inflamm **2014**, 561459

8) Davidson EB, Van der Kraan PM, Van Den Berg WB：TGF-β and osteoarthritis. Osteoarthr Cartil **15**：597–604, 2007

9) 江黒　剛，浅野和仁，久光　正ほか：変形性膝関節症患者関節液からの一酸化窒素の検出．昭和医会誌 **64**：295–300, 2004

10) Darling EM, Athanasiou KA：Growth factor impact on articular cartilage subpopulations. Cell Tissue Res **322**：463–473, 2005

＊　　　＊　　　＊

変形性膝関節症に対する新しい疼痛治療戦略
――患者教育を中心とした貼付剤，内服薬，装具を用いたオーダーメイド治療

前田浩行　前田睦浩　渡辺幸雄　勝井　洋　徳井史幸
神谷　努

はじめに

高齢者に多い変形性膝関節症（膝OA）は，ロコモティブシンドロームの原因となる疾患である．関節軟骨の変性を基盤とした非炎症性の疾患であり，罹患者は国内で約2,530万人といわれている．男女とも年齢とともに有病率は上昇し，80歳以上の有病率は男性で50%，女性で80%以上と考えられている．治療としては運動療法，薬物療法，装具療法などの保存的治療が行われている．しかしながら，疼痛が改善しない患者も多く見受けられる．

そこでわれわれは，患者教育を中心とし，さまざまな工夫を行いながら患者一人一人にオーダーメイド治療を行っている．本稿では，副作用が少ない治療薬である漢方薬，ノイロトロピン，ロコアテープ，足底板の作製や患者教育による治療効果を評価，検討した．これらの臨床成績と治療の工夫に関して報告する．

I．対象および方法

膝OA［Kellgren-Lawrence（K-L）分類gradeIII以下］と診断された42〜94歳の87（女性59，男性28）例に対し，ロコアテープの貼付と漢方薬（防己黄耆湯7.5g 3袋/分3），ノイロトロピン（4錠/分2）を4週間継続した．さらに足底板の装着と，患者教育としてラジオ体操を1日2回（朝，就寝前）行うよう指導した．

評価項目は，薬剤による副作用，治療開始前と治療4週間後でのNumerical Rating Scale（NRS）と日本整形外科学会膝疾患治療成績判定基準（JOAスコア），初回と治療4週間後での大腿四頭筋の筋力(右下肢)とした．統計学的検討はt検定を用い，有意水準5%未満を有意差ありとした．

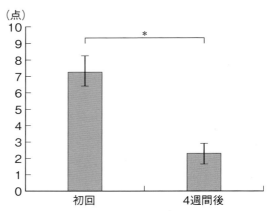

図1．初回と4週間後のNRS．*$p<0.05$

II．結　　果

副作用としてロコアテープによる貼付部位皮膚炎（かぶれ）を認めた症例は6.8%（6例）であった．内服によるものはなかった．

NRSでは，初回7.31±1.97点（平均±標準偏差），4週間後2.43±0.42点（$p<0.05$）と有意に改善を示した（図1）．JOAスコアでは，初回19.43±2.88点，4週間後61.7±12.9点（$p<0.05$）と有意に改善を示した（図2）．大腿

Key words
OA, knee, tailor-made treatment

*New tailor-made pain treatment strategy for osteoarthritis of the knee
**H. Maeda：山本・前田記念会前田病院整形外科・麻酔科・痛み外来（℡ 203-0054　東久留米市中央町5-13-34；Dept. of Orthop. Surg., Anesthesia, Yamamoto・Maeda Memorial Maeda Hospital, Higashikurume）；M. Maeda（院長）：同病院；Y. Watanabe（院長），H. Katsui（理学療法士），T. Tokui（義肢装具士）：渡辺整形外科内科医院；T. Kamiya（薬剤師）：あおぞら薬局．
［利益相反：なし．］

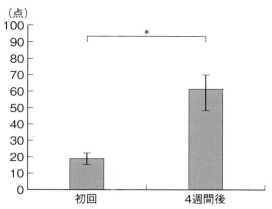
図2. 初回と4週間後のJOAスコア. *$p<0.05$

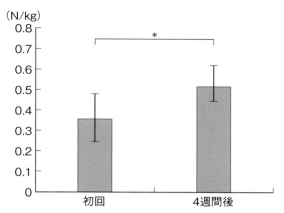
図3. 初回と4週間後の大腿四頭筋力. *$p<0.05$

四頭筋の筋力は，初回 0.36±0.13 N/kg が4週間後に 0.52±0.11 N/kg（$p<0.05$）と有意な改善を認めた（図3）．

III．考　　察

膝 OA の保存的治療で大事にしている点は，① 薬物治療，② 患者教育（運動療法），③ 装具治療と患者へのフィードバックの3つである．

❶薬物治療

膝 OA の第一選択として，非ステロイド性抗炎症薬（NSAIDs）やヒアルロン酸注射などが推奨されているが，痛みが残存しさらに長期投与では胃腸粘膜障害などの副作用が生じる可能性がある．最近では弱オピオイドを初回から処方することが多いが，嘔気や眠気，ふらつきなどの副作用が生じることで服薬コンプライアンス低下につながることが多く見受けられる．

そこでわれわれは，膝 OA に対して漢方薬とノイロトロピン，ロコアテープでの治療を行っている．ノイロトロピンは，副作用が少なく高齢者に使用しやすい．単独で用いた場合は，約4〜6週間後から疼痛が緩徐に軽減し効果が得られる[1]ため，他剤も併用している．

漢方薬では防己黄耆湯の膝 OA の疼痛や関節水腫に対する有効性が報告されている[2]．漢方薬は種類が多く，体内から温めてくれるため冷え性を伴う患者には使いやすい．特に浮腫がある患者には積極的に使うと効果が出やすいと考えている．

ロコアテープは，内服 NSAIDs と異なり胃腸粘膜障害などの副作用が出現しにくいため高齢者には比較的安心して使用できる．膝 OA にロコアテープを使用した 201 例で2週間後から有意な改善を示し，52週まで効果を維持したとする報告がある[3]．ほかの貼付剤に比べ，ロコアテープは膝 OA に対して特に効果が高いとわれわれは考えている．腰痛や肩関節周囲炎などに用いるより膝に効果があると考えている．副作用として貼付部位皮膚炎（かぶれ）に注意することは必要であるが，対策としては保湿剤を塗り乾かしてから貼ることや，水に濡らして剥がすなど，患者に対してきちんと説明をすればかぶれは起きにくい．多少かぶれても使い続けたいと申し出る患者も多くいる．

注意点として，膝を触診し圧痛がある場合，靱帯や筋肉からの疼痛の可能性がありトリガーポイント注射で効果を示すことも少なくない．ヒアルロン酸注射とトリガーポイント注射を使いわけることで，より患者満足度が高い治療が可能となる．

❷患者教育（運動療法）

膝 OA と診断された患者の中で膝の靱帯や筋肉の痛みを訴えるものも多い．詳細な問診により膝ではなく大腿の痛みや下腿の痛み，重苦しさである場合が多い．そのような症状は運動療法で改善しやすい．自宅での運動として大腿四頭筋のセッティングなどを指導することが多いが，われわれはラジオ体操も同時に指導する．さまざまな体操がテレビや雑誌などで紹介されているが，誰にでもできて継続できる体操がよいと考えている．ラジオ体操は，子どもから高齢者まで坐位でも可能で，約400の筋肉を動かす体操である．朝と就寝前に行うようにする．就寝時や起床時は足がつりやすく重苦しさや疼痛が生じやすいため，1日の疲れがもち越されることが多い．そのため就寝前に体操を行うことが大事であるとわれわれは考えている．

ラジオ体操は，テレビなどで一度みてもらうか，独自に作成した体操の内容を記載した用紙をわたすようにしている．診察では薬の処方だけでは症状が改善しないことが多い．患者教育が何よりも重要であり，自宅で行うことや注意点を必ず説明しなければ薬物治療の効果があらわれないと考える．

V．下肢疾患に対する保存的治療

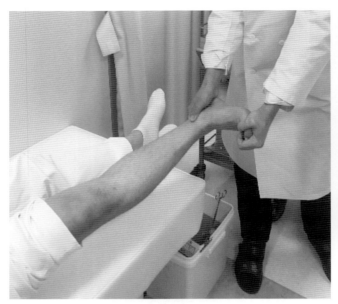

図4．下肢の疼痛に対するストレッチ

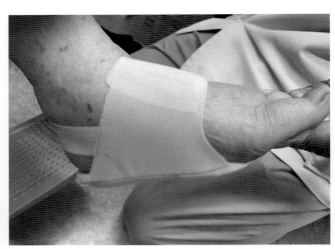

図5．足底板（屋内，屋外共用）

　膝OA患者には下肢の筋性疼痛が生じていることもある．その場合，診察中に足関節を背屈させた状態で下腿を回旋する他動運動を行うことで痛みが軽減することがあり，下肢のストレッチを診察に取り入れることも大事であると考えている（図4）．膝OAで疼痛が強く患者教育や薬物治療で改善しなければ，漫然と続けるのではなく理学療法士とともにリハビリテーションを行うことで膝の可動域が改善し疼痛が軽減するため，早期から介入することが必要である．サルコペニアなどで筋力が低下し疼痛が生じる可能性もあり，大腿四頭筋力を評価し低下していれば筋力訓練を取り入れることで疼痛が改善すると考えている[4]．

❸装具療法と患者へのフィードバック

　機能的膝装具に比べて足底板は使用する際の煩雑さが少なく，装着を忘れることがない，皮膚障害が少ないなど高齢の患者に対して使用しやすい．われわれは外側ウェッジと中足趾節（MTP）関節にアーチをつけ，できるだけ軟らかい素材を用いている．屋外にあまり出ないようであればバンドをつけて靴下の中に入れるようにしている（図5）．継続できる装具を作製するため，数週間装着してもらい評価しながら義肢装具士とよく相談しきめ細やかに修繕する必要がある．義肢装具士任せにしないことが大事である．現在の治療がよい方向に向かっているのかを診察のたびに患者へフィードバックすることも忘れてはならない．

まとめ

　1）薬物治療，患者教育（運動療法），装具療法と患者へのフィードバックが大事である．
　2）われわれは患者に優しく，効果がある治療を工夫し，取り入れながらオーダーメイドの治療を行っている．
　3）保存的治療の中で再生医療であるPRP療法が近年行われてきている．当院では，本オーダーメイド治療の中にPRP療法を取り入れることでさらに効果が高まる可能性もあると考え，今後も検討していきたい．

文　献

1) 福林　徹：変形性膝関節症に対するノイロトロピン錠の臨床評価．新薬と臨 **41**：1992
2) 小成嘉誉：変形性膝関節症に対する防己黄耆湯とブシ末の鎮痛効果．漢方医 **37**：2013
3) 八田羽幾子：変形性関節症（変形性脊椎症を含む）に対する新規非ステロイド性抗炎症薬エスフルルブプロフェンプラスター剤の長期投与時の有効性および安全性について．臨整外 **52**：2017
4) 前田浩行：サルコペニアに対するリハビリテーションと牛車腎気丸を用いた新しい治療．漢方医 **41**：2017

*　　　*　　　*

V. 下肢疾患に対する保存的治療

短下肢装具を用いた
アキレス腱断裂に対する保存的治療*

大村泰人**

[別冊整形外科 76：107～112，2019]

はじめに

アキレス腱断裂に対する保存的治療は，手術的治療と比較し再断裂発生率が高いため，特にアスリートや若年者の場合には選択されないことが多い．しかし，その一方で手術的治療と同程度に再断裂率を低下させることができたという報告も多く，アキレス腱断裂に対し保存的治療と手術的治療のどちらを選択すべきか一定の見解が得られていない．筆者は自らがアキレス腱断裂を受傷し短下肢装具を用いて保存的に治療した経験から，アキレス腱断裂に対し積極的に保存的治療を行っている[1]．本稿では筆者の行っている短下肢装具を用いた保存的治療の詳細を，MRIを用いた経時的な修復過程を交え紹介するとともに，アキレス腱断裂に対する保存的治療の有用性と治療成績に影響すると思われる因子を検討する．

Ⅰ．当院における適応と治療

受傷7日以内の新鮮アキレス腱皮下断裂であれば，年齢，性別にかかわらず保存的治療の適応としている．スポーツレベルに関しては，プロアスリートレベルで，より早期の競技復帰を期待している場合には手術的治療をすすめている．本人の希望があれば保存的治療を行うが，そのような症例は経験していない．腱断端同士が接する，または十分に接近することが重要であり，最大底屈位で腱断端間の距離が5mm以内であることをエコーで確認しているが，それ以上でも患者の希望により保存的治療を行っている．

以下に保存的治療法の詳細を紹介する（図1）．アキレス腱皮下断裂の診断同日に最大底屈位で膝下ギプス固定を行う．この際にギプスヒールをつけ，さらに中足趾節

（MTP）関節より末梢は固定されないように足趾を十分に露出する（図2）．荷重は疼痛や違和感が消失した時点より許可し，荷重歩行も許可するが，このヒール付きギプス固定は，両足での立位保持を可能とすることで日常生活動作（ADL）低下を極力防ぐことが主な目的であり，特に高齢患者では歩行が安定しないことがあるため，歩行時には松葉杖を併用するように指導している．再断裂のリスクを軽減するために重要なことは，アキレス腱に負荷がかかるのはどのような動作を行ったときかを説明し理解させることであり，それとともに患者に歩行の方法を指導することであると考えている．その歩行方法とは，つま先にのみ荷重がかからないように，足底部全体で体重を受けることを意識すること，また患肢のつま先が外側に向くように患側の股関節を外旋し，がに股で歩行することである．リハビリテーションとしては，腫脹の改善，足趾の可動域制限防止を目的に，この時期よりタオルギャザーや足趾の他動運動を積極的に行っている．

2週間のギプス固定後，3週目より装具装着を行う．腱への適度の張力が腱修復に有利に働くと考え，背屈のみを制限し自動底屈運動は可能とする計5枚のヒール付き短下肢装具を作製し使用している（図3）．装具の不快感が強いことが適切な装具治療継続を妨げる原因と考え，装具は極力シンプルなものとし軽量化した．装具に切りかえた後は5週目でヒールを2枚除去，8週目より毎週1枚ずつヒールを除去していくが，7週目ではヒールを減らさず，そのかわり入浴などのリラックス時には装具を除去し背屈方向の自動介助運動を行うように指導しているが，歩行時には絶対に装具を装着するように強調しておく．

▌Key words

Achilles tendon rupture, conservative treatment, functional brace, immediate weight-bearing, early mobilization

*Conservative treatment with functional brace for acute Achilles tendon rupture
**Y. Omura：埼玉医科大学整形外科（Dept. of Orthop. Surg., Saitama Medical University School of Medicine, Saitama）.
［利益相反：なし．］

	固定方法	ヒール枚数	荷重	リハビリテーション	歩行スポーツ
初診日	最大底屈位での膝下ギプス固定		疼痛,違和感がなくなり次第,全荷重許可	タオルギャザーMPJの他動運動	松葉杖併用し歩行
1週目	↓		↓	↓	↓
2週目					
3週目	装具装着	5枚			
4週目	↓	↓			
5週目		3枚			
6週目				風呂,リラックス時には装具除去	
7週目				↓	歩行時には装具装着
8週目		2枚		足関節自動介助運動	
9週目		1枚		↓	
10週目		0枚			
11週目	装具除去			ストレッチカーフレイズ	装具なしで歩行 ↓ ジョギング ↓ スポーツ復帰
受傷半年後					

図1. 当院における保存的治療

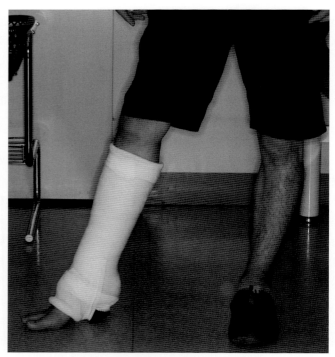

図2. 最大底屈位でヒール付きギプス固定を行う.ギプスがあたることによる歩行時の疼痛や足趾の運動の妨げとならないようMTP関節以遠のギプス固定を行わない.患肢の股関節外旋位をとることで安定した歩行,立位保持が可能となる.

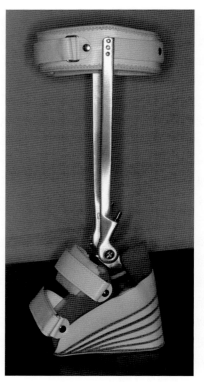

図3. 背屈のみを制限し自動底屈運動は可能とする計5枚のヒール付き短下肢装具を作製し使用している.装具は極力シンプルなものとし軽量化することで装具装着の不快感を軽減している.

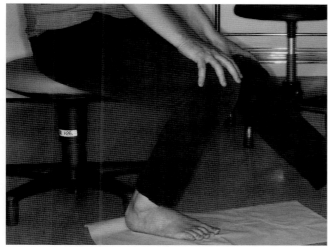
a．坐位

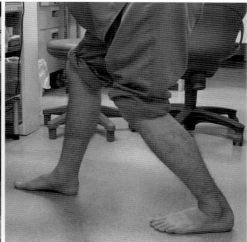
b．膝屈曲位

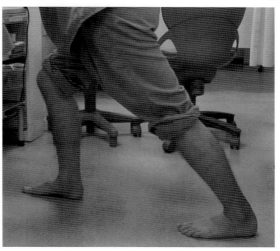
c．膝伸展位
図4．ストレッチの方法

　計10週間のギプスと装具による固定期間を経て，11週目で装具を完全に除去した後よりストレッチとカーフレイズを開始する．ストレッチに関しては，より効果的に下腿三頭筋をストレッチするために膝屈曲位と伸展位にわけて行うが，装具除去後まもなくは患者自身も恐怖感があるため，坐位でストレッチを行い徐々にならしていくように指導している（図4）．また，下腿三頭筋の筋力強化のために行うカーフレイズに関しては，まず坐位で両脚でのカーフレイズから開始し，その後立位両脚でのカーフレイズ，片脚でのカーフレイズと徐々に負荷を上げていく（図5）．運動に関しては，装具除去後ウォーキングから開始し，大股で早歩きが可能となればその後よりジョギングを行うように指導している．スポーツへの復帰は，ジョギングが問題なくできるようになれば許可しているが，通常可能となるのは治療開始から半年以上経過後である．

　アキレス腱断裂を受傷し本法で治療を行った症例のうち，半年以上経過観察可能であったのは15例17肢［男性15肢，女性2肢，受傷時平均年齢45.4（28～79）歳］であり少数ではあるが，いまのところ再断裂を起こした症例はなく良好な成績が得られている．

Ⅱ．考　　察

　アキレス腱断裂の発生数は北米では人口10万人あたり5.5～9.9人，欧州では人口10万人あたり6～18人と報告されている[2]が，本邦では発生数についての報告はみられない．本邦における受傷好発年齢は30～50歳とされている[3]．スポーツ中の外傷が70～90％を占め，その受傷平均年齢が38.7歳である一方，スポーツ以外の受傷平均年齢は54.1歳であり，スポーツによる受傷とスポーツ以外による受傷には明らかな年齢差があると報告されている[4]．アキレス腱断裂は外来で一般的に遭遇する外傷であり，その治療法に関しては十分な知識をもって臨む必要がある．保存的治療を選択する際の治療成績に影響

V. 下肢疾患に対する保存的治療

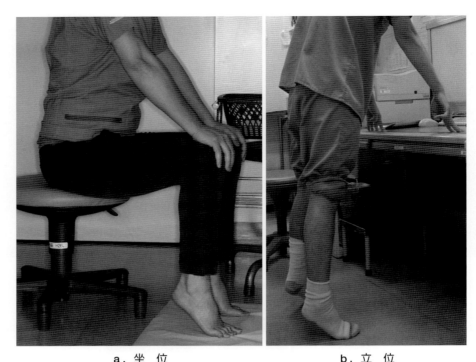

a. 坐位　　　　　　　　　b. 立位
図5. 筋力強化のためのカーフレイズ

を及ぼすと考えられる因子について説明する．

❶保存的治療か手術的治療か

保存的治療と手術的治療のどちらを選択するかを議論するうえで欠かせないのが再断裂率の違いである．『アキレス腱断裂診療ガイドライン2019』[5]においては，「再断裂率は手術療法で低く保存療法で高い（推奨度Grade A）」と明記されている．その一方で，手術的治療と同程度に保存的治療で再断裂発生率を低下させることができたという報告[6,7]も散見され，保存的治療の再断裂率は近年低下している．手術的治療と保存的治療を比較したランダム化比較試験（randomised controlled trial：RCT）をメタ解析した2019年の報告[8]においても，手術的治療と比較し，保存的治療のほうが再断裂率が高かったもののその差は1.6％にすぎず，むしろ合併症を生じるリスクに関しては手術的治療では保存的治療と比較し3.3％高く，手術的治療による主要合併症である術後感染は2.8％の患者でみられたと述べている．

治療に関しては，当然，患者の年齢やスポーツレベル，既往歴などを考慮し選択すべきであり，筆者はプロアスリートレベルである場合や，足関節最大底屈位のエコーで腱断端の間隙が1cm以上である場合，または1％でも再断裂リスクを下げたい，1週間でも装具固定期間を短縮したいと希望する患者に対しては，手術的治療をすすめている．

❷初期固定角度

保存的治療を行う際の初期固定角度に関しては，自然下垂位で行うとする報告と最大底屈位で行うとする報告があるが，重要なのは腱断端同士がより確実に接する角度で固定することである．初期固定角度における再断裂率を比較した結果，自然下垂位で10.5％，自然下垂位や底屈で7.5％であったのに対し，最大下垂位では4.4％であったと報告[9]されている．そのため筆者は，最大底屈位でなくともエコー下に腱断端同士が十分接している場合でも，必ず最大底屈位で初期固定を行っている．

❸固定期間

保存的治療を行う際の固定期間として，現在一般的に行われているのは8週間または10週間の固定である．筆者は保存的治療の患者満足度を上げるもっとも重要なことは再断裂率を低下させることであると考えており，日本でもっとも良好な保存的治療成績が得られている林ら[6]と古府ら[7]の報告を参考に，10週間の固定を行っている．

❹荷重開始時期

保存的治療における荷重開始時期に関するRCTをメタ解析した結果，早期から荷重を行った群と荷重を遅らせた群では再断裂率，仕事への復帰時期，スポーツへの復帰時期に有意差がなかったと報告されている[10]．筆者は自らがアキレス腱断裂を起こした際に撮像したMRI

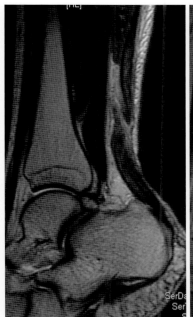
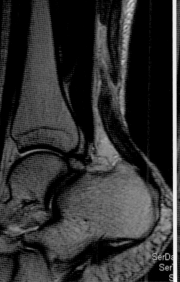
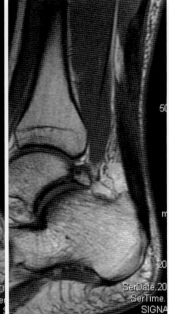
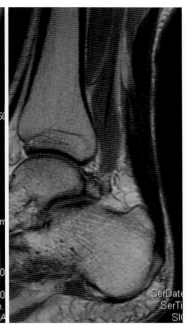

a．受傷3日後　　b．受傷2週間後（全荷重9日後）　　c．受傷6週間後　　d．受傷3ヵ月後

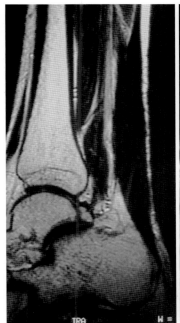
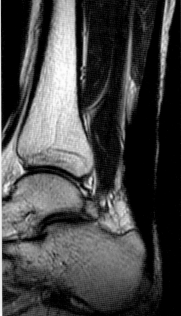
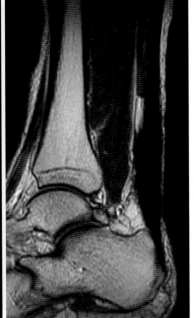

e．受傷6ヵ月後　　f．受傷13ヵ月後　　g．受傷23ヵ月後

図6．アキレス腱断裂後MRI矢状断像の経時的変化（文献1より許諾を得て転載）

の経過（図6）で，ヒール付きギプス下で早期から荷重歩行を行っても腱断端の間隙開大が起こらず，さらに装具装着下に歩行しても良好な腱の癒合が得られた経験から，早期からの荷重開始を行っている[1]．

まとめ

1）筆者が行う短下肢装具を用いた保存的治療の詳細を紹介するとともに，アキレス腱断裂に対する保存的治療の有用性と治療成績に影響すると考えられる因子を検討した．

2）アキレス腱断裂に対する保存的治療は，適切に行えば手術的治療と遜色ない良好な成績が得られる有用な治療法である．

文　献

1) 大村泰人, 大坪　隆, 織田弘美：アキレス腱断裂に対する早期荷重による装具療法の1例—自らの体験をもとに．関東整災誌 **45**：362-367, 2014

V．下肢疾患に対する保存的治療

2) American Academy of Orthopaedic Surgeons the diagnosis and treatment of acute achiles tendon rupture guideoine and evidence report.＜https://www.aaos.org/research/guidelines/atrguideline.pdf＞[Accessed 2019 June 6]

3) 中山正一郎，三馬正幸，杉本和也ほか：アキレス腱断裂の年齢別の特徴について．中部整災誌 **39**：1461-1462，1996

4) 中山正一郎，高倉義典：スポーツとアキレス腱断裂．MB Orthop **16**：8-15，2003

5) 日本整形外科学会診療ガイドライン委員会/アキレス腱断裂診療ガイドライン策定委員会：アキレス腱断裂診療ガイドライン 2019，第 2 版，南江堂，東京，2019

6) 林　光俊，石井良章：アキレス腱断裂の保存療法とリハビリテーション．臨スポーツ医 **24**：1065-1072，2007

7) 古府照男，上山裕史：アキレス腱断裂保存装具療法．臨スポーツ医 **24**：1079-1087，2007

8) Yassine O, Reinier B, Mark H et al：Operative treatment versus nonoperative treatment of Achilles tendon ruptures；systematic review and meta-analysis. BMJ, doi：10.1136/bmj.k5120, 2019

9) 藤井唯誌，田中康仁：アキレス腱皮下断裂の保存療法について—スタンダードな治療とは？ MB Orthop **22**：7-11，2009

10) Ali I, Rajzan J, Kristoffer W et al：Effect of early versus late weightbearing in conservatively treated acute achilles tendon rupture；a meta-analysis. J Foot Ankle Surg **57**：346-352, 2018

＊　　　＊　　　＊

第5中足骨基部骨折に対する保存的治療の工夫
──Uスラブ型ギプス副子を用いた外固定法*

森川 圭造**

はじめに

　第5中足骨基部骨折に対しては，一般的に保存的治療が多く行われ，さまざまな外固定法が推奨されている[1]．しかしながらそれら外固定法に関しては，長期固定による弊害のほかに，本邦においては靴の脱着を必要とする居宅環境，生活習慣に伴う不具合などが考えられる．今回，本骨折に対しUスラブ型ギプス副子を用いた外固定法を試みた．治療手技について紹介するとともに，その治療成績から本治療法の有用性を検討した．

I．本治療法の適応

　本治療法の適応は，第5中足骨基部の単独骨折と考えられ，その中でも同部の剥離骨折（avulsion fractures）である．基部より遠位に発生するJones骨折やストレス骨折は，十分な固定ができず適応外と考える．また隣接するその他の中足骨や足根部などに骨折がある場合は，中足・足根が構成する足部の骨性縦横アーチの破綻が考

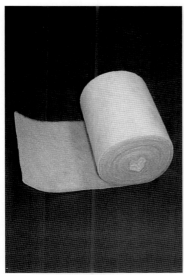
a．3裂の綿包帯（日本シグマックス社，東京）

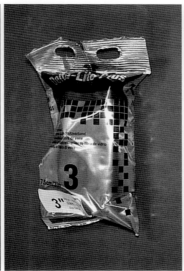
b．3インチ幅のプラスチックギプス（BSN medical 社，東京）

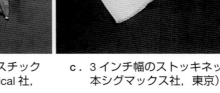
c．3インチ幅のストッキネット（日本シグマックス社，東京）

図1．使用する外固定の材料

Key words
fifth metatarsal fractures, conservative treatment, cast immobilization

*The conservative treatment of the fifth metatarsal base fractures ; the cast immobilization using U-slab splint
　要旨は第222回整形外科集談会東海地方会において発表した．
**K. Morikawa（医療・介護統括部長）：医療法人瑞邦会森川整形外科医院（℡485-0023　小牧市北外山2944-1；Morikawa Orthopaedic Practice, Komaki）．
［利益相反：なし．］

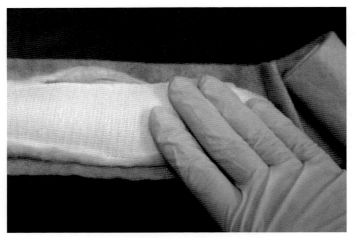

図2. ギプスシーネの作製方法. 3裂の綿包帯を二つ折りにして敷き, その上から3インチ幅のプラスチックギプスを貼りつける.

えられ, その修復への対応が困難であると判断されるため適応外である. その他, 他部位の骨折を伴う多発外傷例なども, 外傷の重症度から適応外と考える. したがって, 適応となる骨折部位は, Dameron[2]が示す第5中足骨部 zone I～III の中の zone I である.

骨折部の重症度に関しては, Mehlhorne ら[3]の分類による type A の type I～III であり, 骨転位を3 mm 以上認めるような type B では手術的治療を考慮すべきであると考える.

AO/OTA 分類[4]では, 部位は location 87 の foot であり, さらに the fifth metatarsal であるため, 87.5 のコードとなる. そしてその中でも近位部に

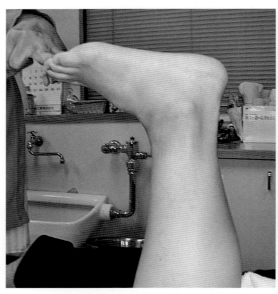

a. 体位は腹臥位, 肢位は受傷側の膝関節は90°屈曲, 足関節は底背屈0°

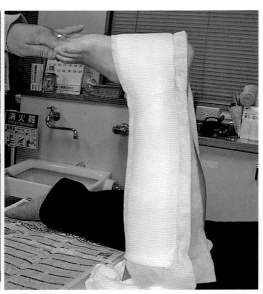

b. 下腿から足部にかけて, 作製したギプスシーネをあてる.

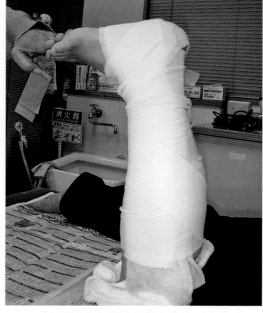

c. 水に濡らした弾力包帯を巻きつけギプスのモールディングを行い, 足関節部の形状をかたどる.

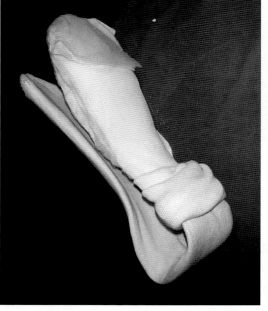

d. 形状をかたどったギプスシーネをさらに3インチ幅のストッキネットで被覆する.

図3. Uスラブ型ギプス副子の作製方法

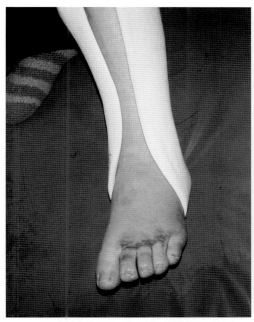
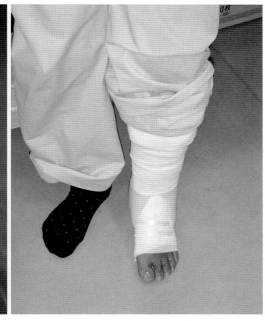

a. 弾力包帯を用いて下腿に巻きつけ固定する.

b. 固定後は全荷重下で歩行を許可し，骨癒合まで固定を続ける.

図4．U-slab型ギプス副子の固定方法

骨折があるためproximal end segment 1となり，87.5.1がその部位と明記される．また骨折型によれば，タイプA（extra-articular），タイプB（partial-articular），タイプC（complete-articular）のいずれも対応できるため，適応となる骨折は87.5.1A，87.5.1B，87.5.1Cである．

II．対象および方法

当院で治療を行った14例，14骨折を対象とした．その内訳は，男性5例，女性9例，平均年齢51.6歳であった．また右側受傷が4骨折，左側受傷が10骨折であった．

受傷機序は，スポーツによる受傷が6例，歩行中の転倒による受傷が5例，作業中の受傷が3例であった．骨折型は，AO/OTA分類の87.5.1のタイプAが10骨折，タイプBが2骨折，タイプCが2骨折であった．調査項目は，歩行による荷重時痛の消失までの期間，圧痛の軽減または消失までの期間，Uスラブの固定期間，骨癒合までの期間，そして社会復帰の状況とした．

外固定の材料としては，3裂の綿包帯，3インチ幅のプラスチックギプス，3インチ幅のストッキネットを用いた（図1）．3裂の綿包帯を二つ折りにして敷き，その上から3インチ幅のプラスチックギプスを貼りつけ，ギプスシーネを作製した（図2）．

固定方法は，患者を腹臥位で受傷側の膝関節を約90°に屈曲して足関節を底背屈0°の肢位に保ち（図3a），受傷した下腿から足部にかけて上述の方法で作製したギプ

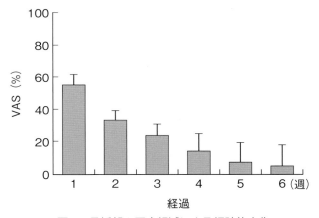

図5．骨折部の圧痛軽減による経時的変化

スシーネをあて（図3b），水に濡らした弾力包帯をその上から巻きつけることによりギプス固定部のモールディングを行い，足関節部の形状のかたどりを行った（図3c）．できあがったギプスシーネはさらに3インチ幅のストッキネットで被覆した（図3d）．弾力包帯を用いて受傷した下腿に巻きつけることにより，Uスラブ型ギプス副子が固定され（図4a），そのまま全荷重下で歩行を許可し，骨癒合まで固定を続ける（図4b）．患者自身で脱着できるため，自己管理が可能であれば通院による加療を行う．

骨癒合の判定は，Kristiansenら[5]の方法にしたがい，骨折部の圧痛の消失，単純X線画像による骨折部の外骨膜性仮骨の出現，あるいは骨折部間隙の消失などから判

V. 下肢疾患に対する保存的治療

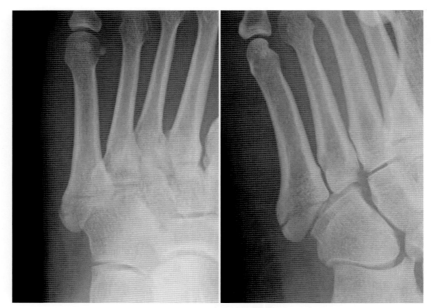

a．受傷時．AO/OTA 分類の 87.5.1A

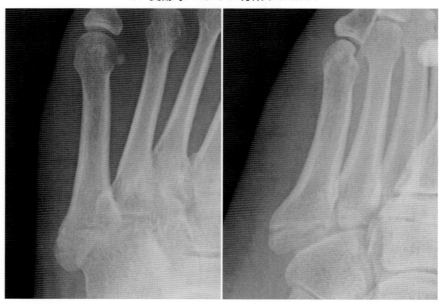

b．受傷 56 日．骨癒合を認める．
図 6．症例．41 歳，女．左足部 X 線正面像

断した．

III. 結　果

受傷から荷重時痛の消失までの期間は，平均 8.4±6.7（7〜28）日であった．骨折部の圧痛の軽減，消失までは平均 32.5±9.8（21〜56）日であり，固定 1 週間後には受傷時の約 50％に軽減，その後経時的に軽減し，6 週においては 5％以下になっていた（図 5）．

また，固定期間は平均 26.5±7.1（21〜49）日，骨癒合までの期間は平均 47.3±15.7（35〜63）日であり，92.8％が社会復帰していた．

IV. 症例提示

症　例．41 歳，女．
現病歴：バレーボールの試合中に左足を捻り受傷，翌日に当院初診となる．
単純 X 線所見：左第 5 中足骨骨折単独，単純横骨折であり，AO/OTA 分類から 87.5.1 A と判断された（図 6a）．
経　過：同日，U スラブ型ギプス副子を装着し，全荷重歩行による通院加療を行った．歩行時痛の消失が 14 日，圧痛の消失が 42 日であった．固定期間は 21 日間で，骨癒合に要した期間は 56 日であった（図 6b）．最終調査

時にはスポーツへの完全復帰をしていた.

V. 考　察

第5中足骨基部骨折は，Dameron[2]が示す第5中足骨部のzone I，IIにあたり，その発生機序は，足部短腓骨筋腱の牽引による剥離骨折とされている[1]．そのため骨折の保存療法に関しては，足部の内外がえし運動と足関節部の底背屈への制御を考慮した外固定が必要とされる．しかしながら，長期外固定による関節拘縮や複合性局所疼痛症候群（CRPS）による有痛性障害などの弊害が考えられ，また固定と免荷歩行による患者への精神的な苦痛や社会的活動の制限など，さまざまな障害をもたらすと考えられる.

一般的には，単純骨折や転位のない本骨折に対しては，short leg walking castやhard plastic cast shoeなどの固定がすすめられているが[1,5,6]，和式家屋で居住する本邦の症例では，靴の脱着や入浴などの生活環境において外固定の徹底が困難と思われる．そのため，この生活様式を想定した外固定が必要である.

今回使用したUスラブ型ギプス副子は，足部の内外がえしを制御しつつ足関節の底背屈の動きは許容され，早期荷重と歩行が可能であった．またギプス副子を装着したまま靴が履け，屋内外の区別なく装着可能であった．さらに患者自身の自己脱着も容易であり，入浴や受傷部の清拭などが行え，衛生管理に優れ，固定期間中の精神的な苦痛軽減にも有用であった．固定材料も通常のプラスチックギプスとその保護材料であるため，安価である．一方，欠点として，受傷直後は腫脹によりギプス辺縁が軟部組織や骨折部を圧迫して疼痛をもたらしたり，ギプス辺縁の接触により表皮を損傷する場合があることや，過度の荷重や歩行による固定器具破損が考えられる.

対策として，固定期間中の十分な管理を含め定期的な通院をすすめ，必要に対してほかのギプス固定法や足関節用サポーターへの変更などによる対応も必要であると思われる.

以上から，本治療法は早期荷重と早期歩行が可能であり，早期社会復帰につながった．また材料費が安価であり，医療経済的にも有用な治療法と期待される.

ま　と　め

1）第5中足骨基部骨折に対し，Uスラブ型ギプス副子を用いた保存的治療を行った.

2）本治療法により早期荷重，早期歩行が可能であった.

3）本治療法は，材料費も安価であり，また早期社会復帰が可能であることから，医療経済的にも有用な治療法である.

文　献

1) Schildhauer TA, Coulibay MO, Hoffmann MF：Fractures of the mid foot and forefoot. Rockwood and Green's Fractures in Adults, 8th Ed, ed by Cout-Brown CH, Heckman JD, McQueen MM et al, Wolters Kluwer, Philadelphia, p2689-2769, 2015

2) Dameron T：Fractures of the proximal fifth metatarsal selecting the best treatment option. J Am Acad Orthop Surg **3**：110-114, 1995

3) Mehlhorne AT, Zwingmann J, Hirschmüller A et al：Radiographic classification for fractures of the fifth metatarsal base. Skeltal Radiol **43**：467-474, 2014

4) Kellam JF, Meinberg EG：Foot, Fracture and dislocation classification compendium-2018. J Orthop Trauma **32**［Suppl］：89-100, 2018

5) Kristiansen TH, Ryaby JP, McCabe J et al：Accelerated healing of distal radius fractures with the use of specific, low-intensity ultrasound. J Bone Joint Surg **79-A**：961-973, 1997

6) Bowers J, Buckley R：Fifth metatarsal fractures and current treatment. World J Orthop **7**：793-800, 2016

＊　　　＊　　　＊

Ⅵ．脊椎，骨盤疾患に対する保存的治療

環軸椎回旋位固定の保存的治療

大下優介　工藤理史　白旗敏之　星野雄志　神崎浩二
豊根知明

はじめに

環軸椎関節回旋位固定（atlantoaxial rotatory fixation：AARF）は，軽微な外傷や扁桃などの腫脹に伴い発症することが報告されている．しかし，その治療方法や経過のまとまった報告は少ない．本研究の目的は，AARFの治療経過を検討することである．

I. 対象および方法

当院が開院した2001年4月～2018年3月に治療を行ったAARF例を後ろ向きに検討した．それぞれの症例の年齢，性別，発症要因，治療期間，治療方法，転機について検討した．

II. 結　果

上記期間中105例のAARFを経験した．症状の消失時期が不明確であった第三者行為があった1例を本研究から除外した．

104例の内訳は，男児51例，女児53例，平均年齢は5（1～13）歳であった．年齢別の男女の内訳を図1に示す．発症原因は，不明が42例（40.4％）と最大で，軽微な外傷27例（26.0％），川崎病，感冒，ムンプス，扁桃周囲膿瘍などの炎症性疾患加療中の発症35例（33.7％）であった．治療方法は，カラー固定が44例（42.3％），安静のみが43例（41.3％），Glisson牽引が16例（15.4％），入院のうえ安静のみが1例（1.0％）であった．

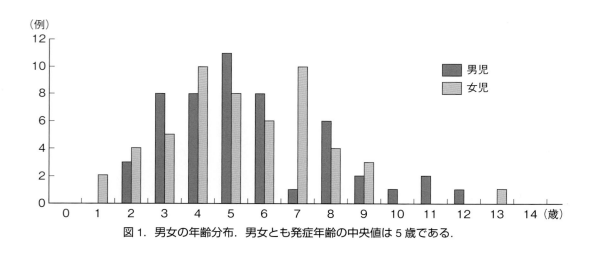

図1．男女の年齢分布．男女とも発症年齢の中央値は5歳である．

Key words

atlantoaxial rotatory fixation, grisel syndrome, Glisson traction

*A study of atlantoaxial rotatory fixation treatment
要旨は第48回日本脊椎脊髄病学会，Eurospine 2019において発表した．
**Y. Oshita（講師）：昭和大学横浜市北部病院整形外科（Dept. of Orthop. Surg., Showa University Northern Yokohama Hospital, Yokohama）；Y. Kudo（講師），T. Shirahata（講師），Y. Hoshino（講師）：同大学整形外科；K. Kanzaki（教授）：同大学藤が丘病院整形外科；T. Toyone（教授）：同大学整形外科．
［利益相反：なし．］

治癒まで追跡可能であったのが81例（77.9％）であり，4例（3.8％）が転院紹介，19例（18.3％）が中断となっていた（図2）．81例の治療に要した期間の中央値は9日（最短2日，最長70日）であった（図3）．治療に1ヵ月以上を要した症例を表1に示す．再発を認めたものが9例（8.7％）であり，そのうちの1例が4回，もう1例が3回再発を繰り返した．

治癒まで経過観察しえた症例のうち，治療に要した期間の中央値は，感染性疾患に伴う発症が15日，外傷が7日，原因不明が7日であった（表2）．本研究期間中に全身麻酔下の整復や手術的治療を要した症例なかった．

III. 考　察

AARFの保存的治療に関して，外固定をせず自然軽快した症例や，カラー固定で改善しなければGlisson牽引に移行するなどの報告がある[1]．われわれの治療方針は，発症直後であり疼痛が軽微であればカラー固定や安静のみで外来経過観察とし，改善に乏しい症例や疼痛が強い症例を入院としていた．また1～2週経過している症例は入院で牽引を行っていた（図4）．Fielding分類[2]にかかわらず，全例に対しGlisson牽引が有用で，整復後外固定を追加することにより再発率が低下する[3]といった報告もあるが，経過観察やカラーのみで治癒した症例も経験しており，全例入院ではなく症例により検討していく

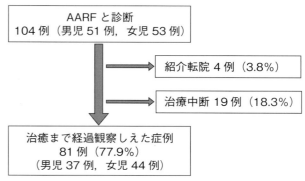

図2．症例の経過．104例のうち，中断19例，紹介4例であり，症状消失まで経過を追えたのは81例（77.9％）である．

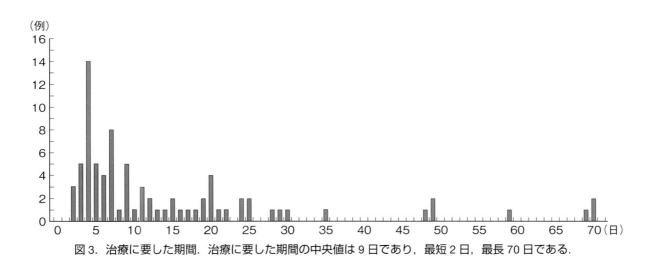

図3．治療に要した期間．治療に要した期間の中央値は9日であり，最短2日，最長70日である．

表1．治療に1ヵ月以上を要した症例．全例女児であった．症例4は他院入院後に症状軽快傾向と判断され，カラー固定後に紹介された．全例入院治療を要している．

症例	年齢・性	原因	治療	治療期間
1	8歳2ヵ月・女	リンパ節腫脹	Glisson牽引	35日
2	7歳5ヵ月・女	ムンプス	Glisson牽引	48日
3	7歳2ヵ月・女	感冒	Glisson牽引	49日
4	8歳0ヵ月・女	外傷（転倒）	カラー固定のみ	49日
5	5歳0ヵ月・女	不明	Glisson牽引	59日
6	5歳10ヵ月・女	扁桃周囲膿瘍	Glisson牽引	69日
7	7歳9ヵ月・女	ムンプス	Glisson牽引	70日
8	3歳7ヵ月・女	不明	Glisson牽引	70日

VI. 脊椎，骨盤疾患に対する保存的治療

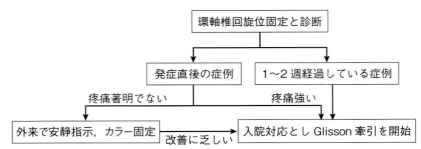

図4. 治療方針．陳旧例は入院のうえ牽引治療を行う．新鮮例で疼痛の軽微なものは外来で安静やカラー固定のみを指示し，症状が継続するものを入院とした．

表2. 治療を要した期間と原因の検討．各群間に統計学的有意差はない．

	外傷	感染性疾患	不明
症例	18	31	32
男/女	9/9	9/22	19/13
治療期間			
最長（日）	49	70	70
最短（日）	3	2	2
中央値（日）	7	15	7

ことがのぞましいと思われた．1ヵ月斜頚位が改善しない症例にヘイローリング装着の直達牽引で治療を行った報告[4]もあるが，当院の症例ではGlisson牽引で対応した．長期的な比較研究がなく今後の検討課題の一つである．入院でのGlisson牽引による治療成功率は，本研究では100%であった．軽微な症例では安静指示やカラー固定のみで改善するものもあり，全例に入院をすすめるのは過剰とも考えられた．Fielding分類はtype 1, 2のみであり，より高度の回旋変形であるtype 3, 4がなかったことも，手術にいたる症例が存在しなかったことに影響していると考えられた．

再発予防に関しても，回旋位が改善後にカラー固定をすすめ，ソフトカラーよりもハードカラーを推奨する報告[1]もある．われわれは症状にあわせてソフトカラーの対応をしており，症状が軽微で外固定なしで対応している症例も存在した．またカラー固定の期間も症例にあわせて調整していた．

重症例の治療中に骨棘変形などが出現すると報告されている[5]．手術が検討されると考えられるが，ヘイローベストを装着して骨のリモデリングを待つ方法[6,7]が報告されており，長期経過観察報告が望まれる．また，難治例では後頭骨と環椎の形態変化が認められる[8]症例もあるので注意を要する．われわれの検討では，1ヵ月以上の治療期間を要した8例は全例女児であった（表1）．難治例では原疾患の治療が肝要と考えられる[9]ものの，原疾患の病態が落ち着いても頚椎症状の改善までの間は牽引治療の継続を要した．

原因別治療期間の比較では，感染性疾患が15日と外傷や不明の7日よりも長いが，統計学的有意差はなかった（表2）．

長期治療を要した症例は入院期間も長くなり学業への影響も危惧される．また，入院期間が長くなると家族の不安も強くなるため，症状消失までの期間を含む病状説明を両親に頻回に行うなどの配慮を要した．

ま と め

1) 104例の対象のうち再発を9例（8.7%）に認めた．安静やカラー固定のみで改善不十分な症例にはGlisson牽引を行うことで改善した．

2) 症状が軽微な症例は，安静やカラー固定のみで改善した．

3) 疼痛の強い症例や発症から2週間程度が経過している症例は入院により改善した．

4) 手術を要した症例はなかったが，より重症なFielding分類type 3, 4が存在しなかったためであり，今後も検討を要する．

文 献

1) 山田　圭，佐藤公昭，脇岡　徹ほか：小児の環軸椎回旋位固定の保存的治療アルゴリズムの検討．整外と災外 63：501-504, 2014

2) Fielding JW, Hawkins RJ：Atlanto-axial rotatory fixation；fixed rotatory subluxation of the atlanto-axial joint. J Bone Joint Surg 59：37-44, 1977

3) 山田　圭，吉田建治，山下　寿ほか：環軸椎回旋位固定の治療方針の検討．整外と災外 52：67-72, 2003

4) 岡田　文，黒瀬眞之輔，斎藤太一ほか：小児の環軸椎回旋位固定に対する治療経験．整外と災外 52：549-552, 2003

5) Ishii K, Chiba K, Maruiwa H et al：Pathognomonic radiological signs for predicting prognosis in patients with chronic atlantoaxial rotatory fixation. J Neurosurg Spine **5**：385-391, 2006

6) Ishii K, Matsumoto M, Momoshima S et al：Remodeling of C2 facet deformity prevents recurrent subluxation in patients with chronic atlantoaxial rotatory fixation；a novel strategy for treatment of chronic atlantoaxial rotatory fixation. Spine **36**：E256-E262, 2011

7) 北村和也，松本守雄，石井　賢：環軸椎回旋位固定の診断と治療．脊椎脊髄 **29**：331-338，2016

8) 柏井将文，岩崎幹季：環軸椎回旋位固定／後頭骨環軸椎回旋位固定．脊椎脊髄 **32**：201-207，2019

9) 坂本吉弘，中村孝文，池田天史ほか：当科で経験した AARF 難治性症例についての検討．整外と災外 **50**：73-77，2001

*　　　*　　　*

VI. 脊椎，骨盤疾患に対する保存的治療

頚椎症性神経根症に対する
超音波ガイド下頚部神経根ブロック*

村田鎮優　岩﨑　博　山田　宏**

[別冊整形外科 76：124〜129，2019]

はじめに

　頚椎症性神経根症は予後良好な疾患である[1]ため，保存的治療が第一選択となる．これまで，頚部装具固定による局所安静と各種薬物治療の併用が原則とされ，十分な除痛効果が得られない場合には頚部神経根ブロックが行われてきた．頚部神経根ブロックは主として透視下で実施されてきたが，患者に苦痛（再現痛誘発）を与えることと験者，被験者ともに放射線にさらされることが不可避の問題であった．また，血管誤穿刺や神経障害などの重篤な合併症のリスクも高い[2〜6]とされ，安易に選択できる治療手段ではなかった．

　一方で，近年の超音波装置の発達にともない，超音波ガイド下で各種医療行為を安全かつ正確に実施することが可能となった．超音波装置を頚部神経根ブロックに用いることで神経根周囲および針刺入経路の血管を可視化することが可能となり，血管誤穿刺が回避可能となった．また，標的神経根の同定が容易となったためブロック針の刺激による再現痛を得る必要性がなくなり，患者に苦痛を与えずに神経根ブロックを実施できるようになった．神経根周囲の薬液注入量も調節可能であり，標的神経根の確実なブロック効果を得ることができ，責任高位診断の精度も向上している．

　われわれは，当院で実施している超音波ガイド下頚部神経根ブロックの手技を紹介するとともに，安全性と有効性，注意点について検討したので報告する．

I．超音波ガイド下
頚部神経根ブロックの手技

　患者を患側を上にした半側臥位（10°〜15°上向き）にし，患側頚部を軽度中間位とする（図1a）．術者は患者の背側に座り，超音波装置（SNiBLE，コニカミノルタ社，東京）を患者の腹側に配置する．このとき，針の刺入方向，験者の目線，刺入部位，超音波装置を一直線上（in line）に配置することがポイントである（図1b）．プローブは表在用リニアプローブ（L11-3，同社）を使用している．

　プローブを頚部に垂直にあてる（図1c）．画面の左側が患者の腹側，右側が患者の背側に一致するように統一している（図1d）．胸鎖乳突筋を目印にしてプローブをあてると，総頚動脈が確認できる．そして，プローブを後方へシフトさせると総頚動脈は画面の左側へ移動し，右側には頚椎横突起が描出されるようになる（図2）．そこで，プローブを頭尾側方向へシフトさせながら頚椎高位を同定する．超音波下に頚椎高位を同定する際に，頚椎の解剖学的特徴を利用する．頚椎横突起の前部には前結節（図3a☆）があり，後部には後結節（図3a★）がある．神経根はこの前結節と後結節からなる結節間溝を走行する．C3〜C6は前結節と後結節からなる結節間溝が存在するが，C7は前結節が存在せず，椎骨動脈が並走する．結節間溝は超音波画像上では蟹爪様に描出され，その上方に神経根が存在する（図3b）．神経根を同定する際にこの結節間溝の蟹爪様の構造をメルクマールにす

▌Key words

cervical spine，selective nerve root block，ultrasonography，cervical spondylotic radiculopathy，conservative treatment

---

*Ultrasound-guided cervical nerve root block is an effective and safe conservative treatment for cervical spondylotic radiculopathy
　要旨は第131回中部日本整形外科災害外科学会において発表した．
**S. Murata, H. Iwasaki（准教授），H. Yamada（教授）：和歌山県立医科大学整形外科（Dept. of Orthop. Surg., Wakayama Medical University, Wakayama）.
［利益相反：なし．］

124

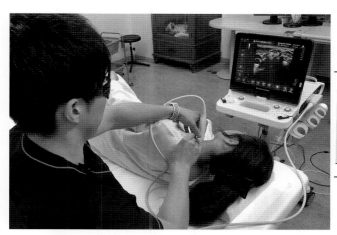
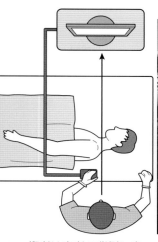
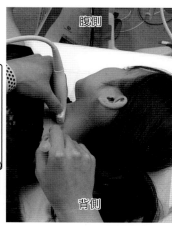

a．患者は患側を上にした半側臥位（10°〜15°上向き）にし，患側頸部を軽度中間位とする．

b．術者は患者の背側に座り，針の刺入方向，験者の目線，刺入部位，超音波装置を一直線上（in line）に配置する．

c．プローブを頸部に垂直にあてる．

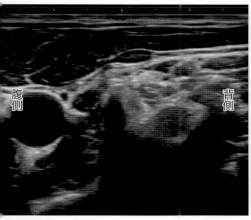
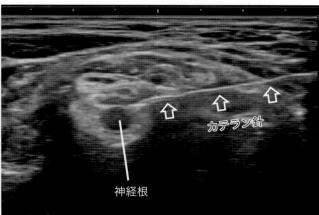
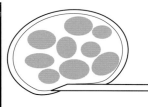
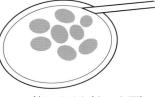

d．画面の左側が患者の腹側，右側が患者の背側に一致するように統一する．

e．カテラン針をプローブ後方から平行法で刺入する．神経根周囲にドーナツ様に薬液を注入する．

f．針のベベル（カット面）に注意する．神経の下方では上向き，上方では下向きにする．

図1．患者の体位と超音波装置の位置

る．前結節が存在しないC7とC7神経根を同定（図3c）し，そこから頭側へプローブを移動させたときに，最初に前結節と後結節からなる結節間溝が同定できる高位がC6とC6神経根である．後結節のみの横突起が存在するC7高位で，神経根前方の椎骨動脈をドプラで確認することで高位診断はより確実となる．このように頸椎の解剖学的特徴を利用することで，神経根高位を同定することができる．ただし，C7横突起奇形は約1.3％存在する[7]という報告もあるため，事前にCTまたはMRIを撮像している場合は処置前に確認しておくとより確実である．神経根高位の同定後は，標的神経根の周囲と針刺入経路に誤穿刺リスクのある血管が走行していないかをカラードプラで慎重に評価，確認する（図4a，b）．

標的神経根を同定した画面を保持し，患者の穿刺部を十分に消毒する．23〜25Gカテラン針を，プローブ後方から平行法で刺入する（図1e）．針先が標的神経根に近づくと，患者は肩甲部や上肢に軽い違和感を自覚する．ここで，神経根周囲にドーナツ様に薬液［5 mlのシリンジ使用：1％キシロカイン1 ml＋ベタメタゾン4 mg（ベタメタゾンリン酸エステルナトリウム5.3 mg）＋生理食塩水必要量］を注入する．放散痛を出現させずに確実なブロックを得るには，神経根を貫かずに針のベベルの方向も意識して神経根周囲にドーナツ様に薬液を注入することがポイントである（図1f）．

処置後は待合室などで10分程度の安静を指示する．

II．対象および方法

2018年1月〜2019年4月に，疼痛コントロールと責任

Ⅵ. 脊椎，骨盤疾患に対する保存的治療

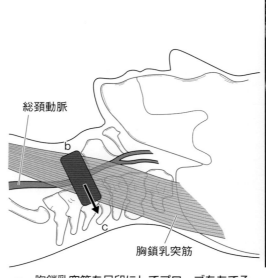

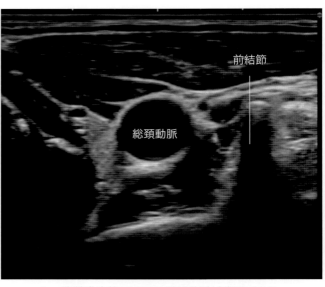

a．胸鎖乳突筋を目印にしてプローブをあてる．　　b．胸鎖乳突筋の下層に総頚動脈が確認できる．

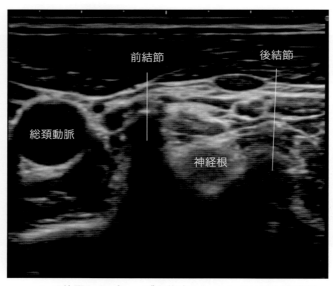

c．bの位置からプローブを後方へシフトさせると総頚動脈は画面の左側へ移動し，右側には頚椎横突起が描出される．

図2．プローブのあて方と頚椎高位の確認

高位診断を目的として超音波ガイド下頚部神経根ブロックを施行した頚椎症性神経根症患者49例［男性34例，女性15例，年齢42〜80（平均60.5）歳］を対象とした．対象患者には，手術待機症例も含まれている．当院では，保存的治療に抵抗性の頚椎症性神経根症に対し，低侵襲外科治療として内視鏡下頚椎椎間孔拡大術（cervical microendoscopic foraminotomy：C-MEF）を実施しているが，術前の機能診断目的でも超音波ガイド下頚部神経根ブロックを実施している．なお，全例超音波検査を実施することに関して同意を得て行った．超音波ガイド下頚部神経根ブロックの有効性と安全性を評価する目的で，ブロックによる除痛効果と合併症の発生率，より安全に実施するための注意点を明らかにする目的で，標的神経根周囲，針刺入経路の誤穿刺リスクのある血管の存在頻度を調査した．除痛効果は，処置直後にNumerical Rating Scale（NRS）が50％以上減少した場合を除痛効果ありと判定した．誤穿刺リスクのある血管は，標的神経根周囲（半径4 mm以内）および針刺入経路（上下2 mm幅）に存在するカラードプラで判別可能な血管と定義した（図4c, d）．

Ⅲ．結　　果（表1）

49例の標的神経根高位の内訳は，C5神経根4例，C6神経根28例，C7神経根14例，C8神経根5例であった．C5神経根とC6神経根の2根をブロックした症例，C6神経根とC7神経根の2根をブロックした症例がそれぞれ1例ずつ含まれていた．

処置直後にNRS 50％以上減少の除痛効果が得られた

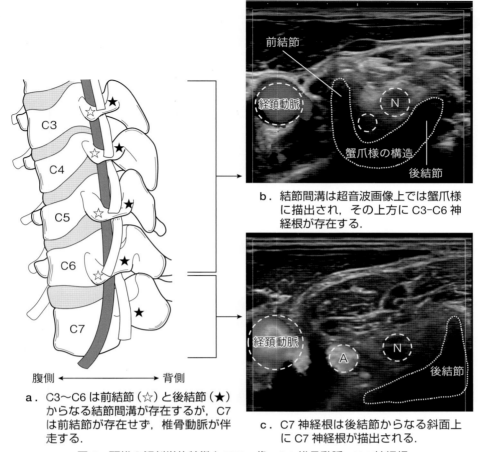

a. C3〜C6は前結節（☆）と後結節（★）からなる結節間溝が存在するが，C7は前結節が存在せず，椎骨動脈が伴走する．

b. 結節間溝は超音波画像上では蟹爪様に描出され，その上方にC3-C6神経根が存在する．

c. C7神経根は後結節からなる斜面上にC7神経根が描出される．

図3．頸椎の解剖学的特徴とエコー像．A：椎骨動脈，N：神経根

症例は，49例中41例（83.7％）であった．エコー画像上の血管誤穿刺や血管内注入ならびにそれにともなう所見や症状の出現，神経症状の増悪，めまい，頭痛，嘔気，皮下血腫などの合併症は全例で認めなかった．

標的神経根周囲の誤穿刺リスク血管存在頻度は，C5レベルでは49例中7例（14.3％），C6レベルでは4例（8.2％），C7レベルでは19例（38.8％）であった．針刺入経路の誤穿刺リスク血管存在頻度は，C5レベルでは49例中4例（8.2％），C6レベルでは3例（6.1％），C7レベルでは5例（10.2％）であった．C7神経根周囲にブロック針を誘導する際には，特に注意が必要であることが明らかとなった（表1）．

IV．考　察

頸椎症性神経根症は予後良好な疾患である[1]ため，保存的治療が第一選択となる．これまでは，頸部装具固定による局所安静と各種薬物治療の併用で十分な除痛効果が得られない場合に透視下頸部神経根ブロックが行われてきた[8]．また，超高齢社会のわが国においては，加齢性の頸椎変性により画像上複数椎間において神経圧迫を認める神経根症患者も決して少なくない．そのような症例が保存的治療に抵抗性で外科的治療が必要になった場合，身体所見はもとより頸部神経根ブロックによる責任高位診断は非常に重要な情報となる．これまで頸部神経根ブロックは，主として透視下で実施されてきたが，患者に苦痛（再現痛誘発）を与えることと験者，被験者ともに放射線にさらされることが不可避の問題であった．透視下頸部神経根ブロックの重大な合併症の報告も散見される[2〜6]．

超音波ガイド下神経根ブロックは，標的神経や周囲血管が確認可能であるため，透視下神経根ブロックより安全である[9]とされており，近年の超音波機器の発達とともに，頸部神経根ブロックを超音波ガイド下に実施する施設も増加しつつある[10〜12]．カラードプラを使用することにより，標的神経根周囲や針刺入経路に血管が存在していないかを確認し，誤穿刺を防止することが可能で，より安全に頸部神経根ブロックが施行可能である．また，標的神経根とブロック針との位置関係をリアルタイムで把握できるため，ブロック針を刺入して再現痛を得ることによる神経根の同定が不要で，神経根ブロックに伴う患者の苦痛を減じることができる．被曝もせず，造影剤も不要である．神経根周囲の薬液注入量も調節で

Ⅵ. 脊椎，骨盤疾患に対する保存的治療

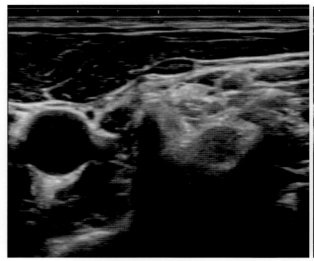
a．C6 神経根のエコー

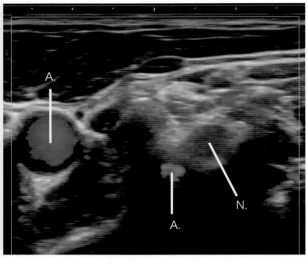
b．カラードプラを使用すると周囲の血管が赤〜青の信号で描出される．

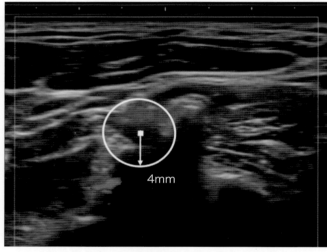
c．標的神経根周囲．標的神経根中心から半径 4 mm 以内にカラードプラで判別可能な血管をリスク血管と判定した．

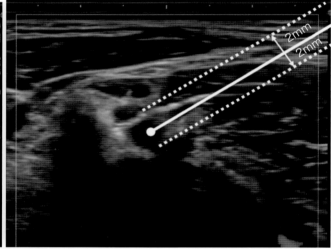
d．針刺入経路．ブロック針刺入想定部位から標的神経根中心を結ぶ直線の上下 2 mm 幅の範囲にカラードプラで判別可能な血管をリスク血管と判定した．

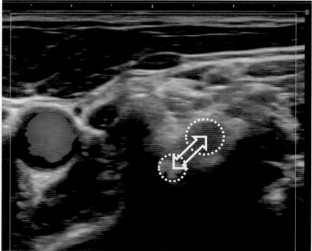
e．カラードプラを使用しプローブ位置や角度をわずかに調整することで，標的神経根周囲，針刺入経路に存在する血管を標的から遠ざけることができる．

図 4．エコードプラ

きるため，標的神経根の確実なブロック効果を得ることができ，その結果，責任高位診断の精度も向上している．

C7神経根周囲に誤穿刺リスク血管が高頻度に存在しているという本結果は，C7頚椎は前結節が存在せず，椎間孔外で神経根と椎骨動脈が並走するという解剖学的特徴と一致しており，想定どおりであった．一方で，C5，C6レベルにおいても誤穿刺リスク血管は約10％存在し想定よりも多かったため，穿刺前にカラードプラで慎重に評価することの重要性を再認識した．当院では，超音波ガイド下頚部神経根ブロック導入当初から，穿刺前にカラードプラを用いて誤穿刺リスク血管を評価することをルーチン化していたため，施術時の重篤な合併症はもちろんのこと，皮下血腫などの軽微な合併症もすべて回避できていると考える．

本研究では，超音波ガイド下神経根ブロックに対し疼痛コントロールのみならず高位診断の意義をもたせるために，より圧迫部位に近い部分（結節間溝内）で神経根を描出し，リスク血管の存在頻度を評価した．しかしながら，実際の手技で疼痛コントロールに目的を限定する場合は，カラードプラを使用しプローブ位置や角度をわずかに調整することで，標的神経根周囲，針刺入経路の血管の存在頻度を下げながら，より安全にブロックすることができる（図4e）．

超音波ガイド下頚部神経根ブロックは，透視室に移動する必要がなく，診察室内で外来診察の流れのまま実施でき，所要時間は約10分程度と非常に簡便である．安心，安全で，かつ患者，医療従事者の双方に優しい本法は，今後実臨床の現場における標準的手技として普及すべきである．

ま と め

1）83.7％（49例中41例）の症例で，処置直後からNRS 50％以上の減少による除痛効果が得られた．

2）重篤な合併症はもちろんのこと，皮下血腫などの軽微な合併症も全例で認めなかった．

3）標的神経根周囲と針刺入経路の誤穿刺リスク血管存在頻度を調査し，C7神経根周囲にブロック針を誘導する際には，特に注意が必要であることが明らかとなった．

4）保存的治療としてだけでなく，外科的治療を要する場合の機能的診断方法としても超音波ガイド下頚部神経根ブロックは有用であった．

文 献

1) 乾　敏彦，下川宣幸，山口　智：頚椎症性神経根症（椎間板ヘルニア含む）の外科治療に関する指針．Spine Surgery **29**：242-251，2015
2) Lee HH, Park D, Oh Y et al：Ultrasonography evalua-

表1．患者背景と結果

項目	
症例	49
性（男/女）	34/15
年齢（歳）	60.5（42〜80）
標的神経根高位	
C5	4
C6	28
C7	14
C8	5
除痛効果あり	41（83.7％）
標的神経根周囲リスク	
C5	7（14.3％）
C6	4（8.2％）
C7	19（38.8％）
針刺入経路リスク	
C5	4（8.2％）
C6	3（6.1％）
C7	5（10.2％）
合併症	0

tion of vulnerable vessels around cervical nerve roots during selective cervical nerve root block. Ann Rehabil Med **41**：66-71, 2017
3) Park D：Distribution patterns of the vulnerable vessels around cervical nerve roots；a computed tomography-based study. Am J Phys Med Rehabil **97**：242-247, 2018
4) Huntoon MA：Anatomy of the cervical intervertebral foramina- vulnerable arteries and ischemic neurologic injuries after transforaminal epidural injections. Pain **117**：104-111, 2005
5) 池浦　淳，串田剛俊，足立　崇ほか：神経根ブロック時の放射線被曝量．整・災外 **58**：781-786，2015
6) Yamashita K, Ikuma H, Tokashiki T et al：Radiation exposure to the hand of a spinal interventionalist during fluoroscopically guided procedures. Asian Spine J **11**：75-81, 2017
7) Takeuchi M, Aoyama M, Wakao N et al：Prevalence of C7 level anomalies at the C7 level；an important landmark for cervical nerve ultrasonography. Acta Radiologica **57**：318-324, 2016
8) Slipman CW, Lipetz JS, Depalma MJ et al：Therapeutic selective nerve root block in the nonsurgical treatment of traumatically induced cervical spondylotic radicular pain. Am J Phys Med Rehabil **83**：446-454, 2004
9) Jee H, Lee JH, Kim J et al：Ultrasound-guided selective nerve root block versus fluoroscopy-guided transforaminal block for the treatment of radicular pain in the lower cervical spine；a randomized, blinded, controlled study. Skeletal Radiol **42**：69-78, 2013
10) 竹内幹伸，神谷光広，若尾典充ほか：頚部神経根ブロックの進歩．整・災外 **58**：737-741，2015
11) Narouze SN, Vydyanathan A, Kapural L et al：Ultrasound-guided cervical selective nerve root block. Reg Anesth Pain Med **34**：343-348, 2009
12) Contreras R et al：Ultrasound-guided interventional procedures for cervical pain. Tech Reg Anesth Pain Manag **17**：64-80, 2013

Ⅵ. 脊椎，骨盤疾患に対する保存的治療

頚椎後縦靱帯骨化症に対する保存的治療*

古矢丈雄　　國府田正雄　　牧　聡　　宮本卓弥　　沖松　翔
山崎正志　　大鳥精司**

[別冊整形外科 76：130〜134, 2019]

はじめに

後縦靱帯骨化症（ossification of the posterior longitudinal ligament：OPLL）は時に重篤な脊髄症を引き起こし，手術的治療を必要とする．また，脊髄損傷患者においては OPLL 合併例が多いとされ，靱帯骨化の存在は脊髄損傷発症のリスク因子となる[1]．しかしながら，大きな靱帯骨化を有しながらも長期間無症候または軽症で経過する患者も一定数存在する．本稿では，当院で保存的治療で長期間経過観察している無症候例および軽症例の画像所見の特徴について報告する．また，頚椎 OPLL の保存的治療，自然経過および手術の適切なタイミングについて文献的考察を行う．

Ⅰ. 無症候保存的治療例および軽症保存的治療例における画像所見の検討

われわれは保存的に外来経過観察を行い，脊髄症を発症していないか，または軽症のまま脊髄症の進行のない頚椎 OPLL 例の画像所見の特徴を検討した[2,3]．2009 年以前に当科脊椎専門外来を初診し，初診時の日本整形外科学会頚髄症治療成績判定基準（JOA スコア）が 15.0 点以上で，その後 10 年以上当科外来で保存的に治療し，最終経過観察時の JOA スコアも 15.0 点以上であった 43 例（男性 20 例，女性 23 例，初診時平均年齢 54.4 歳）を対象とした．経過観察期間は平均 17 年 4 ヵ月で，最低 10 年 0 ヵ月，最長 30 年 10 ヵ月であった．経過観察中に脊髄症の悪化を認め JOA スコアが 15.0 点未満となった症例は検討から除外した．保存的治療の内容としては，患

表1. 骨化形態

	初診時	最終観察時
混合型（例）[%]	28（65）	26（60）
連続型（例）[%]	12（28）	14（33）
分節型（例）[%]	3（7）	3（7）
その他型（例）[%]	0（0）	0（0）
合計	43	43

者および家人に対し疾患全般や起こりうる神経症状，転倒予防の重要性について説明を行った．治療としては頚部痛および上下肢のしびれ，疼痛に対症的な投薬を行った．定期的な通院を提案し，半年〜1 年に 1 回の診察を行った．脊髄症の悪化を認める場合は診察間隔を狭め，装具療法などの局所安静を図る対策を講じた．その後も症状の進行を認め日常生活や業務に支障がある場合は，手術的治療を検討した．

43 例の JOA スコアは初診時平均 16.3 ± 0.64 点，最終観察時 16.4 ± 0.69 点であった．骨化形態を表 1 に示す．分節型は少なく，多くは混合型か連続型であった．また，経過観察中に 2 例が混合型から連続型へ移行した．最終観察時における最大圧迫高位は C2/C3 が 8 例，C3/C4 が 15 例，C4 が 1 例，C4/C5 が 12 例，C5/C6 が 6 例，C6/C7 が 1 例であった．最終観察時における最大圧迫高位の骨化占拠率は平均 41.0 ± 9.7％（最小 23.6％，最大 61.7％），残余有効脊柱管径は平均 8.0 ± 2.0 mm（最小 4.0 mm，最大 12.9 mm）であった（表 2）．占拠率が 50％を超える症例を 8 例（18.6％）認め，これらは 3 例が連続型，5 例が

■ Key words

OPLL, cervical spine, conservative treatment

*Conservative treatment for ossification of the posterior longitudinal ligament at cervical spine
**T. Furuya（講師）：千葉大学大学院整形外科（Dept. of Orthop. Surg., Graduate School of Medicine, Chiba University, Chiba）；M. Koda（准教授）：筑波大学医学医療系整形外科；S. Maki, T. Miyamoto, S. Okimatsu：千葉大学大学院整形外科；M. Yamazaki（教授）：筑波大学医学医療系整形外科；S. Ohtori（教授）：千葉大学大学院整形外科．
［利益相反：なし．］

表2. 骨化占拠率（最終観察時）

	平均±標準偏差 （最小値〜最大値）
骨化占拠率（%）	41.0±9.7（23.6〜61.7）
残余有効脊柱管径（mm）	8.0±2.0（4.0〜12.9）
占拠率50%以上の症例（例）[%]	8（18.6）

表3. 最大圧迫高位における局所可動域（最終観察時）

	症例	平均±標準偏差（°） （最小値〜最大値）
保存的治療例	43	5.2±4.7（0〜15.4）
骨化占拠率50%以上例	8	3.7±4.1（0〜9.5）

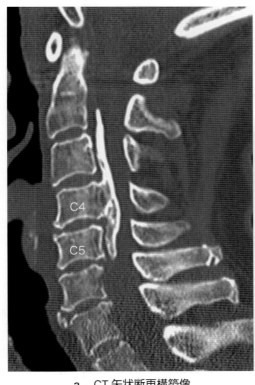

a．CT矢状断再構築像　　　b．CT水平断像（C4/C5）
図1．連続型長期保存例．症例1．73歳，女．最終観察時CT

混合型であった．最大圧迫高位において骨化の連続性が絶たれ不連続である症例や，骨化断端が最大圧迫部位である症例は25例，連続性を認める症例は18例であった．矢状面における頚椎アライメントは前弯型33例，後弯型7例，S字型3例であり，C2〜C7角は平均9.6±10.0°の前弯であった．前後屈動態撮影における最大圧迫高位での椎間可動域は平均5.2±4.7°（最小0°，最大15.4°）であった．占拠率が50%を超える8例における可動域の平均は3.7±4.1°（最小0°，最大9.5°）であった（表3）．

II．症例提示

❶連続型長期保存例（図1）

症例1．73歳，女．

現　症：OPLL軽症例として16年前より外来定期経過観察を行っており，最終観察時のJOAスコアは16.0点である．C2〜C5に連続型OPLLを認め，最大圧迫高位C4/C5で骨化占拠率は59%，残余有効脊柱管径は4 mmであった．骨化型が連続型であるため，長期にわたり脊髄症が発症せず経過していると考えられる．しかしながら占拠率は高いため，引き続き慎重な経過観察を要する．

❷最大圧迫高位において局所可動性を認め注意を要する症例（図2）

症例2．66歳，男．

現　症：13年前よりOPLL軽症例として外来定期経過観察を行っており，最終観察時のJOAスコアは15.5点である．C2〜C6に混合型OPLLを認める（図2a）．最大圧迫高位C3/C4は前後屈で9.5°の可動性を有しており（図2b，c），占拠率も50.0%と比較的高く，引き続き慎重な経過観察を要する．

Ⅵ．脊椎，骨盤疾患に対する保存的治療

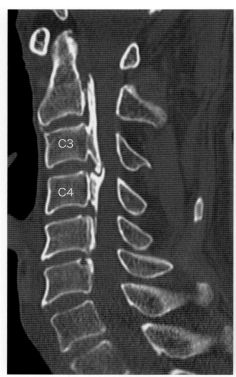 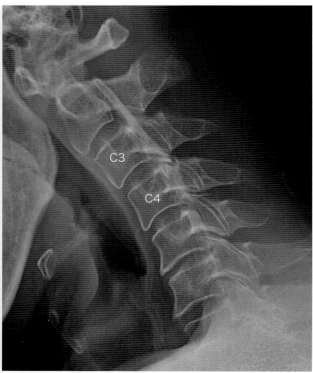 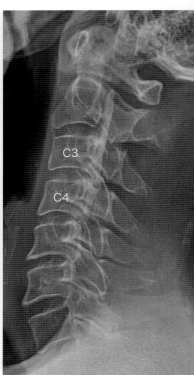

a．CT矢状断再構築像　　　　　　　　　　　b．X線側面像（屈曲位）　　　　　　　　　　c．X線側面像（伸展位）
図2．最大圧迫高位において局所可動性を認め注意を要する症例．症例2．66歳，男．最終観察時画像所見

❸当初症状軽微であったが脊髄症の悪化を認め手術を施行した症例（図3）

症例3．58歳，女．

現　症： 39歳時に肩こりのスクリーニングで施行したX線検査でOPLLを認め紹介され初診となった．画像所見ではC2～C5の連続型OPLLを認め，C5/C6で残余有効脊柱管径は9 mmであった（図3a）．初診時JOAスコア16.0点と脊髄症は軽微であり，以後定期的な経過観察を行った．経過中に骨化の進展とC6椎体高位からの新たな骨化巣の出現を認め，脊柱管径が6 mmに縮小した（図3b）．初診から17年目の56歳時に脊髄症が進行し手術を施行した（本例は保存的治療群には含まれない）．

Ⅲ．頸椎OPLL保存的治療の実際

頸部痛や軽微な神経根症，脊髄症に対しては各種薬物による対症療法が行われる．神経障害に対し高いエビデンスに基づいて有効性を示した治療法はない．実臨床においては薬物療法に物理療法や装具療法が併用されることも多い．軽症の場合，安静による症状の自然回復もときおり経験する．保存的治療の効果は1ヵ月以内にあらわれ3ヵ月以内に限界に達するとされ，1ヵ月経過しても症状が改善しない場合は手術を考慮するとの意見がある[4]．骨化進展の予防という観点からethane-1-hydroxy-1,1-diphosphonate（EHDP，製品名ダイドロネル）の有効性が検証された[5,6]．EHDPは石灰化抑制作用および骨吸収抑制作用を有し，脊髄損傷後，股関節形成術後の異所性骨化の治療薬として使用されている．ただし，EHDPはOPLLに対する保険適用はない．

Ⅳ．頸椎OPLLの自然経過および手術の適切なタイミング

無症候性OPLLの70％は30年間で脊髄症状を発症しなかったという報告がある[7]．別の報告においても保存的治療で経過観察した頸椎OPLL例の66.5％は脊髄症を発症しないまま経過し，脊髄症の新たな発症は14.7％，増悪は4.6％とされる[8]．2011年の文献レビューでは，脊髄症がなければ症状増悪の可能性は低く，一方，すでに脊髄症が認められれば症状が増悪する危険性が高く手術的治療が有効かもしれないとしている[9]．OPLLの進展について，CTを用いた三次元的検討では骨化増大のスピードは平均4.1％/年であった[10]．骨化進展と症状には相関はないとの考え方[11]が一般的である．

神経症状増悪因子としては骨化形態[12]，最大圧迫高位の残余有効脊柱管前後径（または骨化占拠率）[13]，責任高位での動的因子[14,15]があげられている．神経症状の悪化は分節型，混合型が多いとの報告がある[12]．脊柱管前後

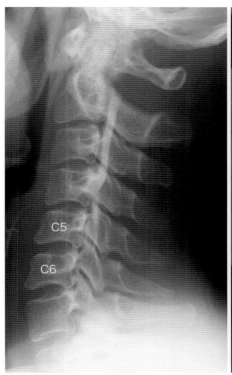 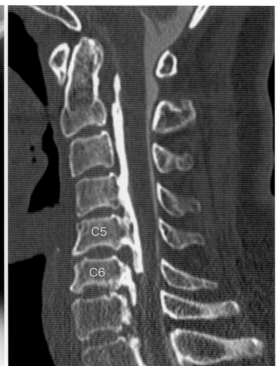

a．初診時X線側面像（中間位）　　b．脊髄症発症時のCTミエログラム矢状断再構築像

図3．当初症状軽微であったが脊髄症の悪化を認め手術を施行した症例．症例3．58歳，女．画像所見

径が6 mm以下の症例は全例脊髄症を呈し，静的因子（脊髄圧迫）が脊髄症発症因子となり，6 mm以上の症例では脊髄症の発現は動的因子の関与が大きいとされている[16]．手術適応とタイミングについては，JOAスコア15点以上で維持されているものは保存的治療でよいとする報告がある[17]．OPLLは脊髄損傷のリスク因子ではあるものの，症状がないか軽度の患者への予防的手術については慎重であるべき[7,18]との意見はもっとも一般的に受け入れられていると考えられる．手術適応としては進行リスクのある占拠率40％以上の症例，8 mm以下の脊柱管前後径といった指標が提唱されている[19]．また長期保存例の検討結果から，占拠率60％以上の症例については発症リスクが高く，より慎重な観察をするべき[13]とする意見があり，自験例での検討もこの考えを支持する結果であった．

まとめ

保存的治療で長期間経過観察している無症候例および軽症例の画像所見の特徴について検討した．骨化占拠率40～60％の比較的占拠率が高いOPLLにおいても，連続型や最大圧迫高位の局所可動性を有さない例では症状悪化は認めず，長期間にわたり脊髄症の発症，進行は少ないと推察された．逆に局所可動性が大きな症例では症状の進行について十分念頭におく必要があると考えられた．また，本稿の長期保存的治療例では占拠率が最大のものでも61.7％であった．おそらく占拠率が60％以上となると骨化形態や可動性によらず脊髄症が発症する可能性が高まると予想され，より一層の注意が必要である．

文献

1) Chikuda H, Seichi A, Takeshita K et al：Acute cervical spinal cord injury complicated by preexisting ossification of the posterior longitudinal ligament；a multicenter study. Spine 36：1453-1458, 2011
2) 古矢丈雄，國府田正雄，藤由崇之ほか：無症候性頚椎後縦靱帯骨化の画像所見．日脊髄障害医会誌 27：80-81, 2014
3) 古矢丈雄，國府田正雄，藤由崇之ほか：占拠率50％以上の無症候性頚椎後縦靱帯骨化の画像所見の検討．日脊髄障害医会誌 28：106-107, 2015
4) 柳　務：後縦靱帯骨化症の治療—保存的療法を中心に（手術適応を含む）．神経内科治療 8：289-294, 1991
5) Takagi M, Hayashi Y, Igarashi M et al：Efficacy of ethane-1-hydroxy-1, 1-diphosphonate in patients with ossification of posterior longitudinal ligament of cervical spine. J Bone Miner Metab 4：186-191, 1986
6) 小野啓郎，米延策雄，酒匂　崇ほか：頚椎後縦靱帯骨化症の術後骨化進展抑制に対するエチドロン酸二ナトリウ

VI. 脊椎，骨盤疾患に対する保存的治療

ム（EHDP）の臨床試験. 日脊椎外会誌 **9**：432-442, 1998

7) 松永俊二, 林　協司, 山元拓哉ほか：頚椎後縦靱帯骨化症の自然経過からみた治療戦略. 脊椎脊髄ジャーナル **18**：848-852, 2005

8) 岡野智裕, 酒匂　崇, 武富栄二ほか：頚椎後縦靱帯骨化症の自然経過. 西日脊椎研会誌 **20**：83-86, 1994

9) Pham MH, Attenello FJ, Lucas J et al：Conservative management of ossification of the posterior longitudinal ligament；a review. Neurosurg Focus **30**：E2, 2011

10) Katsumi K, Watanabe K, Izumi T et al：Natural history of the ossification of cervical posterior longitudinal ligament；a three dimensional analysis. Int Orthop **42**：835-842, 2018

11) 大橋輝明, 永田見生, 安部　淳ほか：頚椎後縦靱帯骨化症の自然経過と手術成績. 整外と災外 **43**：1319-1322, 1994

12) 澤村　悟, 鷲見正敏, 片岡　治ほか：頚椎後縦靱帯骨化症による脊髄症入院非手術例の予後. 臨整外 **33**：505-510, 1998

13) Matsunaga S, Sakou T, Hayashi K et al：Trauma-induced myelopathy in patients with ossification of the posterior longitudinal ligament. J Neurosurg **97**：172-175, 2002

14) Matsunaga S, Kukita M, Hayashi K et al：Pathogenesis of myelopathy in patients with ossification of the posterior longitudinal ligament. J Neurosurg **96**：168-172, 2002

15) Azuma Y, Kato Y, Taguchi T：Etiology of cervical myelopathy induced by ossification of the posterior longitudinal ligament；determining the responsible level of OPLL myelopathy by correlating static compression and dynamic factors. J Spinal Disord Tech **23**：166-169, 2010

16) 松永俊二, 林　協司, 久木田信ほか：靱帯骨化の自然経過―頚椎後縦靱帯骨化症保存的治療例の臨床経過. 別冊整形外科 **45**：37-40, 2004

17) 後藤澄雄：後縦靱帯骨化症における脊髄症状の推移と保存治療―非手術例の症状経過の検討を中心に. Orthopaedics **40**：9-15, 1991

18) 松永俊二, 小宮節郎, 戸山芳昭：頚椎後縦靱帯骨化症の自然経過. 脊椎脊髄ジャーナル **27**：823-827, 2014

19) Yonenobu K：Cervical radiculopathy and myelopathy；when and what can surgery contribute to treatment? Eur Spine J **9**：1-7, 2000

＊　　　　＊　　　　＊

VI. 脊椎，骨盤疾患に対する保存的治療

化膿性脊椎炎の保存的治療*

遠藤照顕　井上泰一　白石康幸　木村　敦　竹下克志**

[別冊整形外科 76：135〜139, 2019]

はじめに

化膿性脊椎炎は主に血行性感染によるものが多く，菌血症に伴う全身感染症の一環であると考えられる．治療の基本は抗菌薬投与と局所の安静による保存的治療である．しかしながら治療の明確な基準がなく，治療終了の判断に難渋し，再燃を繰り返し，重篤な敗血症をきたすこともある．本稿では当院で行っている保存的治療について，治療成績とともに報告する．

I. 当院での保存的治療のプロトコル

❶適　応

基本的にすべての化膿性脊椎炎は保存的治療を行っている．麻痺や膀胱直腸障害の場合は，脊髄や馬尾神経の圧迫によるものは緊急で除圧，または除圧固定を検討する．骨破壊に伴う不安定性による神経障害の場合は，まずは保存的治療を試み，安静で麻痺が改善するようであれば保存的治療を継続している．安静解除を行う時期に再度不安定性を評価し，手術の適否を検討する．硬膜外膿瘍があっても麻痺がなければ保存的治療を行う．腸腰筋膿瘍や傍脊柱筋膿瘍はエコーガイド下，またはCTガイド下での排膿を検討する．

❷検体採取

感染症治療の基本は原因菌の特定であり，検体採取がどれだけ行えるかが重要である．もっとも簡便な検体は血液である．抗菌薬投与前に血液培養を最低2セットは必ず行う．腰椎の場合，全身状態がわるくなく，炎症所見もあまり強くないときには椎間板生検も検討する．ま

た，一般的な採血，検尿を行い，結果に応じて追加で培養を行う．

❸画像検査と血液検査

脊椎に関しては多椎間に発症する場合があるので，全脊椎でのMRI評価を行う．単純MRIでは初期には描出されない場合もあるので，禁忌でなければ造影も行う．腸腰筋膿瘍や肝膿瘍などのほかの部位の膿瘍を合併している場合もあるので，頸部から骨盤にかけての造影CT評価を行う．また，感染性心内膜炎を合併している場合もあるので，心エコーを行うか必要に応じて循環器科医の診察を依頼する．治療開始後4〜6週を目安にCT，MRIを再検し，骨破壊，膿瘍，炎症の程度を画像的にも評価する．

採血検査は週1回以上行っている．炎症の評価として，血算，CRP，赤血球沈降速度を用いる．また，抗菌薬の副作用を評価するために，肝機能，腎機能も検査している．薬物血中濃度の評価が必要な薬剤は必要に応じて検査を行う．

❹抗菌薬投与

基本的には検体を採取後に抗菌薬投与を行う．全身状態が不良，炎症が強い，硬膜外膿瘍など切迫麻痺の状態にある場合は血液培養検体採取後に複数の抗菌薬を用いて広範囲の菌種をカバーしている．具体的にはセフトリアキソン＋バンコマイシンやセフェピム＋バンコマイシンを投与する．投与量は基本的には重症感染症に準じ，腎機能や肝機能を鑑みての最大量を，バンコマイシンはトラフ値が $15〜20\,\mu g/ml$ になるように投与する．

▊Key words

pyogenic spondylitis,　conservative treatment,　bed-rest,　antibiotics

*Conservative treatment for pyogenic spondylitis
**T. Endo（講師），H. Inoue（講師），Y. Shiraishi，A. Kimura（准教授），K. Takeshita（教授）：自治医科大学整形外科（Dept. of Orthopaedics, Jichi Medical University, Shimotsuke）．
[利益相反：なし．]

Ⅵ. 脊椎，骨盤疾患に対する保存的治療

表1. 当院における化膿性脊椎炎（31例）

発症部位	
頚椎	4
胸椎	4
腰椎	20
多発	3
治療法	
保存的治療のみ	21
除圧	4
除圧固定	3
保存的治療後に固定	3
菌の同定	23
血液培養（32例）	22
当院（32例）	18
前医（6例）	6
椎間板（7例）	3
膿（6例）	5

表2. 化膿性脊椎炎治療1年経過後の治癒例（18例）

保存的治療	14
治癒	12
椎体破壊あり	8
終板のみ破壊あり	5
椎間関節のみ破壊あり	1
除圧固定	3
治癒	3
椎体破壊あり	3
終板のみ破壊あり	0
椎間関節のみ破壊あり	0
除圧	1
治癒	1
椎体破壊あり	1
終板のみ破壊あり	0
椎間関節のみ破壊あり	0

菌種が確定できれば感受性も検討したうえで抗菌薬の変更を行う［メチシリン感受性黄色ブドウ球菌（methicillin-susceptible Staphylococcus aureus：MSSA）の場合はセファゾリンなど］．この場合も最大量を投与することが望ましいと考えられる．

❺安　　静

病変部の安静が治療上重要である．われわれは最低6週間の床上安静（ベッドアップ30°まで．排泄，食事も床上で）としている．ベッド上でのリハビリテーションは安静加療中も行い，筋力低下をできるだけ予防している．

❻合併症の管理

もっとも問題になる合併症は糖尿病である．感染が起こると血糖コントロールが不良となり，さらに感染が鎮静化しにくくなる．スライディングスケールを併用した強化インスリン療法を併用し，厳重な血糖管理を行う．

ステロイドや免疫抑制薬の使用に関しては，対象疾患の担当科と十分に協議を行い，使用の適否を検討する．

❼治療終了の目安

疼痛，炎症所見が改善すれば（CRP<1.0 mg/dl が目安），治療開始から6週経過後にベッドアップを開始している．抗菌薬終了と安静解除を同時に行う場合もあるが，安静解除で再燃する危険性もあるので，当科では6週で抗菌薬継続のまま安静解除し，1週で炎症の再燃がなければ抗菌薬も終了としている．画像診断での治癒の判断は治療開始1〜2ヵ月の時期では困難である．MRIでの信号変化もこの時期では残存していることが多いの

で，参考程度にしている．

椎体の骨破壊が進行し，画像上不安定性を呈する疑いのある症例も存在するが，初発例で後方要素の破壊がない場合は，まず安静解除を行い，疼痛や不安定性の評価を行う．特に疼痛や炎症の再燃がみられなければそのまま日常生活動作（ADL）を上げる．また，副甲状腺ホルモン（parathyroid hormone：PTH）製剤などの骨粗鬆症治療薬の併用も検討する．

基本的に抗菌薬の内服は行わないが，人工血管や人工関節などの感染が合併している可能性がある場合，易感染性宿主の場合は菌種に応じて抗菌薬内服を行う．投与期間は採血結果や画像所見を参考にして，3〜6ヵ月を目安としている．

Ⅱ. 当院での治療成績

2014年1月〜2017年12月に当院で治療した化膿性脊椎炎は31例であった（表1）．腰椎例がもっとも多かった．多椎間にわたる症例は3例みられた．このうち，神経症状のために初期に手術を行った7例を除き，24例に対し本プロトコルにのっとって保存的治療を行った．全例6週の時点で炎症の改善がみられた．起因菌は23例で同定できた．うち血液培養では前医での結果も合わせ，22例が陽性であった．他院で再燃を繰り返し，椎体間の骨破壊が著しかった1例，過去に腰部脊柱管狭窄症のため椎弓切除を行った既往があり椎体間の破壊も著しかった1例，後方経路腰椎椎体間固定術（PLIF）後の症例でインプラントの弛みを生じた1例の計3例は治療後の再燃が危惧されたため保存的治療後，安静解除前に固定術を行った．手術を行わず，1年以上経過観察できた症例は18例であった（表2）．保存的治療を行った14例中1

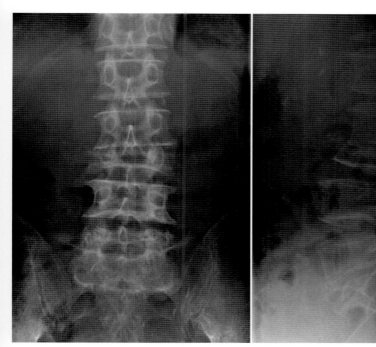
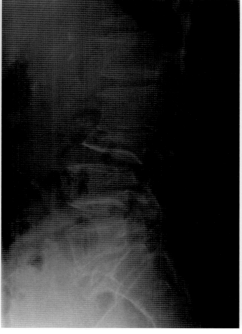
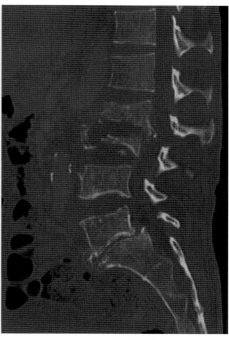

　　　正　面　　　　　　　　　側　面　　　　　　　　b．CT 矢状断像
　　　　　　　　a．X 線像
図1．症例．74歳，男．初診時画像所見．L2, L3 椎体の破壊がみられる．

例が安静解除後1週で再燃したため，後方固定術を行った．もう1例は椎体骨折偽関節部の感染で，ベッドアップすると炎症の再燃がみられたが，全身状態不良で手術は困難と判断し，そのまま保存的に治療した．14例中12例が1年目の時点で再燃がみられず，保存的治療のみで治癒したと考えられた．椎体まで骨破壊がみられた症例は10例であった．これら10例のうち，2例は保存的治療後に固定した症例である．7例は保存的治療のみ，1例は除圧のみで経過しており，これら8例は固定術を要するような症状再燃はみられなかった．

Ⅲ．症例提示

症　例．74歳，男．
現病歴：1ヵ月以上続く腰痛，発熱があり，近医で圧迫骨折の診断で治療していた．経過中に下肢麻痺が出現したため，当院に紹介となった．両下肢大腿四頭筋以下の不全麻痺がみられた．
画像所見：X線像，CTではL2, L3の骨破壊がみられた（図1）．MRIで同部位の化膿性脊椎炎に伴う骨折と診断（図2）し，同日緊急入院とした．入院後床上安静としたところ，麻痺は速やかに改善傾向を示した．手術も検討したが，麻痺が改善傾向であることとご本人の希望もあり，保存的治療を行う方針とした．6週間の安静，抗菌薬投与により腰痛は消失，麻痺も完全に回復し，炎

症所見も陰性化した．硬性コルセット着用下にベッドアップを開始したが麻痺や炎症の再燃はみられなかった．PTH製剤の併用で活動度を上げたところ，治療開始6ヵ月目で骨癒合がみられた（図3）．

Ⅳ．考　察

　化膿性脊椎炎は，術後感染よりも血流感染に伴うものが増えてきており，基本的な治療方針は抗菌薬投与を中心とした保存的治療である．抗菌薬投与期間については，4週以下では再燃の危険性が高いとの報告があり[1]，4～6週が推奨されるとの報告もある[2]．
　また，局所に荷重がかかることは治癒阻害因子であり，床上安静が必要であると考えられる．最低6週の床上安静，または装具の使用が望ましいとの報告もある[3]．加藤らは4～6週の床上安静と抗菌薬投与による保存的治療をすすめている．保存的治療抵抗性であった症例は約50％で，それらの症例は手術を行ったと報告している[4]．Fukudaらは4～6週の抗菌薬投与と thoracic lumbosacral orthosis（TLSO）着用による保存的治療を行い，43/68例が治療に成功したと報告している[5]．当院での6週間の安静と抗菌薬投与という保存的治療は比較的良好な成績を示していると思われる．
　化膿性脊椎炎の治療における最大の問題点が，治療終了時期を判断できる有効な検査法がないことである．保

Ⅵ. 脊椎, 骨盤疾患に対する保存的治療

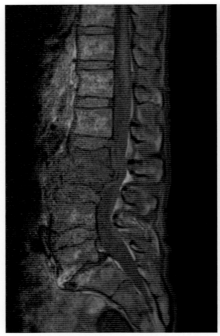

a. T1強調画像. L2, L3の椎体に低信号域がみられる.

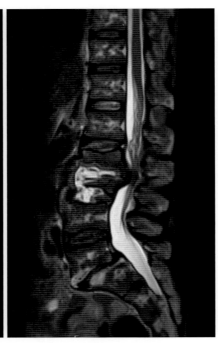

b. T2強調画像. L2/L3, L3/L4間の椎間板に高信号域がみられる.

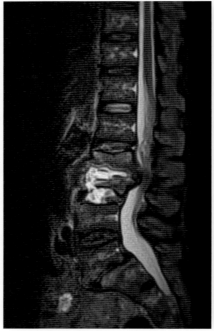

c. STIR画像. L2/L3, L3/L4間の椎間板に高信号域がみられる.

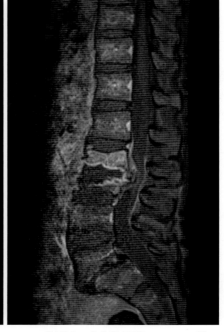

d. ガドリニウム造影像. L2, L3椎体が造影され, 化膿性脊椎炎の像と考えられる.

図2. 初診時MRI矢状断像

存的治療の終了時期として, CRPの正常化や疼痛の改善を目安としている. 画像での早期の治癒評価は困難であり, MRIでの信号変化による改善には数年かかることもあり, 治癒と判断するには総合的な所見の評価が必要となる. そのため, ある一定期間の安静と抗菌薬投与を行い, 炎症の再燃がないことを確認しながらの治療終了の判断が不可欠と考えられる.

当院で行っている保存的治療は成績良好であるが, 治療が長期化することが最大の問題である. 6週間の安静臥床では廃用症候群を起こす可能性があり, たとえ早期から床上でのリハビリテーションを行っていても離床までに時間がかかることもある. 離床までの期間を短縮す

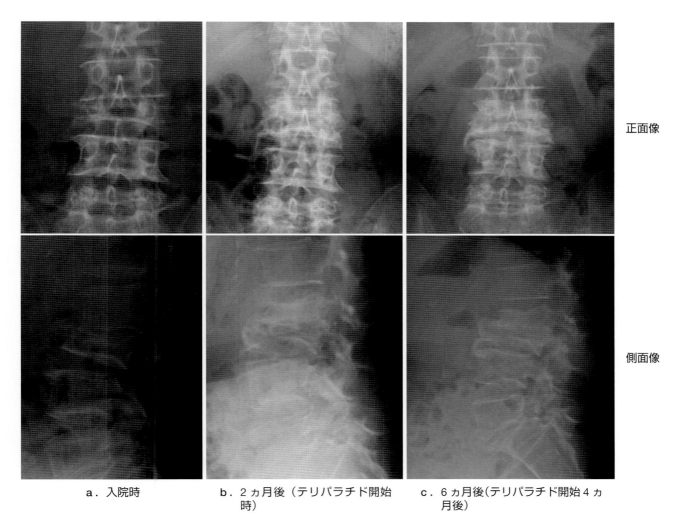

正面像

側面像

a. 入院時　　b. 2ヵ月後（テリパラチド開始時）　　c. 6ヵ月後（テリパラチド開始4ヵ月後）

図3. X線像による治療経過. 治療開始2ヵ月の時点でベッドアップしても腰痛はみられない. テリパラチド投与による治療開始6ヵ月後には骨癒合がみられる.

ることが，今後の最大の検討項目である．

まとめ

化膿性脊椎炎の保存的治療について述べた．6週間の床上安静と抗菌薬投与による治療法は，骨破壊を有しても比較的良好な成績であった．今後は安静期間の短縮を行うための方策を検討する必要があろう．

文献

1) Cheung WY, Luk KD：Pyogenic spondylitis. Int Orthop **36**：397-404, 2012
2) Govender S：Spinal infections. J Bone Joint Surg **87-B**：1454-1458, 2005
3) Lener S, Hartmann S, Barbagallo GMV et al：Management of spinal infection；a review of the literature. Acta Neurochir **160**：487-496, 2018
4) 加藤文彦, 伊藤圭吾：化膿性脊椎炎に対する保存療法. Orthopaedics **19**：9-15, 2006
5) Fukuda K, Miyamoto H, Uno K et al：Indications and limitations of conservative treatment for pyogenic spondylitis. J Spinal Disord Tech **27**：316-320, 2014

*　　*　　*

VI. 脊椎，骨盤疾患に対する保存的治療

骨粗鬆症性脊椎椎体骨折のMRIによる診断と
ハイブリッド半硬性装具を用いた保存的治療

松木健一**

[別冊整形外科 76：140〜144, 2019]

はじめに

わが国は超高齢化社会まで目前であり，骨粗鬆症性脊椎椎体骨折患者も増加の一途である．本骨折は日常生活動作でも発症することの多い骨折であり，外傷歴がない場合には新規椎体骨折を見逃さないためにMRI検査は必須である．治療はコルセットが選択されることが多いが，各施設でさまざまなものが使用されているのが現状で，治療法も確立されていない．MRI診断においても，STIR画像が高信号であれば新規骨折とされているが必ずしもそうではない．

本稿では，骨粗鬆症性脊椎椎体骨折のMRI診断と，椎体骨折に対し当院で使用している装具前方を硬性，後方を軟性としたハイブリッド半硬性コルセット（以下，HS-H/C）による治療成績を検討した．

Ⅰ．対象および方法

痛みのために急に歩行困難となった胸腰椎椎体骨折に対しMRI（施設の異なる3機種を使用）を施行した506例（男性139例，女性367例，年齢50〜97歳）で骨折評価を，またそのうち保存的治療を施行し受傷後6ヵ月以上経過観察が可能であった118例でHS-H/Cの治療成績を検討した．罹患椎体はTh6〜L5であり，全例受傷後3週間の安静後，HS-H/Cを装着して歩行を開始し，少なくとも3ヵ月間は装着した．

検討項目として，受傷機転，MRIでの骨折評価，椎体楔状変形率［椎体前縁高（a）/椎体後縁高（p）×100（%）］（a/p），椎体局所後弯角，YAM値，骨癒合率（前屈位，

後屈位X線像で評価）を検討した．

Ⅱ．結 果

❶診 断

明らかな外傷歴がなくMRIで椎体骨折を認めた症例は233例，46%であった．T1強調画像は全例低信号であり，STIR画像の輝度変化（高信号，低信号両方含む）がT1強調画像と同一領域であったのが374/506例（73.9%），T1強調画像より広範囲であったのが86/506例（16.9%）であった．T2強調画像，STIR画像がともに低信号であった208例中，同一領域が低信号であったのは176/208例（84.6%）であり，STIR画像ではその周囲に全例で高信号領域を認めた．T2強調画像で限局した高信号ではSTIR画像でも限局した高信号となり，その領域は全例一致した．STIR画像で均一な高信号のみであったのは239/506例（47.2%）であり，中範囲以上が低信号であったのは49例（9.6%）であった．また，いずれの結果もMRIの3機種間に有意差はなかった．

❷治 療

HS-H/Cでの保存的治療例（平均年齢76.7歳）の平均a/p，後弯角を表1に示す．最終平均矯正損失は10.1（0.3〜37.1）%，骨癒合率88.2%であった．受傷時a/pが90以上で最終矯正損失11.3%，80以上90未満で9.7%，70以上80未満で10.1%，60以上70未満で8.9%，50以上60未満で9.8%であった．転倒，転落例の矯正損失は10.5%，明らかな外傷歴なしでは9.2%であった．遅発性神経障害を認めた症例はなかったが，腰痛が軽快しない

▌Key words

osteoporotic vertebral fracture, hybrid semi hard corset, MRI

---

*Magnetic resonance imaging diagnosis and conservative therapy with hybrid semi hard corset for osteoporotic vertebral fracture
**K. Matsuki：苑田第二病院リハビリテーション科（☎ 121-0813　東京都足立区竹の塚 4-2-17：Dept. of Orthop. Rehabilitation, Sonoda Second Hospital, Tokyo）.
［利益相反：なし.］

表1. HS-H/C での保存的治療例の平均 a/p, 後弯角

	受傷直後	受傷1ヵ月	受傷3ヵ月	受傷6ヵ月（最終）
平均a/p（％）	78.9（50.1〜99.1）	72.9（45.5〜96.5）	69.6（40.9〜96.5）	68.9（40.9〜96.5）
後弯角（°）	8.9（−6〜23）	11.1（−5〜27）	12.3（−4〜28）	13.1（−4〜28）

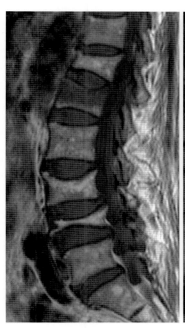
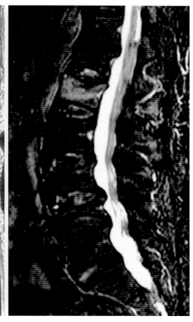

a．T1強調画像．L1に境界不明瞭なすだれ状低信号を認める．

b．T2強調画像．L1に輝度変化なし．

c．STIR画像．L1に椎体内均一な高信号を認める．

図1. 症例．85歳，女．誘因なく腰痛出現後のMRI矢状断像

3例で椎体形成術を施行した．

最終矯正損失20％以上は10例であった．保存的治療で比較的予後不良とされるMRI T2強調画像で中〜広範囲低信号では最終矯正損失5.7％，T2強調画像で限局した高信号では最終矯正損失が14.3％であり，限局した高信号のみが増加していた[1]．最終矯正損失が20％未満，20％以上の症例は，それぞれ年齢が76.3歳，81.8歳，受傷時a/pは78.7％，81.2％，受傷時後弯角は8.9°，8.8°，YAM値62.1％，63.0％であり有意差はなかったが，20％以上では全例T1強調画像において椎体の1/2以上が低信号であった．

Ⅲ．症例提示

症 例．85歳，女．YAM 64％．

現病歴：誘因なく腰痛が出現し経過観察していたが，歩行困難であるほどの痛みが軽快せず，腰痛出現1週間後にMRIを施行した．

MRI所見：T1強調画像でL1に境界不明瞭なすだれ状低信号，同部位においてT2強調画像で輝度変化はなく，STIR画像で椎体内に均一な高信号を認め，新規骨折と診断した（図1）．

経　過：受傷3週からHS-H/Cを装着し歩行訓練を開始した．経過良好で腰痛がほぼ消失し，独歩可能になるまで回復した．3ヵ月後，転倒して受傷し体動困難となった4日後にMRIを施行した．MRI所見はL1でT1強調画像で低信号領域が縮小し境界明瞭となり，T2強調画像で椎体上方に一部低信号，STIR画像ではT2強調画像と同じく椎体上方に一部低信号を認めるも，依然，椎体内の大部分が高信号であった．L2はT1強調画像で境界不明瞭なすだれ状低信号，T2強調画像で広範囲低信号，STIR画像はT2強調画像と同一部位が低信号であり，その周囲の一部に高信号を認めた．L3はT1強調画像で低信号を認め，STIR画像は均一な高信号であり，転倒によるL2，L3の新規骨折と診断した（図2）．

Ⅳ．考　察

高齢者の急性腰痛では，その多くが骨脆弱性による脊椎椎体骨折であり，当院でもMRIで診断した症例の約

141

Ⅵ. 脊椎，骨盤疾患に対する保存的治療

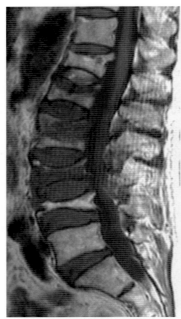
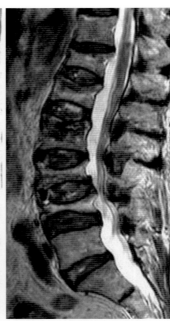
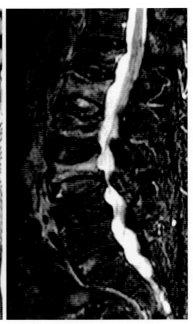

a．T1強調画像．L1に境界明瞭な低信号，L2に境界不明瞭なすだれ状低信号，L3に低信号を認める．

b．T2強調画像．L1椎体上方に一部低信号，L2に広範囲低信号を認める．

c．STIR画像．L1にT2強調画像と同じく椎体上方に一部低信号を認めるも，椎体内の大部分が高信号，L2にT2強調画像と同一領域が低信号，その周囲に高信号，L3に椎体内均一な高信号を認める．

図2．図1と同一症例．転倒し体動困難後のMRI矢状断像

4割は明らかな外傷歴がなかった．ほかの文献でも4～5割の症例は日常生活動作で発症すると報告されている[2～4]．よって椎体骨折の診断ではMRIが必須であり，なおかつ新規骨折であるのか陳旧性骨折であるのかを判断し早期に適切な治療を施行することが必要となる．

❶診　断

新規骨折例の多くは『骨粗鬆症の予防と治療ガイドライン2015年版』[5]で述べられているように，T1強調画像の低信号領域とほぼ同一領域にSTIR画像で高信号を認める．しかしT2強調画像で低信号の場合は，STIR画像もその8割以上で同一領域が低信号となり，新鮮例ではSTIR画像は必ずしも均一な高信号ではなかった．椎体骨折，特に椎体前方の破綻による脊椎圧迫骨折では，骨の再生過程である新生骨の出現と修復は椎体後方からはじまるので，当然T1強調画像での低信号領域は椎体後方より消失し縮小される．またSTIR画像の高信号領域も同様に縮小される．

新規椎体骨折の急性期では，T2強調画像が中範囲以上の低信号であれば，STIR画像も同一部位が低信号となることが多く，その低信号の周囲の一部のみが高信号になるため，治癒過程の輝度変化と誤った診断をすることがあり注意が必要である．そのような症例では必ず再度T1強調画像の輝度変化の確認が必要である．T1強調画像における椎体内の輝度変化は，多くの新規骨折では中～広範囲の低信号を認め境界不明瞭なすだれ状となる（図3）．一方，急性期をすぎると境界明瞭な1/4円弧状の低信号を認めるようになり，また椎体骨折は椎体後方から治癒していくため，低信号領域が椎体の後壁まで達しなくなる．ただし腰痛の急性増悪から1～2日目のMRIでは椎体内の輝度変化が一部範囲に限局しているために椎体後壁に達しないこともある．

よって新規椎体骨折の診断として，T1強調画像では低信号領域が境界不明瞭なすだれ状，または椎体全体が低信号であり，STIR画像ではT1強調画像とほぼ同一領域が高信号，ただしT2強調画像低信号の場合，その同一領域がSTIR画像でも低信号となる．新規椎体骨折の診断では急に強い腰背部痛が出現するという現病歴がもっとも重要な因子ではあるが，日常生活動作で発症する症例や認知症患者で受傷機転が不明な場合は，T1強調画像，STIR画像両方を注意深く観察することで早期に新規の骨折を診断することが可能である．

❷治　療

近年，椎体骨折に対しても低侵襲手術である椎体形成術を受傷早期に施行する施設が増えているが，balloon kyphoplastyにおける術後早期の隣接新規椎体骨折の発生が多く報告されており[6,7]，治療の原則は保存的治療になると考える．骨折の保存的治療においても治療法，スケジュールは確立されていないのが現状である．当院でも以前は従来の硬性コルセットを使用していたが，患者に適正な装着を継続させるのはむずかしいと考え，2015年からHS-H/Cの使用を開始した（図4）．治療過程ではコルセットが必ずしも適切な締め具合いで使用されているわけではなく，入院中のリハビリ施行時もしかりである．これはコルセット装着時の苦痛で患者自身が弛めたり，入院中の体型の変化や椎体の圧潰進行が主な原因となっている．従来の後方部のみ硬性の半硬性コルセットや硬性コルセットでは，患者に対し適切な締め具合いを指導するのはむずかしく，体型変化や脊柱アライメント変化が生じてもコルセットを調整することは容易ではない（図5）．体幹ギプスや既存の硬性コルセットによる治療法は強固な3点支持固定が可能な優れた治療法であることに間違いはない．しかし，いくら優れていても適切な固定で使用されなければ治療法としては不十分である．

HS-H/Cの最大の特徴は，装具前方が硬性，後方が軟性であり前方左右のプラスチック断端部が必ず接するまできつく締め，適切な装着がなされているか医師がチェックし指導徹底することが可能となったことである．われわれも保存的治療でHS-H/Cを使用する以前は硬性コルセットを使用してきたが，治療過程でコルセットと体型が適合していないものの，体型に合わせた硬性コルセットの修正はできないため，患者への適切な締め具合いを指導徹底できずなかば諦めていたのも事実である．しかしこのHS-H/Cは，圧潰などによる体型変化にも対応可能で，後方部の紐の調整で体型に適合させ再度適切に装着させることができる．なおかつコルセット前

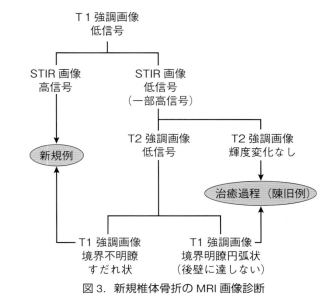

図3．新規椎体骨折のMRI画像診断

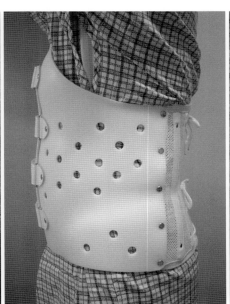
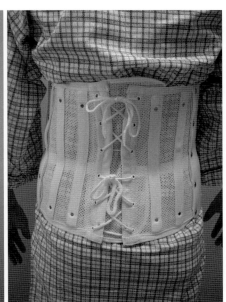

a．正面．前方部が必ず左右接する．　　b．側面．硬性部は体幹を包み込むように長くなっている．　　c．後面．紐でサイズ調整が可能

図4．ハイブリッド半硬性コルセット（HS-H/C）

VI. 脊椎，骨盤疾患に対する保存的治療

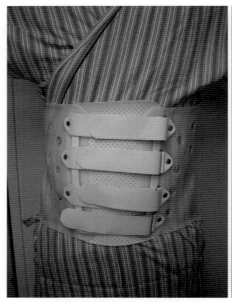
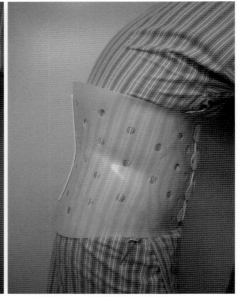

a．正面．苦痛感のため弛めている．　　b．後面．体型変化や椎体圧潰のため適合しない．

図5．従来の硬性コルセット

方の断端部が左右接するまでしっかりと締めることで，前方部の強固な固定を持続できることが最大の長所である（図4）．Th，L1骨折ではコルセットの前上方部が胸骨剣状突起下端まで達する長いHS-H/Cを使用する．

多施設大規模調査で，脊椎椎体骨折の治療に軟性，硬性コルセット，体幹ギプスいずれの治療法を選択しても結果は同じであり，リハビリテーションスケジュールも下肢筋力低下を防止するためなるべく早期に離床するべきであるとの報告[8]があったが，いずれの治療法でも結果は同じという結論は，適切なギプスや装具の使用がなされていなかったことが最大の原因であったと考えられ，適切に使用された体幹ギプスと軟性コルセットの治療成績がほぼ同じということは考えにくい．保存的治療で完全に椎体の圧潰を防止することは不可能であるが，効果の不十分な装具を漫然と使用していても，後弯変形などの防止はできない．

HS-H/Cの治療成績は，最終矯正損失が約10%であり，最終椎体局所後弯角も13.1°であった．硬性コルセットを使用した最終椎体局所後弯角が14.8°[9]，16.9°[10]との報告があり，本研究結果はほかの報告と遜色ない安定した治療成績であった．

まとめ

1）新規椎体骨折では，T1強調画像による椎体内の輝度変化は中〜広範囲の低信号を認め境界不明瞭なすだれ状となるが，STIR画像は必ずしも均一な高信号にはならなかった．

2）HS-H/Cは体型変化にも対応可能なコルセットであり，患者に対して適切な使用方法の指導を徹底することが可能となり，良好な治療成績を示した．

文献

1) 高橋真治，星野雅俊，高山和史ほか：骨粗鬆症性椎体骨折におけるMRIの有用性．整形外科 67：788-793，2016
2) 松木健一，星野雅洋，徳橋泰明ほか：骨粗鬆症性椎体骨折新鮮例に対するハイドロキシアパタイトブロックを用いた椎体形成術の長期治療成績．別冊整形外科 60：79-83，2011
3) 村越 太，成山雅昭，岡吉倫弘：脊椎椎体骨折症例の骨折機転と背景因子，薬物療法との関連．J Spine Res 7：1057-1059，2016
4) 武井 寛，勝見敬一，小澤浩司ほか：手術を必要とした骨粗鬆症性椎体圧迫骨折後偽関節例の初期治療と問題点．臨整外 46：5-10，2011
5) 骨粗鬆症の予防と治療ガイドライン作成委員会（編）：骨粗鬆症の予防と治療ガイドライン2015年版，ライフサイエンス出版，東京，2015
6) 大石陽介，村瀬正昭，林 義裕ほか：BKP術後早期の隣接椎体骨折の危険因子．J Spine Res 4：1789-1792，2013
7) 星野雅俊，高橋真治，安田宏之ほか：予後不良因子を持つ骨粗鬆症性新鮮椎体骨折に対するBKPの有用性．J Spine Res 9：959-964，2018
8) 千葉一裕，吉田宗人，四宮謙一ほか：骨粗鬆症性脊椎椎体骨折に対する保存療法の指針策定．日整会誌 85：934-941，2011
9) 長谷川雅一：骨粗鬆症性新鮮椎体骨折に対する保存療法．MB Orthop 26：1-6，2013
10) 渡邊吾一，川口 哲，金谷耕平ほか：骨粗鬆症性椎体骨折に対する保存的加療．整形外科 62：207-212，2011

骨粗鬆症性椎体骨折の保存的治療成績
―― ステロイド性骨粗鬆症を含めて*

安部哲哉　　長島克弥　　國府田正雄　　柴尾洋介　　天野国明
船山　徹　　山崎正志**

[別冊整形外科 76：145〜149，2019]

はじめに

日本における骨粗鬆症性椎体骨折（osteoporotic vertebral fracture：OVF）は60歳以上の女性に多く発生している[1]．外傷の既往がないことが多い，重症感がなく救急外来を受診しても早期に診断されないことがある，単純X線2方向撮影による画像検査では診断しづらいといった問題が指摘されている．また単純X線2方向撮影で診断しづらい骨折が遷延癒合や偽関節へ移行する危険性があることも指摘されている[2]．われわれは，初期診断や治療の遅れと動的因子の関与[3]が手術介入を必要とするOVF増加の一因になっていると考えた．そこで2012年4月より高齢者のOVFを疑った場合，入院による精査と安静［側臥位を推奨し，ベッドアップは30°未満，ただしびまん性特発性骨増殖症（diffuse idiopathic skeletal hyperostosis：DISH）骨折はベッドアップ30°で固定］を指示し，その間にCTおよびMRIによる骨折型の評価と悪性腫瘍や化膿性脊椎炎などの感染性疾患との鑑別を行い，OVFが確定し2週間の安静による疼痛の軽減を確認後，Jewett型硬性体幹装具着用下に離床を許可する単一のプロトコルで保存的治療を行ってきた[4〜6]．装具は，痛みとX線動態撮影[7]で椎体の不安定性が消失するまで約12〜24週間装着としている[4〜6]．

原発性OVFに対する本プロトコルの骨癒合率は78〜83%と報告[4〜6]してきたが，続発性OVFに対する有用性は不明であった．副腎皮質ステロイド（glucocorticoid：GC）は，続発性骨粗鬆症，すなわちステロイド性骨粗鬆症（glucocorticoid induced osteoporosis：GIO）を引き起こし，骨折リスクが高くなることが広く知られている[8]．7.5 mg/日以上の内服で脆弱性骨折のリスクが著しく上昇することが指摘されている[9]が，われわれが渉猟しえた限り，OVF後の保存的治療に対するステロイド投与の影響について明らかにした報告はない．

本研究の目的は，続発性OVFに対するわれわれの保存的治療プロトコルの有用性を明らかにすることである．

I．対象および方法

本研究は後ろ向きコホート研究で，対象は2013年1月〜2016年12月に当院および関連1施設においてOVFと診断され入院治療を行い，24週以上経過観察可能であった131例145椎体である．発症時の年齢が60歳未満例，悪性腫瘍などによる病的骨折や高エネルギー外傷による骨折例，認知症などにより安静が保てない症例，発症より時間が経過し偽関節などにより当初より手術目的に紹介された症例，およびステロイド投与量が7.5 mg/日未満の症例は除外した（図1）．

ステロイドが7.5 mg/日以上投与されていた10例16椎体をステロイド群，原発性骨粗鬆症の121例129椎体を非ステロイド群とし，保存的治療介入後24週での骨癒合率をステロイド群と非ステロイド群で比較した．骨癒合はX線動態撮影で立位と仰臥位での罹患椎体の上下終板のなす角の差を椎体動揺度とし，24週時点で椎体動揺度が5°未満かつ椎体内にクレフトが存在しないものと定義した[4〜6]（図2）．床上安静に伴う合併症について

■Key words

osteoporotic vertebral fracture，glucocorticoid induced osteoporosis，conservative treatment

*Oral glucocorticoid therapy does not inhibit bone union in our conservative treatment for osteoporotic vertebral fracture；study with propensity score matching
**T. Abe（講師），K. Nagashima，M. Koda（准教授），Y. Shibao：筑波大学医学医療系整形外科（Dept. of Orthop. Surg., Faculty of Medicine, University of Tsukuba, Tsukuba）；K. Amano（部長）：つくばセントラル病院整形外科；T. Funayama（講師），M. Yamazaki（教授）：筑波大学医学医療系整形外科.
［利益相反：なし.］

は，診療録の記載や検査結果から調査した．

統計学的検討には，患者背景の違いやさまざまな交絡因子が無視できない集団であるため，傾向スコアマッチング法を用いた[10]．傾向スコアとは，ある治療を割りあてられる確率のことで，治療群と対照群でスコアを算出し，同じ傾向スコアの患者同士を比較することで擬似的に観察研究のデータを無作為割り付け試験のように観察可能とする統計学的手法である．

既知の遷延癒合や偽関節の危険因子であるMRI T2強調画像での予後不良所見（高輝度限局型，低輝度広範型）[11]の割合，後壁損傷の有無（CT所見），3週時点での椎体動揺度を共変量として，JMP ver.12を用いて傾向スコアを算出しマッチングした後，Fisherの正確検定を行い，p値0.05未満を有意差ありとした．

II. 結　果

131例の患者背景を表1に示す．傾向スコアマッチング前の年齢はステロイド群のほうが有意に低く（$p=0.001$），易骨折性が認められた．CTによる骨折型の評価では，非ステロイド群で後壁損傷の合併が有意に多かった（$p=0.03$）．

2週間の床上安静に伴う合併症は尿路感染症が両群とも約10％の発生頻度であったが，疼痛のため自宅で日常生活動作が低下していたことに関連した症例が多く，抗菌薬投与による保存的治療で全例軽快した．安静による深部静脈血栓症や致死的な肺血栓塞栓症の発生はなかった（表1）．

傾向スコアマッチングを行うと，両群は14例ずつとなった（図3）．後壁損傷についても有意差のない背景となった（表2）．保存的治療介入から24週の骨癒合は，両群とも14椎体中11椎体に認め，骨癒合率は78.6％で有意差がなかった（図4）．

III. 考　察

ステロイドはその強力な抗炎症作用などによりさまざまな疾患の治療に用いられているが，骨密度や骨質を低下させ，骨折リスクを高める副作用もあることが知られている[8]．基礎実験においては，骨折の治癒過程も阻害することが報告[12]され，OVFの骨癒合に影響を与える可能性があった．

本研究の傾向スコアマッチングの結果では，高用量のステロイド群においても初期の入院安静によって非ステロイド群と同様の骨癒合率が得られることが明らかとなった．よって，内因性の骨脆弱性を有する患者においても，初期の安静がOVFの骨癒合に重要であることが

図1. 患者背景

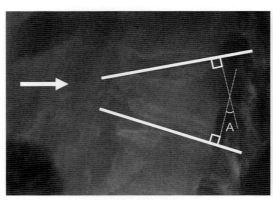
a．立位X線側面像

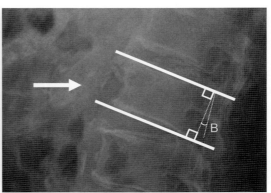
b．仰臥位X線側面像

図2．椎体動揺度の算出方法．立位椎体楔状角（A）−仰臥位椎体楔状角（B）で求める．

表1. 患者背景（マッチング前）

	全体	ステロイド群	非ステロイド群	p値
症例	131	10	121	
平均年齢（歳）	80.9（61〜98）	73.8（64〜94）	81.1（61〜98）	0.001
性別（男/女）	20/111	1/9	19/102	0.469
椎体数	145	16	129	
MRI T2強調画像所見				0.568
信号変化なし	5	1（7.1%）	4（3.3%）	
低信号限局型	70	9（64.3%）	61（49.6%）	
低信号広範型	23	2（14.3%）	21（17.1%）	
高信号限局型	36	2（14.3%）	34（27.6%）	
高信号広範型	3	0（0%）	3（2.4%）	
データなし	8	2（14.3%）	6（4.8%）	
後壁損傷あり（CT所見）	64	3（18.8%）	61（47.3%）	0.030
3週時点でのX線動態撮影における椎体動揺度（°）	5.1	3.4	5.3	0.152
床上安静に伴う合併症				
尿路感染症	15	1（10%）	14（11.6%）	
肺炎	5	0	5（4.1%）	
せん妄，認知症の悪化	4	0	4（3.3%）	
便秘症	4	1（10%）	3（2.5%）	
逆流性食道炎	2	0	2（1.7%）	
褥瘡	1	0	1（0.8%）	
胆嚢炎	1	0	1（0.8%）	
イレウス	1	0	1（0.8%）	
深部静脈血栓症	0	0	0	
肺血栓塞栓症	0	0	0	

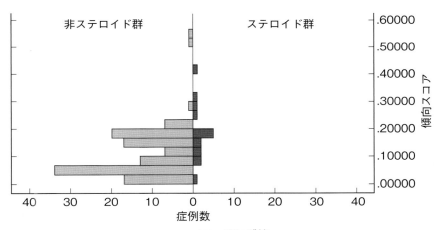

a．マッチング前

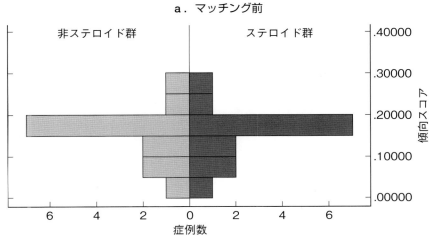

b．マッチング後

図3．ヒストグラム

VI. 脊椎, 骨盤疾患に対する保存的治療

表2. 患者背景（マッチング後）

	ステロイド群	非ステロイド群	p値
椎体数	14	14	
平均年齢（歳）	74.1	82.8	0.016
性別（男/女）	1/13	2/12	1.0
GC 内服量 [PSL 換算量 (mg)/日]	24.6	0	<0.001
MRI T2 強調画像所見			0.527
信号変化なし	1	2 (14.3%)	
低信号限局型	9	8 (57.1%)	
低信号広範型	2	0 (0%)	
高信号限局型	2	4 (28.6%)	
高信号広範型	0	0 (0%)	
データなし	0	0	
後壁損傷あり（CT 所見）	2 (14.3%)	3 (21.4%)	1.0
3週時点でのX線動態撮影における椎体動揺度	2.5°	3.6°	0.542

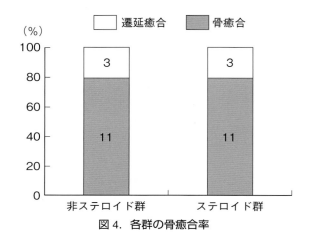

図4. 各群の骨癒合率

示唆された.

本プロトコルでは, 床上安静期間中の食事と排泄もベッド上で行うため, 基礎疾患のない原発性 OVF 全例に2週間の安静臥床を強いてよいかどうかは議論の余地がある. しかし, 本研究では臥床の影響と考えられる重篤な合併症の発生は認めなかった. ステロイド投与患者は内科的な基礎疾患が存在し, さまざまな合併症を有することが多い. 本プロトコルで初期入院安静を行ったところ, 離床後に疼痛が増悪し, 早期に経皮的椎体形成術やインストゥルメンテーションを用いた脊椎固定術などの外科的介入を必要とした症例は約8%であった[6]. 続発性 OVF に対する外科的治療では隣接椎体骨折やインプラントの早期弛みなどのリスクも高くなるため, 本プロトコルは続発性 OVF の手術例を減らすために有用である可能性がある.

今後は入院安静の保存的治療と外科的治療の患者における満足度や医療経済的な利益と不利益などについても検討し, 本プロトコルの有用性を明らかにしていく必要がある.

まとめ

われわれの OVF に対する保存的治療プロトコルは, 続発性 OVF でも骨癒合が期待できる.

文 献

1) Hagino H : Locomotive syndrome and frailty ; osteoporosis as an underlying disorder in the locomotive syndrome. Clin Calcium 22 : 41-48, 2012
2) 種市 洋, 金田清志, 小熊忠教ほか：脊椎外科最近の進歩. 骨粗鬆性椎体圧潰（偽関節）発生のリスクファクター解析. 臨整外 37 : 437-442, 2002
3) Kishikawa Y : Initial non-weight-bearing therapy is important for preventing vertebral body collapse in elderly patients with clinical vertebral fractures. Int J Gen Med 5 : 373-380, 2012
4) 俣木優輝, 竹内陽介, 安部哲哉ほか：高齢者の骨粗鬆症性椎体骨折に対する入院保存治療の成績と画像所見. 臨整外 49 : 929-934, 2014
5) 柴尾洋介, 安部哲哉, 竹内陽介ほか：高齢者の骨粗鬆症性胸腰椎椎体骨折の初期入院安静を含む保存治療の臨床成績. 臨整外 52 : 81-86, 2017
6) Abe T, Shibao Y, Takeuchi Y et al : Initial hospitalization with rigorous bed rest followed by bracing and rehabilitation as an option of conservative treatment for osteoporotic vertebral fractures in elderly patients ; a pilot one arm safety and feasibility study. Arch Osteoporosis 2018, 13 : 134. doi : 10.1007/s11657-018-0547-0.
7) 益本真太郎, 福田文雄：新鮮骨粗鬆症性椎体骨折の診断における荷重位単純 X 線撮影の有用性. 骨折 28 : 436-438, 2006
8) Henneicke H, Gasparini SJ, Brennan-Speranza TC et al : Glucocorticoids and bone ; local effects and systemic

医療スタッフ必携。南江堂の好評書籍

今日の治療薬 2019 解説と便覧

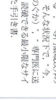

2019年版はミントグリーン

■編集 浦部晶夫・島田和幸・川合眞一
●便覧：①RMP（医薬品動態欄で充実
（3制吐性副作用薬では（催吐性）リスク分類）
●抗癌剤：「今後の薬物療法の展望」で新設
●解説：「イラストスケール腎機能」で小児の平均体重、「図で見る主な医療技術医療の装置体用」を掲載
●付録：ピックアップに「高額療剤」「バイオシミラー」「酸性維持治療薬」を解説
●その他：巻頭ピックアップに「高額療剤」「バイオシミラー」「酸性維持治療薬」を解説

■B6判・1,472頁 2019.1. 定価（本体 4,600円＋税）

今日の臨床検査 2019-2020

■監修 櫻林郁之介
■編集 矢冨 裕・廣畑俊成・山田俊幸・石黒厚至

●保険収載されている検査を網羅。「主要病態の検査」で、病態の類別とフォローアップに必要な検査までまとめ、新たに「性感染症」「HIV感染症」「大腸癌」を追加。検体・検査対象物質などを主にまとめた「概説」と、各検査項目の「解説」で構成。

■B6判・736頁 2019.2. 定価（本体 4,800円＋税）

本日の内科外来

95％はすべて頻出する

■編集 村川裕二

●"内科外来を担当する"、"専門領域以外の内科診療にあたる"、そんな状況下で、今、何をすべきか（どうしのぐか）。専門医に送るには無理がある（どうしのぐか）主要疾患の感じかを、読破できる最小限のボリュームで、やさしく解説した手引き書。

■A5判・336頁 2018.3. 定価（本体 4,600円＋税）

乳がん薬物療法ハンドブック 改訂第2版

■編集 佐治重衡

今日の治療薬アプリ 2019 解説と便覧

ご購入はこちら
Download on the
医書.jp

販売価格（本体 4,600円＋税）

4月発売

※書店での決済が可能です。

今日のOTC薬 解説と便覧 改訂第4版

■監修 中島恵美
■編集 伊東明彦

●解説・便覧・フローチャートの3つのアプローチに加え、新たにドリンクス剤を用いての解説、同一薬効のOTC薬のくすり違い（成分や使用目的）を見開き2頁で掲載。

■A5判・728頁 2018.4. 定価（本体 3,800円＋税）

総合診療専門医マニュアル

■編集 伴信太郎・生坂政臣・橋本正良

●初期研修で見逃してはならない重要疾患につながる症状、症候も、遺遇頻度別の"疑うべき疾患リスト"を主要疾患群によりまし、正しい診断へつながるテクニックを解説。ジェネラリストが遺遇する全ての症候を、主要疾患の診かたを小児から高齢者まで網羅した。

■B6変型判・546頁 2017.5. 定価（本体 6,300円＋税）

がん緩和ケア医療関係者のためのがん栄養療法ガイドブック 2019

■編集 日本病態栄養学会

今日の処方 改訂第6版

■編集 浦部晶夫・川合眞一・島田和幸

●各疾患ごとに、代表的な処方例を、休内薬剤の投与量、投与法などに加え、病状、重症度などに応じて段階的に解説。今版では、一般名処方にしたほか、一般臨床医の処方に必要な知識を、門医「連携医」として盛り込んだ。

■A5判・870頁 2019.3. 定価（本体 6,500円＋税）

「なぜなんだろう？」を考える外科基本手技

■著 稲葉 毅

●通常の教科書・手術書では語られることのない、外科基本手技の理由をあえて追求。「なぜ」をじっくり考える医師の本音がつまった、外科医だけでなくかかわるすべての医師におすすめの一冊。

■A5判・204頁 2018.10. 定価（本体 3,200円＋税）

事例で学ぶ在宅医療のコツとピットフォール

■編集 矢吹 拓・木村琢磨

●在宅医療におけるピットフォール/反省事例を、経験豊富なエキスパートたちが分析、コンパクトを選び出して提示する。

■A5判・192頁 2018.6. 定価（本体 3,200円＋税）

メディカルスタッフのための栄養療法ハンドブック 改訂第2版

■編集 佐々木雅也

New 発売中

酸塩基平衡の考えかた 故（ふる）きを温（たず）ねて Stewart
● 著 丸山一男

遊び心に満ちたイラストちりばめ読み進めるうちに「考えかた」が身につく。しくみとみえる「考えかた」から世界が広がる。「考えかた」シリーズ第4弾！

データの読みによる病態の把握、さらに治療へと繋がる道筋という"考えかた"をもとに解説。難解にみえる概念も計算式もすんなり頭に入ってくる。

■A5判・272頁 2019.3. 定価（本体3,200円＋税）

周術期輸液の考えかた 何をどれだけ・どの速さ
● 著 丸山一男
第1弾！
■A5判・198頁 2005.2. 定価（本体3,500円＋税）

人工呼吸の考えかた いつ・どうして・どのように
● 著 丸山一男
第2弾！
■A5判・284頁 2009.7. 定価（本体3,200円＋税）

痛みの考えかた しくみ・何を・どう効かす
● 著 丸山一男
第3弾！
■A5判・366頁 2014.4. 定価（本体3,200円＋税）

「専門ではない」けれども「診る機会がある」あなたへ
むかしの頭で診ていませんか？

むかしの頭で診ていませんか？ 循環器診療をスッキリまとめました
● 編集 村川裕二
■A5判・248頁 2015.8. 定価（本体3,800円＋税）

むかしの頭で診ていませんか？ 血液診療をスッキリまとめました
● 編集 神田善伸
■A5判・210頁 2017.10. 定価（本体3,800円＋税）

むかしの頭で診ていませんか？ 呼吸器診療をスッキリまとめました
● 編集 滝澤 始
■A5判・230頁 2017.11. 定価（本体3,800円＋税）

むかしの頭で診ていませんか？ 糖尿病診療をスッキリまとめました
● 編集 森 保道・大西由希子
■A5判・248頁 2017.12. 定価（本体3,800円＋税）

日常の診療に役立つ、知っておくと便利な各領域の知識をスッキリとまとめました。①各項目の冒頭に結論を掲載 ②一般臨床医が遭遇する可能性が高い病態に絞って解説 ③「具体的にどうするのか」「なぜ考えかたが変わったのか」など、要点をギュッと凝縮。「○○は専門ではない」けれども「○○を診る機会がある」あなたに。

結核診療ガイド
● 編集 日本結核病学会
■B5判・154頁 2018.6. 定価（本体3,000円＋税）

外科治療の記載の充実、気管支鏡検査時の感染対策、救急診療における感染対策を追加するなど、最新の内容を反映。ブラッシュアップ！

プライマリ・ケアの現場でもう困らない！ 悩ましい"喘息・COPD・ACO"の診かた
● 著 田中裕士
■A5判・262頁 2018.11. 定価（本体3,500円＋税）

鑑別の考えかたから治療薬の選択・処方のポイント、他科との連携まで、実践をを凝縮した一冊。

消化器内視鏡の登竜門 内視鏡診断のすべてがわかる虎の巻
● 監修 田尻久雄
● 編集 井上晴洋・斎藤 豊
■B5判・210頁 2018.11. 定価（本体5,800円＋税）

これ一冊を読み通せば内視鏡医としてワンランクアップできること間違いなし

実践！パーキンソン病治療薬をどう使いこなすか？
● 著 武田 篤 柏原健一 織茂智之
■A5判・168頁 2018.12. 定価（本体3,200円＋税）

治療薬の基本事項から治療の実際、問題症例の解説まで、非専門医を対象に、治療のHow toを伝える。

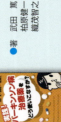

患者の何を見て、どのような質問を、どのタイミングで行い、その後どう対応するか。チャート図と豊富な会話例（セリフ）を用いて臨床を体感できる。

ガイドライン作成はもちろん、論文執筆・日常診療においても「PICO」モデルを用いて臨床課題を解決さえした文献検索を効率的に行う方法を伝授。

「定義・分類・診断基準」「疫学」「病態生理」「診断」「治療」で構成。「治療」ではCQ形式で臨床上の疑問符を解説。

多彩な統計解析機能を組み込んだ統計ソフト「EZR」の開発を著者自身が解説。初心者でもすぐにできる

implications. Trends Endocrinol Metab **25**：197-211, 2014

9) Suzuki Y, Nawata H, Soen S et al：Guidelines on the management and treatment of glucocorticoid-induced osteoporosis of the Japanese Society for Bone and Mineral Research；2014 update. J Bone Miner Metab **32**：337-350, 2014

10) Rosenbaum PR, Rubin DB：The central role of the propensity score in observational studies for causal effects. Biometrika **70**：41-55, 1983

11) Tsujio T, Nakamura H, Terai H et al：Characteristic radiographic or magnetic resonance images of fresh osteoporotic vertebral fractures predicting potential risk of nonunion. Spine **36**：1229-1235, 2011

12) Xie XH, Wang XL, Zhang G et al：Impaired bone healing in rabbits with steroid-induced osteonecrosis. J Bone Joint Surg **93-B**：558-565, 2011

*　　　*　　　*

VI. 脊椎，骨盤疾患に対する保存的治療

腰部椎間板ヘルニアに対する
コンドリアーゼ化学的髄核融解術[*]

岩田　久　松山幸弘　加藤文彦　千葉一裕[**]

[別冊整形外科 76：150〜156，2019]

はじめに―運動器疾患保存的治療の背景

　病院は，医師あるいはコメディカルも含めてスペシャリストとジェネラリストということを考えていかなければ，今後の広い視野の上に立つ医療は不可能であると考える．スペシャリストを目標にした，いわば病院の形態変化が大学病院，総合病院に求められよう．この方向性はわるいことではないが，結果として患者無視の病院側の対応が問題となろう．たとえば，「あなたが手術的な治療を受ける希望がないならば，この病院にくる必要はありません」などと患者の気持ちなどまったく考慮しない医師もあるやに聞く．患者は途方に暮れてしまう．

　筆者の専門は整形外科であるから，外科医療について触れておきたいと思う．かつて「外科医はメスで勝負する」，「切って切って切りまくる」，「神の手」などといわれた時代があった．筆者の大嫌いな言葉であり，表現である．最近はできるだけ侵襲の少ないレスインベイシブな方向性が打ち出され，関節鏡視下手術やロボット手術，遺伝子治療，再生医療などの方向性が求められている．ナノマシンといわれる材料の進歩も，遺伝子治療など細胞レベルでの治療がそのターゲットであるように思われる．当然のことながら外科医にとってもベーシックサイエンスについての理解が要求される．低侵襲性の治療をおし進めていくと究極的には外科医は必要なくなるのであるが（奇形や外傷などは決してなくならないので外科医は必要である），外科医療を残すかたちでの将来展望を外科医としては忘れてはならないと考えている．したがって，十分保存的治療も考え対処できる外科系医師も要求されよう．

　代表的な関節疾患である変形性関節症（osteoarthritis：OA），あるいは関節リウマチ（rheumatoid arthritis：RA）といった疾患の早期診断やスクリーニング，あるいは患者の予後判定を的確に行うことはたいへん重要であり，またその治療が多くの高齢者の生活の質（QOL）を高めることになる．

　関節マーカーなる概念が関節疾患にも用いられるようになってきたが，なにも関節マーカーが特殊な分子を指すのではなく，腫瘍マーカーなどと同じように，関節の破壊，修復過程に伴ってみられる関節構成体を中心としたそれらを構成する高分子の合成，分解に関与する酵素や生じた分子あるいはそれら分子の遺伝子発現というものを関節マーカーあるいは疾患マーカーと表現をかえたにすぎない．しかし，こうしたマーカーという表現が，疾患をより詳細に観察し，追求する出発点になることは事実である．従来より筆者が研究してきた領域であり，関節マーカーのうち主として軟骨のマトリックス組成の面から検討されている分子を軟骨マーカーとして表1に示した．

　表1はプロテオグリカン分子，コラーゲン分子関連の分子であるが，これらの合成，分解に関与する分子もまた疾患マーカーと呼びうると考えられる．こうした考えは，関節疾患，脊椎疾患で共通である．

　種々疾患マーカーになりうる骨軟骨マトリクス中のプロテオグリカン，特にその糖鎖部分であるコンドロイチン硫酸が注目されている．以下，コンドロイチン硫酸分解酵素であるコンドロイチナーゼ（コンドリアーゼ，商品名：ヘルニコア）の応用の一つである椎間板髄核中のコンドロイチン硫酸，デルマタン硫酸の消化により椎間

▪Key words

chemonucleolysis，chondroitinase ABC，lumbar disc herniation，proteoglycan

---

[*]Chemonucleolysis for lumbar disc herniation with chondroitinase ABC
[**]H. Iwata（名誉教授）：名古屋大学／名古屋共立病院／クリニックチクサヒルズ；Y. Matsuyama（教授）：浜松医科大学整形外科；F. Kato（院長）：中部ろうさい病院；K. Chiba（教授）：防衛医科大学校整形外科.
［利益相反：なし.］

板中の内圧を減少させる，腰部椎間板ヘルニアの手術的治療にいたる前の最後の保存的治療手段である化学的髄核融解術（chemonucleolysis）について考察する．

Ⅰ．腰部椎間板ヘルニアの治療

椎間板ヘルニアは，椎間板中の髄核が線維輪を穿破し脊髄などの神経を圧迫し，下肢痛，腰痛を発症する疾患である．その治療は，基本的には保存的治療が主体であり，安静，臥床，非ステロイド性抗炎症薬・ステロイド・筋弛緩薬などの薬物療法，理学療法，硬膜外仙骨ブロック，神経根ブロック，運動療法などが種々報告されている．こうした治療で効果がみられないとき，2018年に保険適用されたコンドリアーゼ化学的髄核融解術が，手術的治療にいたる前の最後の手段として行われるようになった．以下，椎間板ヘルニアに対するこの新しい椎間板注射剤であるコンドリアーゼの抽出，精製，特徴，臨床使用にいたる基礎的研究，使用方法，適応，今後の展望などに触れてみたい．

❶コンドリアーゼ［コンドロイチナーゼ ABC（C-ABC）］について

その研究内容は，*Proteus vulgaris* なる土壌細菌の菌体由来のコンドリアーゼという酵素の椎間板注射による椎間板ヘルニア治療である．2018年3月23日，国の審査機構である独立行政法人医薬品医療機器総合機構（Pharmaceuticals and Medical Devices Agency：PMDA）の承認審査を通過し薬価もついた．待ちに待った厚生労働省の認可であった．その出発は，50年前筆者が大学院生時代（昭和43年）に研究生としてすごした名古屋大学理学部でこの酵素を抽出，精製し，肋軟骨，関節軟骨，半月板，椎間板，腫瘍組織などに含まれるマトリクス中のグリコサミノグリカン，特にコンドロイチン硫酸異性体の分析的研究に使用したもので，以来，臨床への基礎実験，そして臨床試験の開始からも30年が経過していた[1,2]．この酵素の椎間板ヘルニア例に対する椎間板内注射は整形外科手術的治療前の最後の保存的治療として，保険診療上大きな武器となっている．純日本国産，世界最初の薬剤，そして治療法である．現在，米国では第Ⅲ相臨床試験が行われている．

臨床試験にいたるまでの動物実験を中心とした基礎研究では，加藤文彦先生が中心になり，青木正人先生，安藤智洋先生，杉村恒人先生らの頑張りが大きかった．その過程で共同研究者である霊長類研究所の竹中修教授のサポートで高額なサルも使用可能となった．C-ABC をネズミ，ウサギ，イヌなどの椎間板に注射し，椎間板組織の病理学的，生化学的検討および安全性，至適使用量，

表1. 関節マーカー（軟骨マーカー）

プロテオグリカン成分
　コンドロイチン硫酸異性体
　ケラタン硫酸
　プロテオグリカンコア蛋白，リンク蛋白
　ヒアルロン酸結合領域
コラーゲン成分
　Ⅱ型コラーゲンCペプチド
　分子間架橋（ピリジノリン，デオキシピリジノリン）
その他軟骨マトリクス成分
　cartilage oligometric matrix protein（COMP）

注射後の椎間板髄核マトリクス，プロテオグリカン（proteoglycan：PG）代謝を検討した．椎間板注射の臨床研究に関しては，その試験の最初のオーガナイザーこそ筆者が務めたが，その後の臨床試験は，当時名古屋大学整形外科脊椎グループのチーフであった浜松医科大学松山幸弘教授，そして防衛医科大学校千葉一裕教授らが中心となり，全国の多くの医師たちの参加により行われた．

❷コンドリアーゼ開発の歴史

新しい治療薬となったコンドリアーゼとのかかわりは，50年前，名古屋大学大学院生時代，名古屋大学理学部生物化学鈴木旺名誉教授のもとでの研究がスタートで，現在でこそ臨床で使用できるこの酵素も，当時は試薬としての発売もされておらず，その抽出，精製には土壌細菌である *P. vulgaris* の培養から始めることが必要であった．

直接の指導は山形達也助教授[3]であった．菌の培養は増殖と破壊が同時に培養液の中で生じており，もっとも生菌の多い，効率のよい状態の時期を逃さず回収することが大切であった．その後はこの酵素が菌体成分として存在していることから，フレンチプレスなる機器で潰すことが要求された．この操作はコールドルーム内の仕事であった．以後はクロマトグラフィーによる活性分画の分離と酵素の抽出，分離，精製を行った[4,5]．自分の研究に使う酵素は，とにかく自分でつくることを要求された時代であった．

❸C-ABC 椎間板注射による椎間板ヘルニア治療

その後，椎間板内の PG の多糖鎖であるコンドロイチン硫酸部分のみを分解する腰部椎間板ヘルニアの新治療法，C-ABC 化学的髄核摘出術の確立にむけて教室をあげての基礎研究から臨床研究にいたるプロジェクトが始まった[6]．多くのゲノム情報が手に入った現在，医学は今まで以上に広般な分子を対象に，個体から生物生態系

VI. 脊椎，骨盤疾患に対する保存的治療

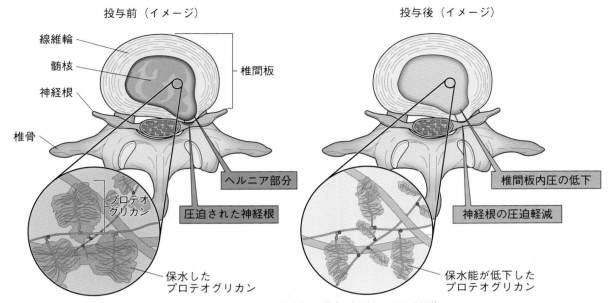

図1．コンドリアーゼの作用機序（文献2より引用）

全体の学問になってきた．

筆者は椎間板ヘルニアの治療経験から，この方法は苦痛の原因である椎間板内圧を下げるのはもちろん，その後の組織修復，再生をも可能にする絶妙な molecular surgery[7]ともいいうる方法であると考えている．そのアイディアはメスのかわりに特異性の高いコンドロイチン硫酸分解酵素（C-ABC）を用いる点でこれまでに例のないもので，これこそ保存的治療の醍醐味である．このC-ABCによるヘルニア治療術は緻密にデザインされた効果判定実験により，動物モデルからヒトの治療へと進み，その有効性，安全性が立証された．最初の酵素抽出精製から50年の歳月を要し，ようやく臨床試験も終了し，認可，保険適用となった．

❹化学的髄核摘出術

腰部椎間板ヘルニアの治療としては，保存的治療としての牽引療法，内服薬投与などに加えて，椎間板注射が行われてきた．椎間板注射の内容として，C-ABC の椎間板注射以外に，ステロイド[8]，あるいはキモパパイン（chymopapain：CP）[9,10]などがある．抗炎症作用が主と考えられるステロイドの椎間板注射に関しては，室ら[10]の2,000例に及ぶ結果報告もあり，6ヵ月で60.1％，5年以上の長期成績では64.4％の患者に効果があったとする良好な成績をあげている．また椎間板髄核内の圧減少を期待する CP に関しては，米国において認可され多くの症例に試みられ，わが国においても臨床試験が行われてきたが，認可間際になり多くの合併症，特に CP が椎間板より漏れた場合の組織壊死，下肢麻痺の発表などもあ

り，開発は中断された．現在 Haro ら[11]による matrix metalloproteinase-7（MMP-7）による椎間板注射が種々検討されている．現在，認可，保険適用されている椎間板注射製剤は C-ABC（ヘルニコア）のみである．

❺C-ABC の臨床使用に向けての動物実験

a．椎間板の特徴

椎間板は脊椎椎体間に存在し，線維輪と髄核にわけることができる．

① 線維輪：PG，コラーゲンなどゼラチン様の髄核を包む多層の線維状組織で，クッションの役割をする．

② 髄核：PG，コラーゲンとゼラチン質からなり，豊富に水分を含んだ柔らかい核である．ゼラチン質の成分はグリコサミノグリカン，ヒアルロン酸，コンドロイチン硫酸，ケラタン硫酸で，これらの含量は動物種によって違い，椎間板ヘルニアの起こりやすさと関係がある．

b．C-ABC の作用機序

図1に示すごとく，椎間板髄核に注射することで髄核中のコンドロイチン硫酸，デルマタン硫酸を分解，保水能の低下，内圧の低下を起こし脱出ヘルニアの治癒につながると考えられている[12]．基質特異性はコンドロイチン硫酸 A，B（デルマタン硫酸），C が主体で，ヒアルロン酸もわずかに分解される（表2）．

c．C-ABC による椎間板高狭小化作用実験

正常ウサギ（Japanese white）に対して，C-ABC（0.2，2，20，200 mU/椎間板）または phosphate buffer solution（PBS）を腰椎椎間板内に投与した〔各群 $n=8$（椎間板）〕．投与前および投与後7日目に側面方向からX線撮

影を行い，X線像より椎間板高を測定した．投与後7日目に解剖しておのおのの椎間板の髄核を摘出し，これらの髄核より水分含量を測定した．その結果，コンドリアーゼの単回投与により，有意な椎間板高狭小化および髄核の水分含量減少が認められた．

d．ヒツジを用いたC-ABCの椎間板内圧低下作用実験

正常ヒツジ（merino sheep）に対して，C-ABC（1，50 U/椎間板）またはPBSを単回腰椎椎間板へ投与した［C-ABC 1 U：$n＝11〜12$，C-ABC 50 U：$n＝12$，PBS：$n＝6$（椎間板）］．投与前，投与後1，4，8，13週目に圧力トランスデューサーを用いて椎間板内圧の最低値を測定した．その結果，C-ABC投与により有意な椎間板内圧の低下が認められた．

e．椎間板ヘルニア罹患イヌを用いたC-ABCの症状改善作用実験

椎間板ヘルニア罹患イヌに対してC-ABC（5〜50 U/椎間板）をヘルニアの認められる腰椎椎間板内に投与した（$n＝48$）．椎間板ヘルニアの臨床症状によりスコア分類し，投与後59日目まで観察した．その結果，C-ABC投与により，臨床症状の改善が認められた．

f．C-ABCとCPとの比較

1）ウサギを用いた髄核融解術の比較：正常ウサギ（Japanese white）に対してC-ABC（0.5，5 U/椎間板）またはCP（0.25 nkat U/椎間板）を腰椎椎間板内へ投与した．投与後2，4，6，8，12週で解剖し，椎間板の病理組織観察を行った（$n＝40$）．C-ABC 0.5 U投与群のみ椎間板内のウロン酸量を定量した（$n＝21$）．その結果，C-ABC投与椎間板では，投与12週目には形態学的および生化学的な椎間板組織の回復が認められた．C-ABCの髄核融解の過程は，CPよりもmildで，より安全であった[6]．

2）サルを用いた髄核融解術の比較[13]：正常サル（rhesus monkeys）に対してC-ABC（4 U/椎間板）またはCP（0.2 nkat U/椎間板）を腰椎椎間板内に投与した．投与前，投与後1，2，6週目に脊椎のX線像を撮影し，anterior disc indexを計測した［各時点$n＝12$（椎間板）］．生化学的分析として，椎間板髄核の乾燥重量，水分含量，DNA含量，コンドロイチン硫酸含量，ケラタン硫酸含量を測定した．その結果，椎間板の変性は，CPでよりsevereであった．C-ABCはグリコサミノグリカンのみを選択的に分解するため，より安全であった．

3）ハムスターおよびウサギを用いた微小血管に対する安全性試験[14]：正常ハムスター（golden hamsters）に対して，C-ABCまたはCPをハムスターの頬袋に投与した．投与後30〜60分での頬袋中の微小血管の血流を観察した（$n＝10$）．

表2．コンドリアーゼの基質特異性（*in vitro*）

グリコサミノグリカン	相対反応初速度（%）*
コンドロイチン硫酸A	100
コンドロイチン硫酸B	62
コンドロイチン硫酸C	82
コンドロイチン硫酸D	69
コンドロイチン	61
ヒアルロン酸	1
ヘパリン	0
ヘパラン硫酸	0
ケラタン硫酸	0

*コンドロイチン硫酸Aの反応初速度を100%とした場合の各基質の相対反応初速度（3ロットの平均値）

また，正常ウサギ（albino rabbits）に対してコンドリアーゼまたはCPを耳に皮下投与した．その後7日間，耳の微小血管の血流について観察した（$n＝6$）．

その結果，C-ABC投与での微小血管への影響はなかった．しかし，CPではその影響はsevereであった．

4）ウサギを用いた硬膜外組織，黄色靱帯，坐骨神経，膝関節，アキレス腱に対する安全性試験[15]：正常ウサギ（Japanese white）に対してC-ABCまたはCPを硬膜外組織，黄色靱帯，坐骨神経，膝関節，アキレス腱に投与した（$n＝110$）．投与後2，12週に解剖し，それらの組織の病理観察を行った．その結果，C-ABC投与での組織への影響はなし，またはmildであった．しかしCPでは，硬膜外組織を除き，その影響はsevereであった．

5）ブタを用いた髄腔内神経系に対する安全性[16]：正常ブタに対してC-ABCまたはCPを硬膜嚢や脳脊髄液中へ投与した（対照$n＝6$，C-ABC $n＝6$，CP $n＝3$）．C-ABCまたはCPを第2仙骨の神経根へ硬膜外投与した（対照$n＝12$，C-ABC $n＝12$，CP $n＝6$）．投与後7日目に解剖し，それらの組織の病理観察を行った．その結果，CPでは脊髄への影響が認められた．一方，C-ABCでは，神経組織に対する影響はみられなかった．

6）椎間板細胞のマトリクス補充についての比較（*in vitro*）[17]：ウサギ髄核（NP），線維輪（AF）細胞にC-ABC（0.05 U/ml）またはCP（5 pkat U/ml）を添加し，37℃で1時間インキュベーションした．その後，液体培地で各酵素を洗い流し，そのまま4週間培養した．酵素添加前，添加後1〜4週目での細胞のDNA含量，PG含量を測定した．その結果，C-ABCは，PGのコンドロイチン硫酸を分解するのみで，細胞のviabilityやほかのマトリクスおよび細胞表面の蛋白質の分解に影響しないため，CPよりも有意なDNAおよびPG含量の増加が認められた．

Ⅵ. 脊椎，骨盤疾患に対する保存的治療

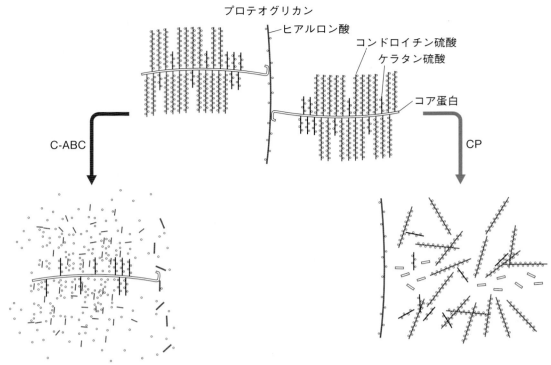

図2．PG分子に対するC-ABC，CP消化時のイメージ（文献12より引用）

❻イヌの椎間板ヘルニアに対するC-ABCの効果[18]

ダックスフント犬は高頻度でヘルニアを発症する．イヌのヘルニアでは，脊髄造影で複数の椎間板での神経圧迫がみられることが多いため，症状に呼応する椎間板を一つに同定することがむずかしい場合が多い．その際は圧迫のあるすべての椎間板に投与を行った．診断は前足部の感覚受容器反射の消失がみられ，ミエログラフィによる注射前の脊髄圧迫像の確認により行った．C-ABCを造影剤とともに注射したところ，C-ABCの効果があり，注射3週後に立位可能となった．しかし注射後8日目の時点で椎間板の狭小化が明らかであった．

❼ヒトへのC-ABC投与例

C-ABCはCP，ステロイドにかわる安全な椎間板注射薬であることをイヌ，ウサギ，サルなどの実験動物をとおして明らかにした．CPが蛋白分解酵素であるのに比し，C-ABCはコンドロイチン硫酸，デルマタン硫酸，ヒアルロン酸などを含むPGの構成多糖部分のみを分解することでの安全性が明らかとなった（図2）．

臨床試験3回の概略は，第Ⅰ/Ⅱ相試験として治験成分記号SI-6603，治験薬の成分名コンドロイチナーゼABC（コンドリアーゼ）の投与が椎間板ヘルニアを有する患者に対して椎間板内単回投与を行い1.25 U/ml群6例より開始し，順次5 U/ml，20 U/ml群の各群6例へ移行し安全性と忍容性を検討した．治験責任医師は名古屋大学整形外科教授岩田久，治験実施は松山幸弘先生，加藤文彦先生らであった．経過観察は，2，4，6，12週後に行い日本整形外科学会腰痛疾患治療成績判定基準（JOAスコア）調査，痛みに関する調査などをした．検査項目は医師の診察，ヘルニア症状の観察，血液検査，尿検査，MRI検査，X線検査，心電図検査であった．第Ⅰ/Ⅱ相試験は良好で，2007年（平成19年）第Ⅱ/Ⅲ相試験が腰椎椎間板ヘルニア患者を対象とした多施設共同，無作為化，二重盲検法による推奨用量設定試験が193例について行われ，コンドリアーゼ146例（1.25 U群48例，2.5 U群49例，5 U群49例），プラセボ群47例に投与された．投与後2日までは入院，その後52週まで外来で経過観察した[19]．その後有効性の点からもっともふさわしいと考えられた1.25 Uで163（コンドリアーゼ群82，プラセボ群81）例に対して二重盲検比較試験が行われた．1.25 Uのプラセボに対する優越性がVAS評価で検証され，52週までの継続観察で安全性が認められた．

こうした3回の臨床試験，松山幸弘教授グループ，千葉一裕教授グループの結果をもとに厚生労働省に申請し認可が得られた．

実際の投与例を図3に示す．椎間板注射前には脱出椎間板ヘルニアによる脊髄圧迫像があるが，酵素注射後には脱出椎間板の消失がみられる．椎間板の狭小化はみられなかった．

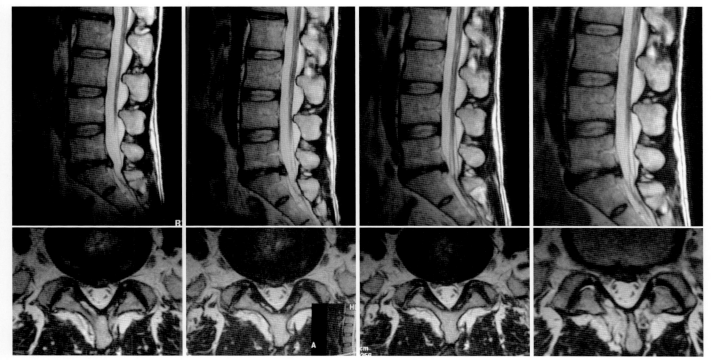

a. 椎間板注射前, TD: 17.90, HD: 2.99
b. 注射後1週, TD: 17.90, HD: 2.98
c. 注射後6週, TD: 17.10, HD: 2.77
d. 注射後12週, TD: 16.60, HD: 2.48

図3. 症例. 45歳, 男. TD: 全椎間板の体積の経時的変化（mm³）, HD: ヘルニア部分の体積の経時的変化（mm³）

まとめ

椎間板ヘルニアに対するC-ABC（商品名ヘルニコア）化学的髄核融解術は, 手術的治療にいたる前の最後の保存的治療手段である. このC-ABCは50年前, 筆者自らの分析的基礎研究から始まり, ヒトへの応用を目指し動物実験, 多数症例の臨床試験をとおし, 腰椎椎間板ヘルニア治療のための椎間板注射剤として純国産で世界ではじめて開発され, 今回日本で認可, 保険適用となった.

文献

1) 岩田 久：ヒト軟骨および病的軟骨組織におけるコンドロイチン硫酸異性体の分別定量とその微細構造について. 日整会誌 43：455-473, 1969
2) Iwata H, Ono S, Sato K et al：Bone morphogenetic protein-induced muscle-and synovium-derived cartilage differentiation in vitro. Clin Orthop 296：295-300, 1993
3) Habuchi H, Yamagata T, Iwata H et al：The occurrense wide variety of dermatan sulfate-chondroitin sulfate copolymers in fibrous cartilage. J Biol Chem 248：6019-6028, 1973
4) Saito H, Yamagata T, Suzuki S：Enzymatic method for the determination of small quantities isomeric chondroitin sulfates. J Biol Chem 243：1536-1542, 1968
5) Suzuki S, Mizutani A, Koike Y et al：Glycosaminoglycan chains of proteoglycans；approaches to the study of their structure and function. Pure Appl Chem 63：545-554, 1991
6) Kato F, Iwata H, Mimatsu K et al：Experimental chemonucleolysis with chondroitinase ABC. Clin Orthop 253：301-308, 1990
7) 岩田 久：コンドロイチナーゼABC Chemonucleolysis-Molecular Surgery の可能性. 医のあゆみ 144：807, 1988
8) Feffer LH：Treatment of low-back and sciatic pain by the injection of hydrocortisone into degenerated intervertebral discs. J Bone Joint Surg 38-A：585-592, 1956
9) Smith L, Garvin PJ, Gesler RM et al：Enzyme dissolution of the nucleus pulposus. Nature 198：1311-1312, 1963
10) 室 捷之, 錦見純三, 浅井夫三武ほか：腰部椎間板ヘルニア症に対する椎間板内ステロイド注入療法の効果発現機序に関する一考察—特に硬膜外腔流出像との関連性について（椎間板内注射療法第8報）. 中部整災誌 21：1221-1223, 1978
11) Haro H, Crawford HC, Fingleton B et al：Chondrocyte matrix metalloproteinase-3-dependent generation of a macrophage chemoattractant in a model of herniated disc resorption. J Clin Invest 105：133-141, 2000
12) 岩田 久, 松山幸弘, 加藤文彦ほか：コンドリアーゼ（C-ABC）を用いた腰部椎間板ヘルニア治療. 整・災外 62：269-282, 2019
13) Sugimura T, Kato F, Mimatsu K et al：Experimental chemonucleolysis with chondroitinase ABC in monkeys. Spine 21：161-165, 1996
14) Olmarker K, Danielsen N, Nordoborg C et al：Effects of chondroitinase ABC on intrathecal and peripheral nerve tissue an in vivo experimental study on rabbits.

VI. 脊椎，骨盤疾患に対する保存的治療

Spine **16**：43-45, 1991

15）Kato F, Mimatsu K, Iwata H et al：Comparison of tissue reaction with chondroitinase ABC and chymopapain in rabbits as the basis of clinical application in chemonucleolysis. Clin Orthop **288**：294-302, 1993

16）Ando T, Kato F, Mimatsu K et al：Effects of chondroitinase ABC on degenerative intervertebral discs. Clin Orthop **318**：214-221, 1995

17）Chiba K, Masuda K, Andersson GBJ et al：Matrix replenishment by intervertebral disc cell after chemo-

nucleolysis *in vitro* with chondroitinase ABC and chymopapain. Spine J **7**：694-700, 2007

18）Takahashi T, Nakayama M, Chimura S et al：Treatment of canine intervertebral disc displacement with chondroitinase ABC. Spine **22**：1435-1439, 1997

19）Matsuyama Y, Chiba K, Iwata H et al：A multicenter, randomized, double-blind, dose-finding study of condoliase in patients with lumbar disc herniation. J Neurosurg Spine **28**：499-511, 2018

*　　　*　　　*

VI. 脊椎，骨盤疾患に対する保存的治療

難治性仙腸関節障害に対する保存的治療
—— 理学療法からのアプローチ*

佐々木　健　黒澤大輔　村上栄一　江井　洋**

[別冊整形外科 76：157～161，2019]

はじめに

　仙腸関節障害の大部分は，不意の外力や繰り返しの衝撃で生じた仙腸関節の不適合による機能障害（仙腸関節障害）であり，後方靱帯の部分的過緊張により侵害受容器が刺激され疼痛が発生すると考えられている[1]．多くの症例では数回の仙腸関節ブロックや関節運動学的アプローチ（arthrokinematic approach：AKA）-博田法[2]により段階的に痛みが軽快するが，症状の再燃や日常生活動作（ADL）が改善せず社会復帰などの目途が立たない症例が存在する．そこでわれわれは難治性の仙腸関節障害を効率よく治療するために，独自の理学療法を症例ごとに組み合わせて施行している．方針として，最初に仙腸関節周辺の靱帯に対する治療を行って疼痛軽減を図る．しかし，筋の過敏性が強く，靱帯そのものへのアプローチが困難である場合がある．このような症例で，腰椎椎間関節などの隣接関節の関節拘縮や下肢のタイトネスが認められる場合には，まずこの治療を優先的に行う．これにより多くの場合，過敏性が低下して，仙腸関節周辺靱帯の治療が可能となる．そして，疼痛レベルの改善に合わせて筋収縮訓練を追加することにより，仙腸関節を安定化させ持続的な疼痛軽減を図る．

　本稿では，当院で行っている仙腸関節障害に対する5つの理学療法を症例提示も併せて紹介する．

I．仙腸関節周囲の靱帯ストレッチ

❶仙腸関節周辺の靱帯部痛

　仙腸関節は仙骨と腸骨の関節面で構成される滑膜関節

であるが，周囲は強固な靱帯で覆われており，わずかな関節運動のみ可能である．仙骨のうなずき運動は主に仙結節靱帯（sacrotuberous ligament：STL）によって制御され[3]，起き上がり運動は主に長後仙腸靱帯（long posterior sacroiliac ligament：LPSL）によって制御されている[4]．仙腸関節の関節面に不適合が生じると，この仙骨のうなずき運動，起き上がり運動がスムーズに行われなくなる結果，STL や LPSL に過度な負荷が長期間生じることになり，靱帯付着部症と類似した病態を呈すると考えられる．また，仙腸関節の動きに不具合が生じると，隣接する腸腰靱帯（iliolumbar ligament：ILL）の障害も合併しやすい．

　仙腸関節周囲靱帯由来の痛みは，これまで Hackett をはじめとして数件報告されている[5~8]．しかし，その診断方法は確立されておらず，治療も一般化されていない．われわれは，超音波診断装置を用いて圧痛点を確認し，透視下で局所麻酔薬を用いたブロック注射で仙腸関節に関連した骨盤周囲靱帯由来の疼痛と確定診断した後に理学療法を行っている[9,10]．

❷理学療法

　靱帯付着部の負荷を軽減する目的で靱帯ストレッチを行う．靱帯付着部を用手固定し，付着部にストレスを生じさせないようにし，その近傍をストレッチする（図1）．治療対象となる靱帯領域の疼痛が強い場合には，医師によるブロック注射で疼痛レベルを軽減させた後で実施する．

▌Key words

sacroiliac joint disorder, conservative treatment, physical therapy, sacrotuberous ligament, iliolumbar ligament

*Treatment options of physical therapy for patients with severe sacroiliac joint disorder
**T. Sasaki（理学療法士）：JCHO 仙台病院リハビリテーション部（☎ 981-8501　仙台市青葉区堤町 3-16-1：Dept. of Rehabilitation, JCHO Sendai Hospital, Sendai）；D. Kurosawa（医長），E. Murakami（院長）：同病院整形外科/腰痛・仙腸関節センター：H. Enei（理学療法士）：同病院リハビリテーション部.
［利益相反：なし.］

Ⅵ．脊椎，骨盤疾患に対する保存的治療

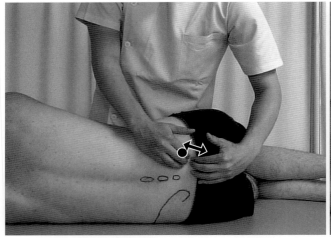
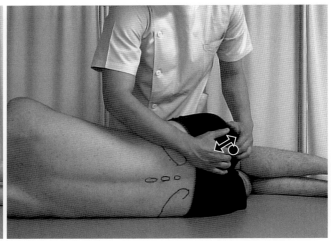

a．長後仙腸靱帯（LPSL）ストレッチ．上後腸骨棘（黒丸）の下部を示指と中指で固定し，その近傍を反対側の示指，中指で LPSL の走行に沿ってわずかに伸長させる（矢印）．

b．仙結節靱帯（STL）ストレッチ．坐骨結節の内側上部（黒丸）を示指と中指で固定し，その近傍を反対側の示指，中指で STL の走行に沿ってわずかに伸長させる．

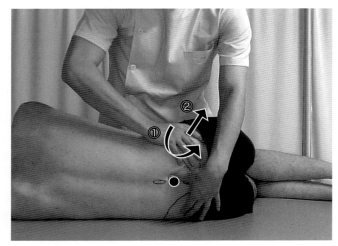

c．腸腰靱帯（ILL）ストレッチ．L4 もしくは L5 棘突起（黒丸）を母指で固定，腹側に圧迫し，反対側の腸骨を後傾（①），外転させ（②）伸長させる．

図 1．仙腸関節周囲の靱帯ストレッチ．a〜c いずれも弛緩と伸長を数回行う．

❸症例提示

症例 1．33 歳，女．会社員（デスクワーク）．

現病歴：誘因なく左腰殿部・下肢痛が出現し，発症後 1 年 5 ヵ月で当院を受診した．

経過：神経学的異常所見はなく，左 STL の圧痛を含め仙腸関節スコア[11]は合計 6/9 点，坐位および体幹前屈時に疼痛が増悪した．仙腸関節ブロックで左上後腸骨棘（posterior superior iliac spine：PSIS）周囲の痛みは 70％以上軽減されたことから左仙腸関節障害と診断したが，下殿部痛，左 STL の圧痛は残存した．これに対して超音波ガイド下での STL へのブロック針刺入で再現痛があり，局所麻酔薬の注射で疼痛が軽快することから，STL 付着部症の病態が合併していると判断した．STL ストレッチを追加したことで下殿部は軽快し，坐位および体幹前屈時の疼痛は改善した．

症例 2．68 歳，男．無職．

現病歴：30 kg の米を運んだ後から右腰殿部痛が出現した．6 ヵ月経過しても改善せず，立位，歩行困難で当院入院となった．

経過：仙腸関節スコアは 5/9 点で，仙腸関節ブロックで右 PSIS 周囲の痛みは 70％以上軽減されたことから右仙腸関節障害と診断した．しかし，右 PSIS 内側上部（L5 横突起部）に圧痛が残存し，これに対して透視下で右 L5 横突起部へのブロック針の刺入で再現痛が認められた．局所麻酔薬の注射で疼痛軽減が得られたことから腸腰靱帯障害の合併と判断し，ILL ストレッチを実施したことで立位および歩行時の疼痛は消失した．

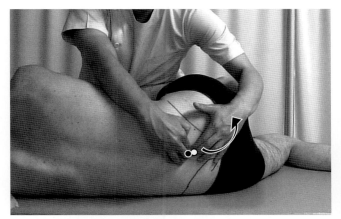

図2. 腰椎可動域訓練（後弯域）．可動域制限の認められる椎間において上位の棘突起下部（黒丸）を示指と中指で固定し，下位の棘突起上部（白丸）を反対側の示指と中指で固定し，下位の腰椎を後弯させる．このときわずかに腰椎を回旋させる（矢印）．

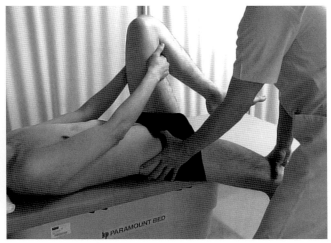

図3. 股関節可動域訓練（股関節伸展）．股関節周囲筋をストレッチする際に上前腸骨棘と腸骨稜を固定し，腸骨の前傾による代償を抑える．

II．下肢タイトネスの改善，可動域訓練

仙腸関節周囲の靱帯ストレッチのみでの効果が一時的である場合や，治療対象とする靱帯周囲の筋の過敏性が強く靱帯そのものへのアプローチが困難である場合がある．STLは大腿二頭筋（biceps femoris muscle：BF）の張力と関連[12]があるため，BF上の圧痛点を近位から順に探り，圧痛点への局所圧迫や物理療法（超音波）を行いタイトネスの改善を図る．これによりSTL停止部周囲の大殿筋の過敏性が低下し，靱帯ストレッチが行えるようになる[13]．腰殿部の過敏性が強い状態では，静的ストレッチ（他動下肢伸展挙上位での伸長）で疼痛が増悪する症例があるため，下肢の圧痛点に注目してタイトネスを最初に改善すると効果的である症例が多い．

❶症例提示

症例3． 57歳，女．会社員．

現病歴：誘因なく右殿部痛が出現した．他院での治療で改善せず，発症後1年で当院を受診した．

経　過：右STLの圧痛陽性を含め仙腸関節スコアは7/9点，仙腸関節ブロックで右PSIS周囲の痛みは70％以上軽減されたことから，右仙腸関節障害と診断した．下殿部痛，右STLの圧痛は残存し，STLへの局所麻酔薬の注射で疼痛軽減が得られたことからSTL付着部症の合併と判断した．下殿部の過敏性が高く，軽度の刺激でも疼痛が増強するため，STLストレッチを実施できなかった．右BF遠位1/3に圧痛が認められたため，BFのリラクゼーションを優先して行ったところ，下殿部の過敏性が減少し，STLストレッチが可能となり，坐位および歩行時の疼痛は軽快した．

III．隣接関節（胸腰椎椎間関節，股関節）の可動域訓練

長期間仙腸関節の不適合が続くと，疼痛により二次的に腰椎，股関節の可動域が減少し，関節拘縮をきたす場合がある．一方で，もともとこれらの隣接関節が可動域制限を有している結果，動作によって仙腸関節へ剪断力がかかりやすい状態となる場合がある．このことは，腰椎固定術後の症例（多椎間固定など）では仙腸関節障害が発症しやすいとの報告[14]により裏づけられる．脊柱の靱帯骨化がなく，腰椎固定術後でなければ，腰椎および胸椎を含め脊柱の可動域訓練により仙腸関節への負荷を軽減する（図2）．同様に仙腸関節への負荷軽減を目的に股関節可動域訓練を行う．この際，骨盤前後傾による代償動作を生じさせないように骨盤を用手固定し，股関節可動域訓練を実施することが重要である（図3）．

❶症例提示

症例4． 60歳，女．会社員．

現病歴：左側へ振り向いたときに左腰殿部，鼠径部痛が出現した．体幹前屈，歩行困難となり，発症後3ヵ月の時点で当院へ入院となった．

経　過：仙腸関節スコアは6/9点，腰椎後弯可動性テスト（posterior lumbar flexibility test：PLFテスト[15]）が陽性で，腰椎椎間関節の可動域制限を認めた．仙腸関節ブロックで左仙腸関節障害と確定診断したが，体幹前屈時の疼痛が残存していた．腰椎後弯域の可動制限の改善を目的に可動域訓練を実施し，PLFテストが陰性化すると体幹前屈時の疼痛は軽快した．

Ⅵ. 脊椎，骨盤疾患に対する保存的治療

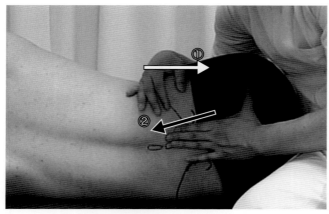

図4. 筋収縮訓練（多裂筋）．最初に母指球と小指球を腸骨稜にあて，腸骨を下制させる．次に反対側の手で腸骨を自動介助運動にて挙上させ（黒矢印），多裂筋を収縮させる．このとき，自動での骨盤挙上が強いと脊柱起立筋群が過剰に収縮してしまうため，示指，中指，環指で脊柱起立筋群を触知しながら実施する．

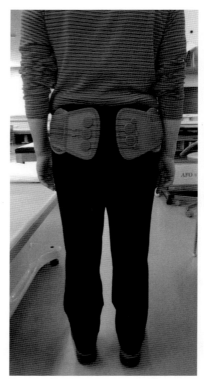

図5. 骨盤ベルト．ベルト上部を腸骨稜上縁に合わせてベルトを固定する．パットは移動できるようになっているため，筋出力，筋力低下の認められる部位にパットを設置する．

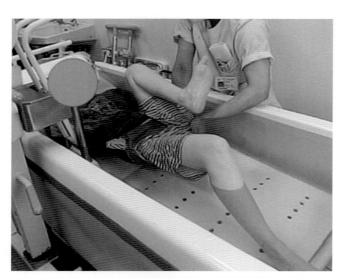

図6. 水中での可動域（股関節屈曲），筋収縮訓練．全身の過敏性が改善し，仰臥位がとれるようになり，股関節の屈曲，開排も可能である．自動介助で関節可動域と筋収縮を改善させていく．

Ⅳ. 仙腸関節の安定化

骨盤の用手固定で疼痛が軽減する場合，もしくは上述のⅠ～Ⅲの治療で疼痛の軽減が得られる場合，体幹深層筋である腰部多裂筋や腹横筋，大殿筋などの筋収縮訓練を行う（図4）．筋収縮が不完全な段階では，骨盤ベルトの使用（図5）が有効であるが，いずれ骨盤ベルトが不要になることを目指して筋収縮訓練を行う．

❶症例提示

症例5．55歳，女．事務員．

現病歴：以前から左股関節痛があり，仕事で重量物のもち運びや立位での前傾姿勢が多く，次第にしゃがみ込みからの起立動作が困難となった．転倒し骨盤部を強打してからは歩行困難となった．仙腸関節スコアは8/9点で，仙腸関節ブロックで左仙腸関節障害と確定診断したが，ブロックの効果は一時的で，再燃を繰り返していた．

経過：体幹深層筋や股関節周囲筋の筋出力，筋力低下が著明であったため筋収縮訓練を施行したが，仙腸関節部の疼痛が誘発されるため困難であった．骨盤ベルトを装着し，仙腸関節への負荷軽減により筋収縮訓練が可能となった．

Ⅴ. 水中での可動域訓練，筋収縮訓練

水中では浮力により体重の免荷ができ，動作が行いやすくなる[16]．腰痛に対する水治療効果で，背筋や腹筋群，膝関節伸展筋群・屈筋群の改善が認められたとする報告[17,18]はあるが，いずれもADL自立例やスポーツ選手などの腰痛者が対象であり，仙腸関節障害例に対しての報告はない．

仙腸関節障害による局所症状に加え，全身の過敏性お

よび筋の防御収縮が強く通常の運動療法自体が困難な例に対して，水中で浮力を利用して運動療法を行っている．水中では，股関節および脊柱の可動域訓練，大腰筋や多裂筋の収縮をうながす運動療法が可能であり（図6），側臥位や仰臥位，坐位がとれるまでに改善する場合もある．

❶症例提示

症例6．40歳，女．介護職．

現病歴：施設利用者を介助した際に左腰殿部痛が出現，疼痛のため坐位困難となり，発症後6ヵ月で当院受診となった．初診時，坐位，仰臥位，側臥位をとることが不可能で，生活姿勢は立位もしくはベッド上での腹臥位のみ可能であった．

経　過：仙腸関節スコアは9/9点．有効な保存的治療がなく，両仙腸関節固定術を行った．両PSIS周囲の疼痛は軽減されたがADLの改善は乏しく，日常生活が困難な状態が続いていたが，水中でのみ股関節と脊柱の可動域訓練，筋収縮訓練が可能であった．最終的に仰臥位，側臥位，30分の端坐位が可能となり，ADLが改善した．

ま と め

われわれは，難治例に対して上記の保存的治療を組み合わせることで成果を上げている．適切な保存的治療を行うためには，それぞれの症例に対応した理学療法を選択していく必要がある．今後，効果が得られたアプローチから機能障害ごとの理学療法の確立が望まれる．

文　献

1) Murakami E：Sacroiliac Joint Disorder；Accurately Diagnosing Low Back Pain. Springer, Singapore, p34-35, 2018
2) 博田節夫：関節運動学的アプローチ（AKA）-博田法，第2版，医歯薬出版，東京，p85-89，2011
3) Vleeming A, Stoeckart R：The role of the pelvic girdle in coupling the spine and the legs；a clinical-anatomical perspective on pelvic stability. Movement, Stability and Lumbopelvic Pain, 2nd Ed, ed by Vleeming A, Mooney VCJ, Stoeckart R, Churchill Livingstone, Edinburgh, p118, 2007
4) Vleeming A, Pool-Goudzwaard AL, Hammudoghlu D et al：The function of the long dorsal sacroiliac ligament；its implication for understanding low back pain. Spine **21**：556-562, 1996
5) Hackett GS：Treated by prolotherapy. Ligament and Tendon Relaxation, 3rd Ed, Charles C Thomas, Springfield, p26, p45-46, p62, 1958
6) Vleeming A, Snijders C, Stoeckart R et al：The role of the sacroiliac joints in coupling between spine, pelvis, legs and arms. Movement, Stability and Low Back Pain, ed by Vleeming A, Mooney V, Dorman T et al, Churchill Livingstone, Edinburgh, p53-72, 1997
7) Hauser RA, Hauser MA：Pain referral patterns from lumbosacral and pelvic joint ligament. Prolo Your Pain Away. 2nd Ed, Beulah Land Press, Oak Park, p46, 2004
8) Leon C, Judi D：the lower body. Clinical Application of Neuromuscular Techniques, 2nd Ed, Church Livingstone, Edinburgh, p377, p382, 2011
9) 佐々木健，黒澤大輔，村上栄一ほか：仙腸関節障害に合併した仙結節靱帯炎の2例．整形外科**69**：29-31，2018
10) 高橋朋也，黒澤大輔，村上栄一ほか：仙腸関節障害に合併した腸腰靱帯障害の2例．整形外科**70**：233-236，2019
11) Kurosawa D, Murakami E, Ozawa H et al：A diagnostic scoreing system for sacroiliac joint pain originating from the posterior ligament. Pain Med **18**：228-238, 2017
12) Woodley SJ, Kennedy E, Mercer SR：Anatomy in practice；the sacrotuberous ligament. NZ J Physiother **33**：91-94, 2005
13) 佐々木健，黒澤大輔，村上栄一ほか：仙腸関節障害と合併した仙結節靱帯炎に対する理学療法．整形外科**69**：1045-1048，2018
14) Unoki E, Abe E, Murai H et el：Fusion of multiple segments can increase the incidence of sacroiliac joint pain after lumbar or lumbosacral fusion. Spine **41**：999-1005, 2016
15) 林　典雄，吉田　徹，見松健太郎：馬尾性間欠跛行に対する運動療法の効果．日腰痛会誌**13**：165-170，2007
16) 嶋田智明，田口順子，濱出茂治ほか：物理療法マニュアル，医歯薬出版，東京，p112-113，1997
17) 須藤明治，赤嶺拓哉，田口信教ほか：腰痛に対し水中運動療法の及ぼす効果．体力科学**41**：386-392，1992
18) 松永俊二，酒匂　崇，吉田長利ほか：腰痛患者に対する水泳運動療法の有効性について．リハ医**29**：29-57，1991

＊　　　＊　　　＊

VI. 脊椎，骨盤疾患に対する保存的治療

仙腸関節機能障害を伴った末期変形性股関節症に対する AKA（arthrokinematic approach）-博田法での長期治療経過*

橋本博子　佐々木　健　黒澤大輔**

[別冊整形外科 76：162～165，2019]

はじめに

　関節運動学的アプローチ（arthrokinematic approach：AKA）-博田法は，博田節夫医師が開発した徒手療法で，関節運動学と関節神経学に基づき，関節の遊び，関節面の滑り，回転，回旋などの関節包内運動の異常を治療する方法，および関節面の運動を誘導する方法である[1]．腰殿部痛の原因となる仙腸関節機能障害をはじめ，全身の滑膜関節を治療対象としており，各関節の機能障害が改善すると，関節原性の疼痛・しびれが消失する．急性および慢性腰痛症に対するきわめて有効な治療法であることがエビデンスとして示されている[2,3]．AKA-博田法では，仙腸関節機能障害の改善を主軸としているが，治療対象は全身の滑膜関節であり，股関節も治療対象に含まれている．

　末期変形性股関節症は，高度な股関節可動域制限，疼痛のために日常生活で歩行困難などの大きな支障を生じるが，有効な保存的治療は明らかではない．手術的治療を望まない患者は多いが，有効な保存的治療がないために最終的に人工股関節全置換術（THA）が行われる．われわれは，末期変形性股関節症を有していても，AKA-博田法による仙腸関節機能障害の改善で股関節痛の軽減や歩容，QOL の改善が得られる症例をしばしば経験する[4]．この臨床的事実は変形性股関節症の病態を考える

うえで非常に興味深い．本稿では，AKA-博田法で5年以上の継続治療を行った末期変形性股関節症例を提示し，仙腸関節機能障害と変形性股関節症との関連について考察する．

I．症例提示

　症例1．66歳，女．教職員．

　現病歴：23年前から左股関節痛を自覚し，近医整形外科で先天性股関節脱臼の診断で経過観察されていた．7年前から歩行時に右鼠径部，両側大転子部痛を認めた．

　画像所見：単純X線像では両変形性股関節症であり，特に左側で変形が顕著であり，関節裂隙は狭小化し，進行期～末期の状態であった（図1a）．

　経　過：数週間に一度，AKA-博田法による仙腸関節機能障害の治療を7年間継続し，股関節屈曲可動域は左30°から100°，右15°から100°に改善した．痛みは7年前の初診時 VAS 90 mm から現在10 mm へと軽快し，その状態が維持されている．日本整形外科学会股関節機能判定基準（JOA スコア）は11点から88点に改善した．歩容は杖歩行から独歩になり，疼痛はほぼ伴わなくなった．治療直後は歩幅が増え歩行速度が上がり，2年前からは治療頻度を減らし，1ヵ月に1回としたが，良好な状態が維持された．単純X線像では，7年前と比較して関節裂隙が拡大し大腿骨内転位が改善し，左外旋位が正

▌Key words

arthrokinematic approach–Hakata method, sacroiliac joint, dysfunction, hip, OA

---

*Long-term course treated by arthrokinematic approach–Hakata method for patients with both a terminal osteoarthritis of the hip joint and a sacroiliac joint dysfunction
　要旨は第9回日本仙腸関節研究会において発表した．
**H. Hashimoto（院長）：麻助メディカル（〒812-0011　福岡市博多区博多駅前3-23-18；Majo Medical, Fukuoka）；K. Sasaki（院長）：ささき整形内科リハビリテーションクリニック；D. Kurosawa（医長）：JCHO 仙台病院整形外科/腰痛・仙腸関節センター．
［利益相反：なし．］

仙腸関節機能障害を伴った末期変形性股関節症に対するAKA(arthrokinematic approach)-博田法での長期治療経過

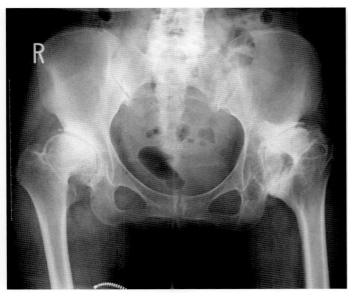
a. 治療前

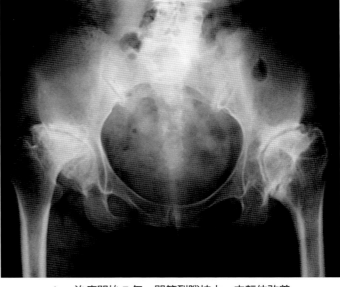
b. 治療開始7年. 関節裂隙拡大, 内転位改善

図1. 症例1. 66歳, 女. 股関節X線正面像

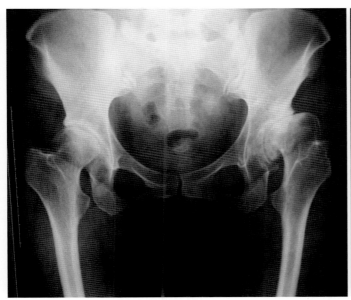
a. 治療前

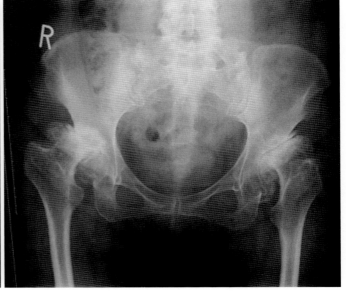
b. 治療開始13年. 関節裂隙維持, 内転位やや改善

図2. 症例2. 58歳, 女. 股関節X線正面像

面に近い向きになったが，両側とも骨頭の変形は進行していた（図1b）.

症例2. 58歳, 女. 病院事務.

現病歴：生後，両側臼蓋形成不全症で保存的治療を受けていた．14年前から両側股関節痛を認め，13年前から約2週間に一度の頻度でAKA-博田法による仙腸関節機能障害の治療が開始された.

画像所見：単純X線像上，左側の変形性股関節症および臼蓋形成不全を認め，進行期であった（図2a）.

経　過：13年間の治療継続により，股関節屈曲可動域は右20°から60°，左20°から90°に改善した．痛みは13年前の初診時VAS 70 mmから現在0 mmとなり維持されている．JOAスコアは25点から56点に改善した．動揺性歩行があり杖を使用しているが，治療直後には動揺は軽減し，約2年前から1ヵ月に一度の治療でADLは維持されている．単純X線像では，13年間の経過で当初からの関節裂隙は維持されていた（図2b）が，骨頭の変形は進行し脚長差を認めるようになった.

Ⅵ. 脊椎, 骨盤疾患に対する保存的治療

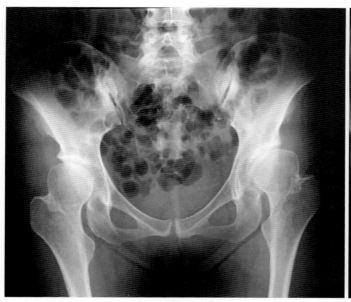
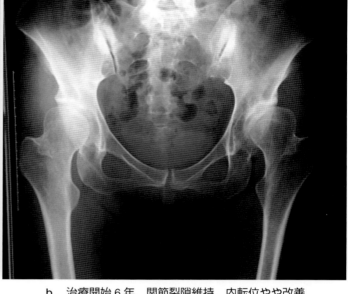

a. 治療前　　　　　　　　　　　　　　b. 治療開始6年. 関節裂隙維持, 内転位やや改善

図3. 症例3. 47歳, 女. 股関節X線正面像

症例3. 47歳, 女. 事務と配膳・配達.
現病歴: 13歳時から股関節痛を自覚し, 28歳時には臼蓋形成不全症で手術的治療をすすめられていた. 保存的治療を希望し, 6年前からAKA-博田法による治療を開始した.
画像所見: 初診時の単純X線像上, 両側臼蓋形成不全を認め, 初期股関節症状態であった (図3a).
経過: AKA-博田法による仙腸関節機能障害の治療を6年間継続し, 患側の股関節屈曲可動域は左右ともに60°から100°に改善し, 痛みは消失した. JOAスコアは64点から97点に改善した. 治療直後に左下肢の内旋内転および歩容が改善し, 歩行速度も増加していた. 現在, 月に一度の治療でADLは改善傾向にあり, 以前よりも車の乗降が楽になっている. 単純X線像上, 6年間で関節裂隙は維持されている (図3b).

Ⅱ. 考　察

末期変形性股関節症に対して, AKA-博田法で仙腸関節機能を改善することで股関節痛が軽減され, 長期的に日常生活レベルの維持が可能であった症例を提示した. これらの症例は, AKA-博田法の股関節に対する技術 (股関節離開, 他動構成運動, 抵抗構成運動) を用いることなく, 主に仙腸関節の関節包内運動の改善技術のみで股関節の疼痛軽減と機能改善が得られた. 鼡径部痛が主訴で, 単純X線像上股関節の関節裂隙が狭くなっていると股関節が発痛源ととらえがちであるが, THA後に鼡径部痛が残存する症例が存在する[5]ことは, 股関節症変化が必ずしも鼡径部痛の原因とは限らないことを示している. 一方, 鼡径部痛は仙腸関節機能障害でもよくみられ, 特に仙腸関節後方靱帯の上方部がこの痛みと関連しているとの報告がある[6].

また, 仙腸関節固定術後に股関節の可動域が減少するとの報告[7]は, 股関節の見かけ上の可動域の一部には, 仙腸関節の可動域も含まれていることを示唆する. それゆえ, 仙腸関節に障害が起こると股関節の見かけ上の可動域にわずかな制限が生じる. それゆえ, 仙腸関節に障害が起こると股関節の可動域に制限が生じる. 仙腸関節障害の機能を改善させるAKA-博田法では仙腸関節の可動域の増大を視覚的に判断できないため, 治療前後で下肢伸展挙上 (SLR) テストやFabereテストを用いて, 股関節可動域の増加と可動最終域での関節包, 軟部組織の硬さの変化をみて仙腸関節機能の改善を確認している[1].

自験例では代表的な股関節症の病歴を示す3例が, 仙腸関節へのAKA-博田法により大腿骨頭の変形はきたすものの長期経過で股関節裂隙の維持あるいは拡大が得られたのはなぜであろうか. 一般に, 股関節腔の機能維持には適度の負荷が必要とされる[8]. 仙腸関節は, 歩行時に上半身の負荷を吸収・緩和して股関節に伝えている[9]. そのため, 仙腸関節に機能障害が生じると過度の負荷が股関節にかかり, 股関節症の進行を促進することになりうる. AKA-博田法による仙腸関節の機能改善によって, 股関節にかかる過度の負荷が軽減されたことが要因ではないかと考えられる. さらに, 仙腸関節の機能

改善によって，股関節を安定させている周囲筋の緊張に変化が生じ，股関節の適合性が改善した可能性も考えられる．プロスキーヤーの三浦雄一郎氏が，強い膝痛に対しアンクルウェイトをつけてのヘビーウォーキングを始めたところ徐々に膝の痛みが軽快し，1 mm以下であった膝の半月板が3.8 mmに再生していたとの記述は興味深い[10]．関節腔の軟骨を栄養する関節液循環と負荷の関係にはいまだ解明されていない部分があるが，仙腸関節が股関節の機能維持に深くかかわっていることが推測される．

『変形性股関節症診療ガイドライン2016』[11]によると，運動療法[12]やジグリング[13]が保存的治療としてあげられているが，いずれもエビデンスレベルは低い．なかでも徒手療法は，その効果について客観的なエビデンスを示すことが困難な治療体系である．自験例で関節腔が保たれていたにもかかわらず骨頭の変形が進行した理由は説明できない．また股関節例全例にAKA-博田法が有効か否かは不明である．そして，自験例では関節裂隙の評価は単純X線像によるものであり，今後CTを加えたより詳細な検討が必要であると考える．これらの問題点を有するものの，関節裂隙が維持され疼痛が軽快することから，AKA-博田法は変形性股関節症に有効な保存的治療の一つであると考えられた．

ま と め

1）仙腸関節機能障害を伴った変形性股関節例に対してAKA-博田法での長期治療経過を提示した．

2）AKA-博田法での仙腸関節機能障害の継続治療で，5年以上の長期経過でも股関節痛は軽減され，画像上，関節裂隙が維持改善されていたことから，変形性股関節症の痛みや病状進行に仙腸関節機能障害が関連している可能性がある．

3）AKA-博田法は変形性股関節症に対して有効な保存的治療の一つであると考えられた．

文　献

1) 博田節夫：AKA関節運動学的アプローチ-博田法，第2版，医歯薬出版，東京，p75-83，2007
2) Hakata S, Sumita K, Katada S：Wirksamkeit der AKA-Hakata-Methode bei der behanderung der akuten lumbago. Manuelle Med **43**：19-23, 2005
3) Kogure A, Kotani K, Katada S et al：A randomized, single-blind, placebo-controlled study on the efficacy of the arthrokinematic approach-Hakata method in patients with chronic nonspecific low back pain. PLoS One **10**：e0144325, 2015
4) 佐々木健，片桐博子，朝比奈真由美ほか：仙腸関節のArthrokinematic Approach（AKA）の治療効果について．リハ医 **27**：736，1990
5) Bartelt RB, Yuan BJ, Trousdale RT et al：The prevalence of groin pain after metal-on-metal total hip arthroplasty and total hip resurfacing. Clin Orthop **468**：2346-2356, 2010
6) Kurosawa D, Murakami E, Aizawa T：Referred pain location depends on the affected section of the sacroiliac joint. Eur Spine J **24**：521-527, 2015
7) Murakami E, Kurosawa D, Aizawa T：Sacroiliac joint arthrodesis for chronic sacroiliac joint pain；an anterior approach and clinical outcomes with a minimum 5-year follow-up. J Neurosurg Spine **29**：279-285, 2018
8) Ford C, Niamh C, Thomopoulos S et al：Effects of imbalanced muscle loading on hip joint development and muturation. J Orthop Res. doi:10.1002/joe.23361
9) 村上栄一：仙腸関節の基礎．診断のつかない腰痛—仙腸関節の痛み，南江堂，東京，p5-23，2013
10) 三浦雄一郎：歩けば歩くほど人は若返る，小学館，東京，p72-73，2012
11) 日本整形外科学会診療ガイドライン委員会，変形性股関節症診療ガイドライン策定委員会：変形性股関節症診療ガイドライン2016，改訂第2版，南江堂，東京，2016
12) Fransen M, McConnell S, Hernandez-Molina G et al：Does land-based exercise reduce pain and disability associated with hip osteoarthritis? a meta-analysis of randomized controlled trials. Osteoarthritis Cartilage **18**：613-620, 2010
13) 広松聖夫，井上明生，木下斎：変形性股関節症に対する新しい理学療法—貧乏ゆすり（ジグリング）について．Hip Joint **40**：70-78，2014

＊　　　＊　　　＊

Ⅶ． 小児整形疾患に対する保存的治療

Ⅶ. 小児整形疾患に対する保存的治療

神経筋性側弯症に対する装具療法*

小沼早希　渡邉英明**

[別冊整形外科 76：168〜171, 2019]

はじめに

　側弯症は，おおまかに先天的な椎骨の形態異常（奇形椎）のある先天性側弯症，奇形椎はないが脳性麻痺，二分脊椎，脊髄空洞症，筋ジストロフィー，脊髄性筋萎縮症，神経線維腫症，Marfan 症候群，Ehlers-Danlos 症候群，骨系統疾患など[1,2]なんらかの基礎疾患（症候群）に基づく症候性側弯症，その他原因不明の特発性側弯症に分類される．その中で神経筋性側弯症は，症候性側弯症の中の脳性麻痺などの上位運動神経疾患や脊髄性筋萎縮症などの下位運動神経疾患，筋ジストロフィーなどの筋疾患に伴う側弯症に分類されることが多い．神経筋性側弯症の原因は，進行する体幹バランス障害に導かれる脊椎で活動する筋力の機能障害[3]といわれているが，いまだ不明である．神経筋性側弯症は，神経筋疾患の約 90%[4]に発生し，思春期特発性側弯症の約 1〜2%[1]と比較すると高く，また骨の成熟が終わったあとも進行する症例が多い．また，心疾患，呼吸器疾患，消化器疾患などを伴うことが多いため，装具療法や手術的治療を行ううえで合併症が多く，治療に難渋することが多い．本稿では，当院で行っている神経筋性側弯症に対する装具療法とその治療成績について紹介する．

Ⅰ. 当院での装具療法

　神経筋性側弯症は，思春期特発性側弯症と比較して進行が早く，骨の成熟が終わった後も進行するという特徴がある．長い C 型の胸腰椎カーブが多く，骨盤傾斜を引き起こすことが多い．側弯の進行によって立位・坐位の保持，日常のケアがむずかしくなり，日常生活に支障を

きたす．そのために，より早い段階から側弯の進行を抑えることが治療目標となる．当院の装具療法は，体幹ギプス療法と組み合わせて[5]，年齢と歩行の可否でわけている．2 歳未満では，Cobb 角 40° 未満で半年以内に進行する患者や Cobb 角 40° 以上の患者で体幹軟性装具を使用している．2 歳以上では，Cobb 角 40° 未満で半年以内に進行する患者や Cobb 角 40° 以上で歩行可能な患者には体幹ギプス療法を半年に 1 回行ったあとに瀬本永野式夜間装具（SNNB）を，歩行不能な症例には dynamic spinal brace（DSB）をできれば 1 日 23 時間使用している．ただし，装具療法も体幹ギプス療法も呼吸状態や精神発達遅滞の程度，家族の協力の可否なども検討し，患者個々の病態を評価したうえで行っている．いつまで装具療法を続けるか，いつまで外来で経過観察するのか明確な基準は決めていない．神経筋性側弯症は，骨の成熟が終わったあとも進行するため，成長終了後も半年もしくは 1 年に 1 回は外来で経過観察するようにしている．しかし，20 歳以上の患者は施設に入ることが多いため，来院頻度が減り，自然に治療が終了することがある．

Ⅱ. 評　　価

　評価は，全脊椎単純 X 線像で行っている．しかし，神経筋性側弯症患者は，前述したとおり立つことができない，指示どおりに立っていられないことが多く，毎回同じ条件で全脊椎単純 X 線を撮影することがむずかしい．当院では，指示どおりに立って撮影できる患者では全脊椎立位単純 X 線像を撮影しているが，その他の患者では全脊椎臥位単純 X 線像で，Cobb 角，pelvic obliquity（PO）を評価している．また同時に，肺野（無気肺の有

▌Key words

neuromuscular scoliosis, pediatrics, spine deformity, brace treatment

*Brace treatment for neuromuscular scoliosis in our hospital
**S. Onuma, H. Watanabe（准教授）：自治医科大学とちぎ子ども医療センター小児整形外科（Dept. of Pediatric Orthopedics, Jichi Children's Medical Center Tochigi, Shimotsuke）.
[利益相反：なし.]

表1. 自験例

症例	装具開始時年齢（歳）	疾患	経過観察期間	装具開始前Cobb角（°）	最終観察時Cobb角（°）	装具開始前PO（°）	最終観察時PO（°）
1	9	脳性麻痺	1年3ヵ月	64	53	24	25
2	3	脊髄性筋萎縮症2型	3年6ヵ月	20	65	1	10
3	8	脳性麻痺	3年1ヵ月	50	85	17	15
4	10	脳性麻痺	1年6ヵ月	100	97	37	38
5	11	二分脊椎	2年8ヵ月	71	73	17	14
6	4	二分脊椎	8年9ヵ月	40	49	2	4
7	15	脳性麻痺	8年5ヵ月	80	82	31	31
8	3	脳性麻痺	9年10ヵ月	34	103	13	41

無など）や腹部の状態（腸閉塞の有無など）も評価している．

Ⅲ. 手術適応

当院ではCobb角が60°以上で年々進行している患者には，坐位・立位バランスの悪化，呼吸器・消化器症状出現などを考慮したうえで手術療法を検討している．Murphyら[6]は，手術を行った思春期特発性側弯症と神経筋性側弯症患者において，神経筋性側弯症のほうが入院期間が長く，手術費用も高く，合併症率や再手術率も高いと報告している．また神経筋疾患患者の多くは栄養状態がわるいため[7]，栄養を改善して手術を行い周術期合併症がなかった症例でも，後に自宅や施設などに帰ってから栄養状態がわるくなり，instrumentの感染や難治性褥瘡などの合併症を引き起こす可能性が高い．特に肺炎で入退院を繰り返している患者では要注意である．神経筋性側弯症の手術適応は慎重に行う必要がある．

Ⅳ. 自験例

❶対象および方法

対象は，2009～2018年に当院を受診した神経筋性側弯症患者の中で，装具療法を行い1年以上経過観察できた8（男児3，女児5）例である．平均治療開始年齢は7.8（3～15）歳，平均経過観察期間は58（15～118）ヵ月である．

評価方法は，最終観察時の全脊椎臥位正面単純X線像でCobb角の10°以上の進行を悪化例，0°以上10°未満を不変例，0°未満を改善例とした．POの5°以上の進行を悪化例，0°以上5°未満を不変例，0°未満を改善例とした．

当院で使用しているSNNBとDSBを図1に提示する．使用基準は前述のとおりである．

❷結果

当院での装具療法後のCobb角，POの推移をまとめた

ものを提示する（表1）．

Cobb角に関しては8例中3例が悪化例，4例が不変例，1例が改善例となった．POに関しては，8例中2例が悪化例，6例が不変例となったが，改善例はなかった．

❸考察

神経筋性側弯症に対する装具は，その多くが強力な他動的矯正と静的固定により体幹バランスを改善することを目的とした体幹硬性装具である．神経筋性側弯症の患者は，痙性や精神発達遅滞，てんかんなどを伴っていることが多いことから，体幹硬性装具を装着し続けることがむずかしく，また装着できたとしても皮膚障害や呼吸障害が生じるために装着率が低くなりやすい．Olafssonら[8]は，Boston型体幹硬性装具による治療を行った83例の神経筋性側弯症患者の中で，41例が装具治療を続けることができなかったと報告している．また，Kotwickiら[9]は，体幹硬性装具使用によって45例中36例の患者で皮膚トラブルが起きたと報告している．Rutzら[10]は，脳性麻痺患者31例に対してShort lumbar braceを使用し，Cobb角は改善したものの強い矯正を必要とする装具に対する患者，家族からの不満もあったと報告している．近年Kajiuraら[11]が報告したDSBは，242例の脳性麻痺患者に3年以上使用し，8例（3.3%）が装具治療を続けることができなかったと報告し，Nakamuraら[5]は，神経筋疾患患者52例に対しDSBを使用したところ，軽い皮膚障害が3例（6%），軽い高体温症が2例（4%）であったが，全例2年以上装着できたと報告している．今後装具の装着率と合併症を考えると，DSBのような装具が主流になっていくと考えられる．

しかし，神経筋性側弯症の評価（outcome）がむずかしいことから，装具による治療効果については不明である．一般的に側弯症の評価は，立位全脊椎単純X線でCobb角を測定し，その角度から治療効果を評価することが多いが，神経筋疾患の場合は立つことができない，

Ⅶ．小児整形疾患に対する保存的治療

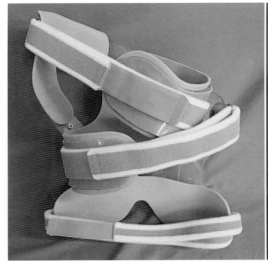

正　面　　　　　　　　側　面

a．DSB

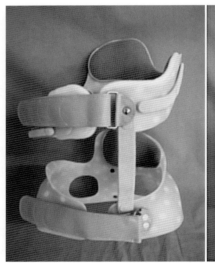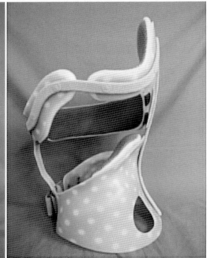

正　面　　　　　　　　側　面

b．アンダーアーム装具

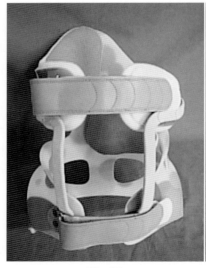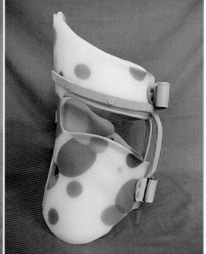

正　面　　　　　　　　側　面

c．Boston 装具

図 1．当院で使用している装具

または知的障害や痙性を伴うことが多いため指示どおりに立っていられないことが多く，信頼性や妥当性の高い評価になりにくい．立位の代わりに坐位もしくは臥位で全脊椎単純X線像を撮影する報告もあるが，これも信頼性や妥当性を評価した報告がないために不明である．最近では患者立脚型評価としてアンケート調査を行う報告も多いが，神経筋疾患の患者自身が答えることがむずかしく，代理として家族が答えることが多いので，妥当性がある評価なのか判断することがむずかしい．今後，信頼性，妥当性のある評価法の報告を期待したい．

自験例においては，通常，成長終了後もCobb角，POともに悪化していく神経筋性側弯症の経過を考えると，不変例や改善例があるために装具療法に効果があった可能性がある．しかし，症例数が少なく信頼性，妥当性の不明な評価であるため不明である．

まとめ

医療者側は，神経筋性側弯症に対する装具療法で側弯の進行を抑制できる，日常生活活動が改善できると信じて行っている．しかし，筆者らは日常診療で装具療法を行う中で，呼吸器障害や消化器障害，皮膚障害などの合併症が生じ，また装具を着用するという手間のかかることが増えてしまって家族が患者に対して何もしなくなったなど，かえって日常生活活動を低下させてしまった経験もある．医療者側は，患者本人や家族をみて，個々の症例に合わせて治療法を選択する必要がある．

文　献

1) 川上紀明：思春期特発性側弯症．側弯症治療の最前線基礎編，医薬ジャーナル社，大阪，p198-212，2013
2) 宇野耕吉：神経・筋原性側弯症．側弯症治療の最前線基礎編，医薬ジャーナル社，大阪，p248-258，2013
3) Vialle R, Thevenin-Lemoine C, Mary P：Neuromuscular scoliosis. Orthop Traumatol Surg Res 99［1 suppl］：S124-S139, 2013
4) Sarwark J, Sarwahi V：New strategies and decision marking in the management of neuromuscular scoliosis. Orthop Clin North Am 38：485-496, 2007
5) Nakamura N, Uesugi M, Inaba Y et al：Use of dynamic spinal brace in the management of neuromuscular scoliosis；a preliminary report. J Pediatr Orthop B 23：291-298, 2014
6) 渡邉英明，吉川一郎，雨宮昌栄ほか：乳幼児発症側弯症に対するRisser-Cotrel cast．日小児整外会誌20：36-39, 2011
7) Murphy NA, Firth S, Jorgensen T et al：Spinal surgery in children with idiopathic and neuromuscular scoliosis. J Pediatr Orthop 26：216-220, 2006
8) Olafsson Y, Saraste H, Al-Dabbagh Z：Brace treatment in neuromuscular spine deformity. J Pediatr Orthop 19：376-379, 1999
9) Kotwicki T, Durmala J, Czubak J：Bracing for neuromuscular scoliosis；orthosis construction to improve the patients function. Disabil Rehabil Assist Technol 3：161-169, 2008
10) Rutz E, Brunner R：Management of spinal deformity in cerebral palsy；conservative treatment. J Child Orthop 7：415-418, 2013
11) Kajiura I, Kawabata H, Okawa A et al：Concept and treatment outcomes of dynamic spinal brace for scoliosis in cerebral palsy. J Pediatr Orthop B 28：351-355, 2019
12) Jevsevar DS, Karlin LI：The relationship between preoperative nutrional status and complications after an operation for scoliosis in patients who have cerebral palsy. J Bone Joint Surg 75-A：880-884, 1993

*　　　*　　　*

発育期仙骨翼疲労骨折に対する保存的治療

辰村正紀　平林　匠　蒲田久典　奥脇　駿　江藤文彦
山崎正志**

[別冊整形外科 76：172～177, 2019]

はじめに

仙骨翼疲労骨折は1984年に最初に報告され[1]，発生頻度は高くないとされている[2]．仙骨翼疲労骨折の主症状は腰痛であるが，腰痛を訴える発育期運動選手は腰椎分離症であることが多い．特に発育期の男性のうち腰痛で受診する6割以上の症例が腰椎分離症を有していたと報告されており[3]，腰痛の原因診断としては腰椎分離症を検索することが一般的である．また発生年齢に関しても，仙骨翼疲労骨折のレビューでは18歳未満は29例中わずか4例であり[4]，腰椎分離症に比べ発症年齢は高く発育期の発生は多くないといえる．そのため発育期運動選手の仙骨翼疲労骨折の症例報告は，国内外通じて散見する程度である．われわれは，当院を受診した発育期仙

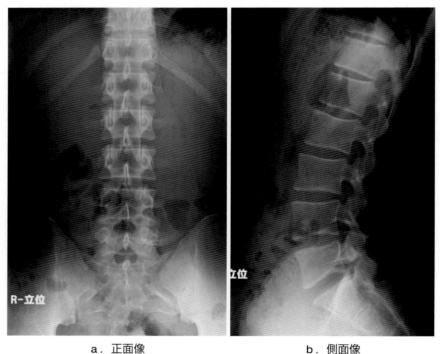

a．正面像　　　　　　b．側面像
図1．初診時腰椎単純X線像．仙骨部の骨折は描出できない．

Key words

sacral ala, conservative therapy, MRI, bone marrow edema, fatigue fracture

*Conservative therapy for developmental sacral ala fatigue fracture
**M. Tatsumura（講師），T. Hirabayashi：筑波大学附属病院水戸地域医療教育センター水戸協同病院整形外科（Dept. of Orthop. Surg. and Sports Medicine, Tsukuba University Hospital Mito Clinical Education and Training Center/Mito Kyodo General Hospital, Mito）；H. Gamada：筑波大学整形外科；S. Okuwaki, F. Eto：筑波大学附属病院水戸地域医療教育センター水戸協同病院整形外科；M. Yamazaki（教授）：筑波大学医学医療系整形外科．
[利益相反：なし．]

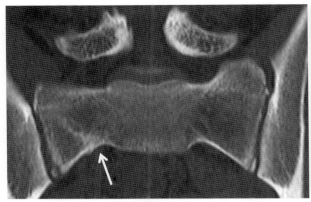
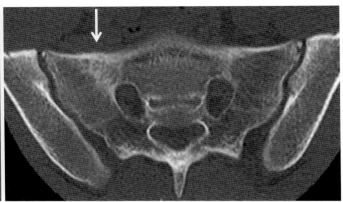

a. 冠状断像. 右仙骨翼尾側に骨硬化像を認める（矢印）.

b. 横断像. 右第1仙骨孔前方に骨硬化像を認める（矢印）.

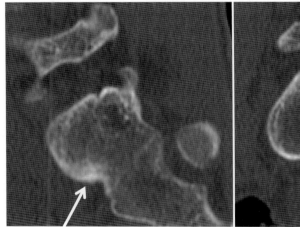

c. 矢状断像. 右は第1仙骨孔前方に皮質の肥厚を認めるが，左は皮質正常である.

図2. 初診時 CT

骨翼疲労骨折例を解析したので報告する.

I. 対象および方法

2014年4月以降にMRIで仙骨翼疲労骨折と診断された10例を対象とし，発症後来院までに要した期間，平均年齢，男女比，側性，競技種目，MRI所見，CTにおける骨折線の有無，腰椎分離症の合併について調査した.

II. 結　果

全例が腰痛を主訴に来院し，発症から来院までに要した期間は平均14日間であった．平均年齢は15.2歳で，男性6例，女性4例であった．側性は右8例，左2例で，両側発症は存在しなかった．競技種目はバスケットボール5例（ミニバスケットボールを含む），バレーボール，サッカー，ラクロス，陸上（長距離），野球が各1例であった．全例でMRIによる仙骨翼尾側の前第1仙骨孔付近の骨髄浮腫を認めた．CTで骨折線が明らかであったのは1例のみであった．治療としては運動休止と理学療法を行った．脱落例を除く9例で運動復帰が確認できた．

確認しえた全例で治癒と判断したが，治療後にMRIを撮像できたのは5例であり，5例とも骨髄浮腫が消失した．また骨髄浮腫の消失までに要した治療期間は平均78日間であった．対象例の半数の5例にL5終末期の腰椎分離症を合併していた．

III. 症例提示

症　例．16歳，男．陸上長距離（全国大会出場レベル），競技歴4年.

現病歴：来院13日前に体幹を捻る際に腰痛を自覚した．外傷歴はなかった．来院時は前後屈での痛みはなく，右下肢が立脚期から遊脚期に移る際の蹴り出す瞬間に右腰痛を認めた．

画像所見：単純X線像では明らかな異常がなく（図1），CTでは右第1仙骨孔の骨硬化像を認めたが，明らかな骨折線はなかった（図2）．MRI STIR像で右仙骨翼尾側に骨髄浮腫を認めた（図3）．運動休止と理学療法を導入し，コルセットなどの外固定は使用しなかった．80日後のMRIでは骨髄浮腫は消失した（図4）．単純X線

Ⅶ．小児整形疾患に対する保存的治療

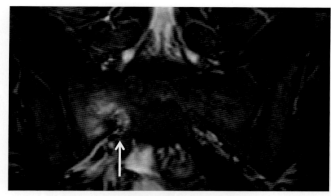
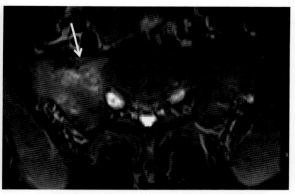

a．冠状断像．右仙骨翼尾側に低信号領域があり，その周囲に骨髄浮腫を認める（矢印）．

b．横断像．右第1仙骨孔前方に骨髄浮腫を認める（矢印）．

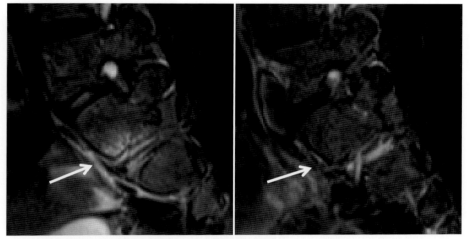

c．矢状断像．右は第1仙骨孔前方に骨髄浮腫を認める（矢印）が，左は正常である（矢印）．

図3．初診時 MRI STIR 画像

像では特に変化がなく（図5），CT では右第1仙骨孔前方の骨硬化像を認めたが，明らかな骨折線はなかった（図6）．治癒と判断し運動の再開となった．

Ⅳ．考　察

仙骨翼疲労骨折の発生頻度は発育期運動選手の腰痛の1〜8％と頻度が低く[5,6]，安静により比較的早期から腰痛が改善するために，見逃さないように注意を払う必要がある．当院における仙骨翼疲労骨折の頻度は1.4％であり[7]，諸家の報告と同様であった．

診断のための検査として MRI は比較的明瞭に描出可能である[8]．われわれは short T1 inversion recovery (STIR) 条件を用いており，MRI 検査は必要不可欠と考えている．画像所見の特徴として MRI の STIR 画像で S1 前仙骨孔周囲に骨髄浮腫を認め，時に前仙骨孔から頭側背側方向に斜走する骨髄浮腫像を認める．しかし発症早期には MRI でも描出ができないという報告[9]もあるため，発症早期においては必要に応じて MRI の再検査が必要となる可能性があることも心にとどめておく必要があ

る．また仙骨翼疲労骨折は腰痛を主訴とすることが多い．腰痛検索の MRI では腰椎を中心に撮像されるが，骨盤部の冠状断像を追加することで診断が向上するという報告もあり[10]，疲労骨折が好発する中高生の腰痛診断には仙骨部の STIR 冠状断像が必須であると考える．近年の CT は再構築画像により検出精度が上がっており，腰椎分離症では矢状断像が有用であるとされている[11]．本研究においては CT で骨折線がみえたのは1例のみであり，発症早期例においては CT で前仙骨孔周囲の皮質肥厚像を認めた際に仙骨翼疲労骨折を疑うべきであり，骨折線の描出は非常に困難であった．また，単純 X 線像による骨折線の判断は全例とも不可能であり，有用とはいえない．

発症から受診までの日数は平均14日であった．当院に来院する腰椎分離症例と比較すると，来院までの期間は短い傾向にあった．その理由の一つとして，痛みの程度が強く競技続行が困難な症例が散見されたことから，腰椎分離症と比べて痛みが強いことが示唆された．

本研究における平均年齢は15.2歳であり，当院で過去

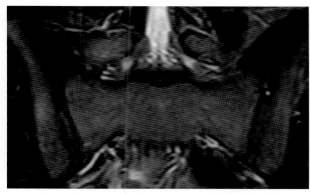

a．冠状断像．骨髄浮腫および低信号域の正常化を認める．

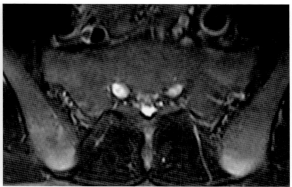

b．横断像．骨髄浮腫の消失を認める．

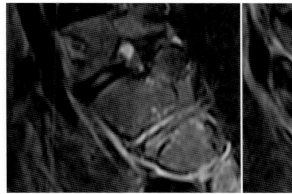
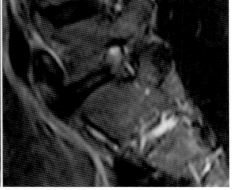

c．矢状断像．信号強度の左右差はない．
図 4．治療後 MRI STIR 画像

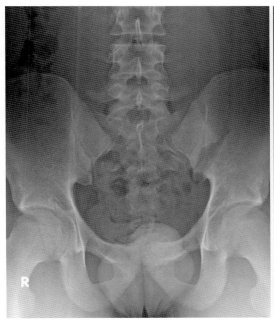
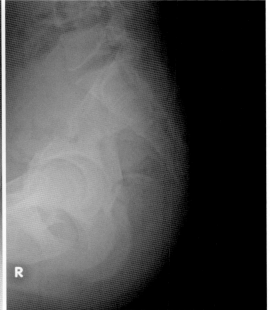

a．正　面　　　　　　　　　　　　　　b．側　面
図 5．治療後仙椎単純 X 線像．疲労骨折部の硬化像はない．

Ⅶ. 小児整形疾患に対する保存的治療

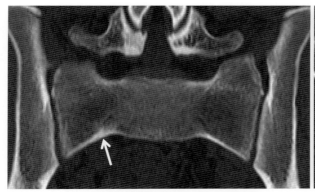

a．冠状断像．右仙骨翼尾側の骨硬化領域は縮小している（矢印）．

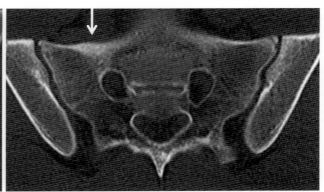

b．横断像．右第1仙骨孔前方の骨硬化像は縮小したものの残存を認める（矢印）．

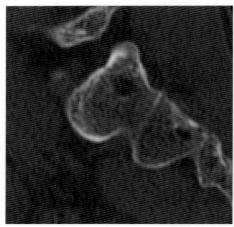

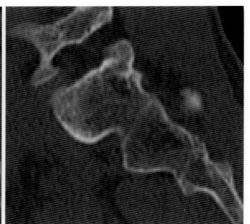

c．矢状断像．両側とも皮質は正常で左右差はない．

図6．治療後CT

に調査した腰椎分離症の受診時年齢の14.3歳よりも高い傾向であった[12]．Shahらのレビュー[4]では18歳以上が29例中25例であることより，仙骨翼疲労骨折は成人以降の発症が多く発育期では限られると推測する．理由として仙骨翼疲労骨折の発生には力学的負荷の反復が必要であり，発育期運動選手よりも運動強度の高い成人運動選手や軍人などに生じやすいのではないかと推測する．

男女比は4：6と性差は認められなかった．腰椎分離症は男性が多いとされており[13]，仙骨翼とL5の分離部は近接しているものの傾向が異なるのは，受傷起点が異なるためであると考えられる．

また両側性の報告はあるものの[14]，本研究では両側発生はなかった．両側同時に発生しにくい理由としては，癒合率が高いため分離症のように一側が偽関節となってから反対側が骨折を生じるという機構が働きにくいためであると考える．また痛みが強く競技続行がむずかしいため片側のみの受傷にとどまることが多いと推測する．

競技種目はバスケットボールが最多であった．渉猟しうる範囲では，バスケットボールによる発症は散見される程度であった[15]．当院における分離症においては野球およびサッカーが非常に多い[13]ことと比較すると，仙骨翼疲労骨折には垂直方向への跳躍・着地が影響しているのではないかと推測する．一方で，長距離ランナーに多くみられるという報告が散見されるが[4,14～17]，本研究では1例のみにとどまった．その理由として，過去に報告のある長距離ランナーは大学生から成人にかけて好発しているのに対して，本研究の対象は中高生であり成人選手ほどの長距離を走る機会が限られているためではないかと考える．

治療予後は非常に良好であった．治療介入を行った例では運動禁止および理学療法を行うことで痛みが消失し競技に復帰することができた．骨髄浮腫の消失までに要した治療期間はおよそ78日間であり，過去に報告した当院の腰椎分離症の治療期間に比べ短い傾向であった[18]．また全例癒合していることからも予後が良好であるといえる．分離症と比較して骨折面の接触面積が大きいことが良好な骨癒合率につながったと考える．また脱落例を除いた全例が競技復帰しており，運動予後は非常に良好であった．

L5終末期腰椎分離症との合併が多かったのは，年齢，

競技種目や運動強度といった背景を含め疲労骨折が生じやすい個人的な資質も影響していると考える．力学的には終末期となり L5/S1 の後方支持機構が破綻したことが仙骨翼の力学的負荷を増大させている可能性があると考える．

腰椎分離症と臨床像が類似しているため，画像評価の際には仙骨にも注意を払わないと疲労骨折を見逃すことが危惧される．終末期腰椎分離症を合併した仙骨翼疲労骨折例の中には終末期腰椎分離症のみと診断して治療を開始し，仙骨への対応が遅れた症例も存在した．臨床所見および画像所見においても発育期の腰痛症例は仙骨翼疲労骨折を念頭においた診察が必要である．

ま と め

1）発育期運動選手の腰痛には，まれではあるものの仙骨翼疲労骨折が含まれる．MRI STIR 冠状断像撮像が有用であり，仙骨翼疲労骨折も念頭においた評価が必要である．

2）運動休止と理学療法による保存的治療で競技復帰が可能である．

文 献

1) Fink-Bennett DM, Benson MT：Unusual exercise-related stress fractures；two case reports. Clin Nucl Med 9：430-434, 1984

2) 兼子秀人，井上元庸，西澤和也：成長期腰部スポーツ損傷における仙骨疲労骨折．整形外科 65：451-455，2014

3) 奥脇 駿，辰村正紀，平林 匠ほか：発育期スポーツにおける腰椎分離症患者の解析と積極的保存療法．整外スポーツ医会誌 38：66-70，2017

4) Shah MK, Stewart GW：Sacral stress fractures；an unusual cause of low back pain in an athlete. Spine 27：E104-E108, 2002

5) Ahovuo JA, Kiuru MJ, Visuri T：Fatigue stress fractures of the sacrum；diagnosis with MR imaging. Eur Radiol 14：500-505, 2004

6) Volpin G, Milgrom C, Goldsher D et al：Stress fractures of the sacrum following strenous activity. Clin Orthop 243：184-188, 1989

7) 平林 匠，辰村正紀，松浦智史ほか：発育期運動選手の仙骨翼疲労骨折に対する MRI の有用性．関東整災誌（印刷中）

8) Grier D, Wardell S, Sarwark J et al：Fatigue fractures of the sacrum in children；two case reports and a review of the literature. Skeletal Radiol 22：515-518, 1993

9) Fredericson M, Moore W, Biswal S：Sacral stress fractures；magnetic resonance imaging not always definitive for early stage injuries；a report of 2 cases. Am J Sports Med 35：835-839, 2007

10) Gleeson TG, O'Connell MJ, Duke D et al：Coronal oblique turbo STIR imaging of the sacrum and sacroiliac joints at routine MR imaging of the lumbar spine. Emerg Radiol 12：38-43, 2005

11) 神谷光広，花村俊太朗，若尾典充ほか：成長期腰椎分離症の保存加療における矢状断 CT の有用性．J Spine Res 6：176-179，2015

12) 蒲田久典，辰村正紀，内田卓郎ほか：初期・進行期腰椎分離症の病期分類からみた癒合率：水平断分類と矢状断分類の特徴．整外スポーツ医会誌 37：299-230，2017

13) Tatsumura M, Gamada H, Ishimoto R et al：Prevalence of curable and pseudoarthrosis stages of adolescent lumbar spondylolysis. J Rural Med 13：105-109, 2018

14) Baillieul S, Guinot M, Dubois C et al：Set the pace of bone healing-treatment of a bilateral sacral stress fracture using teriparatide in a long-distance runner. J Bone Spine 84：499-500, 2017

15) Kaneko H, Murakami M, Nishizawa K：Prevalence and clinical features of sports-related lumbosacral stress injuries in the young. Arch Orthop Trauma Surg 137：685-691, 2017

16) Rodrigues LM, Ueno FH, Valesin Filho ES et al：Sacral stress fracture in a runner；a case report. Clinics 64：1127-1129, 2009

17) Kahanov L, Eberman L, Alvey T et al：Sacral stress fracture in a distance runner. J Am Osteopath Assoc 111：585-591, 2011

18) 石本 立，辰村正紀，蒲田久典ほか：潜在性二分脊椎併発の有無と片側・両側分離が腰椎分離症治療に及ぼす影響．臨スポーツ医 37：442-450，2018

* * *

乳幼児未整復発育性股関節形成不全例に対する overhead traction 法
―― ホームトラクションの導入

髙橋大介　北原圭太　浅野　毅　清水智弘　髙橋　要
岩崎倫政

はじめに

発育性股関節形成不全（DDH）は，1970年代前半までは発症率が2～3%と高率であったが，Ishidaが提唱したコアラ抱っこなどの育児指導が普及したことで，その後の発症率が0.2～0.3%まで減少した[1]．一方，発症率が低下した近年では，DDHの一般認識の低下，健診医の診断力低下などにより診断遅延例が散見され全国的な問題となっている[2]．また，適切な時期にリーメンビューゲル（Rb）法を行っても10～15%程度で整復が得られない症例が存在する．当科では3歳未満の乳幼児未整復DDH例に対して，overhead traction（OHT）法による緩徐整復を行っており，原則観血的整復術を行っていない．2016年からは入院期間の短縮により保護者の負担を軽減する目的で，自宅で水平牽引を行うホームトラクションを導入しているので紹介する．

I. 治療法

ホームトラクション導入後のOHT法の治療過程は以下のとおりである．まず約4週間の水平牽引を行う．2～3日間のホームトラクション（小児股関節牽引装置ホームトラクション：松本義肢製作所社，小牧）の教育入院後に一時退院し，残りの期間は自宅で水平牽引を継続する（図1）．以前は水平牽引時に皮膚トラブルが多かった

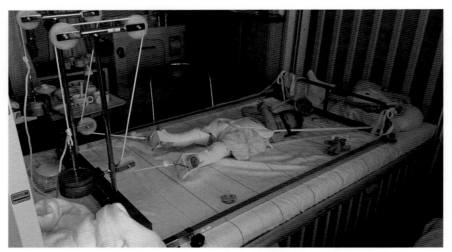

図1．ホームトラクション（自宅で行う水平牽引）の教育入院

Key words

DDH, overhead traction, home traction

*Home traction in the treatment of overhead traction for developmental dysplasia of the hip
**D. Takahashi(講師), K. Kitahara, T. Asano, T. Shimizu, K. Takahashi, N. Iwasaki(教授)：北海道大学大学院整形外科（Dept. of Orthop. Surg., Faculty of Medicine and Graduate School of Medicine, Hokkaido University, Sapporo）.
［利益相反：なし．］

が，スポーツテーピング前に使用するアンダーラップを下肢に巻いてから牽引用バンドを包帯固定することで皮膚トラブルの発生は著しく減少した．重錘は生後12ヵ月未満は2.0 kgとし，生後12ヵ月以降は2.5 kg以上としている．再入院後，水平牽引時の両股関節X線像で山室a値が約10 mmまで牽引されていることを確認した後，垂直牽引に移行する．3日間の垂直牽引（図2）の後，屈曲を強めてオーバーヘッド牽引（図3）とし，その後，数日かけて徐々に外転位に移行する（図4）．外転牽引の際には重錘を1.0〜1.5 kgに減らし，約2週間継続する．最後に全身麻酔下股関節造影を行い，整復位と最適な肢位を確認したうえで，股関節開排位ギプス固定とする．後療法はギプス固定を約2ヵ月，開排装具を約3ヵ月装着としている．

II．治療成績

2012年以降，2歳以下の乳幼児未整復DDH症例24例全例にOHT法を行った．全例，徒手整復を要さずOHT法による牽引のみで整復が得られており（整復率

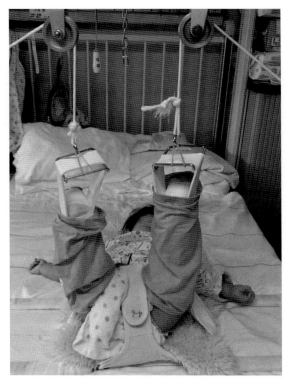

図2．垂直牽引（3日間）

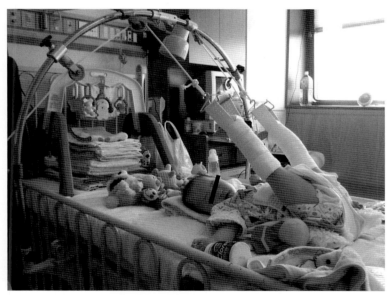

図3．オーバーヘッド牽引

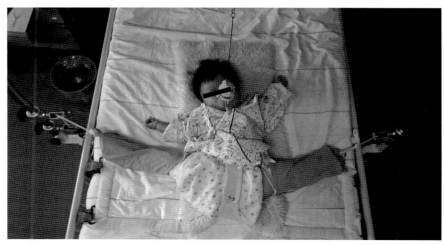

図4．外転牽引（約2週間）

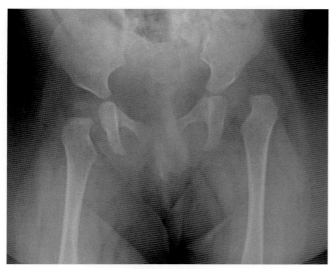

図5. 症例. 7ヵ月, 女児. 当科初診時（生後7ヵ月）の両股関節単純X線像

100%），ホームトラクション導入前後で治療成績に変化はなかった．平均在院日数に関しては，ホームトラクション導入前（14例）平均61.7日，導入後（10例）平均41.2日と有意に短縮していた（$p<0.001$）．

III. 症例提示

症　例．7ヵ月，女児．

現病歴：38週4日，2,988gで経腟分娩（頭位）で出生（第3子）．妊娠後期に骨盤位の時期が2ヵ月間あった．1ヵ月健診，3ヵ月健診では開排制限の指摘がなかったが，生後6ヵ月で前医（整形外科）の診察によりはじめて左DDHの診断となった．同院でRb法を行ったが整復されなかったため，生後7ヵ月で当科を紹介され初診となった（図5）．

経　過：上述のようにOHT法（ホームトラクション）を行い（図6a），全身麻酔下ギプス固定を行った（図

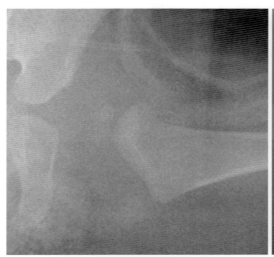

a．外転牽引中

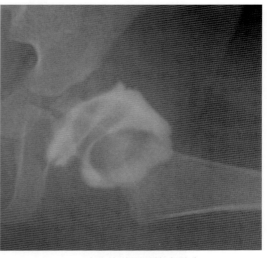

b．全身麻酔下関節造影時

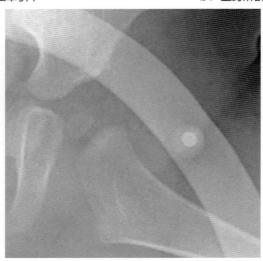

c．開排装具装着時

図6．OHT法終了後の介在物消失経過のX線像

6b). 約2ヵ月間のギプス固定後に開排装具を3ヵ月装着し，関節内介在物が消退し内方化が得られている（図6c).

IV. 考　察

従来から乳幼児未整復DDH例に対する観血的整復術として広範囲展開法が行われており，その良好な手術成績が報告されている[3]. 確実な内方化の獲得が得られるため，1歳以降の症例に対してはOHT法に比べて遺残性寛骨臼形成不全を生じにくいというメリットがある. しかしながら，観血的整復術ではその手術侵襲により巨大骨頭や大腿骨頭壊死（avascular necrosis of the femoral head：AVN）が一定頻度で生じるリスクが報告されている[4].

われわれは成長終了まで股関節内を空気にさらさずに治療することで巨大骨頭を生じさせないことが重要であると考えており，2012年以降は3歳未満の乳幼児未整復DDHに対して観血的整復術は行わず，OHT法のみで緩徐整復を行っている. かなり以前では，OHT法は徒手整復の前処置という位置づけであったが，近年ではOHT法による緩徐整復の良好な治療成績の報告が散見される. 金子らは歩行開始後未整復DDH例に対しても整復率100％で，AVN，骨頭肥大を生じないと報告しており[5]，服部らはOHT法のみで97％の症例で整復が得られたと報告している[6]. 当科でも24例全例で整復が得られており，ホームトラクション導入後も良好な治療成績を維持していた.

OHT法では主たる関節外障害因子である股関節周囲筋の拘縮除去は可能であるが，関節内介在物を除去することはできない. しかし，ギプス固定，装具装着で整復位を保持することで，多くの症例で関節内介在物が消退する現象がみられる. 1歳以降の診断遅延例に対するOHT法は寛骨臼形成不全が遺残することが多い[5]が，巨大骨頭や骨頭変形さえ生じなければ，後に補正手術を行

うことで良好な成績が得られる.

OHT法の問題点をあげるならば牽引期間が長いことであり，これが海外で牽引治療が敬遠される一因である. その対策として，Kitakojiらは水平牽引の時期を自宅で行うホームトラクションを導入することにより平均在院日数を約17日短縮させた[7]. われわれもホームトラクションの導入により導入前と比較して平均在院期間が約20日短縮しており，保護者の負担も軽減されたと考えられる.

ま　と　め

乳幼児未整復DDH例に対するOHT法は，安全でかつ有効性の高い保存的治療である. また，ホームトラクションの導入により平均在院日数が約20日短縮され，保護者の負担が軽減され，より行いやすい治療となった.

文　献

1) Ishida K：Prevention of the development of the typical dislocation of the hip. Clin Orthop 126：167-169, 1977
2) 野村忠雄，峰松康治，伊井定雄：先天性股関節脱臼の診断遅延例と股関節健診の問題点. 日小児整外会誌 17：65-68，2008
3) Akazawa H, Tanabe G, Miyake Y et al：A new open reduction treatment for congenital hip dislocation：long-term follow-up of the extensive anterolateral approach. Acta Med Okayama 44：223-231, 1990
4) 赤木繁夫，山田則一，後藤昌子ほか：先天股脱に対する観血的整復術（単独）の成績. 日小児整外会誌 3：361-365，1994
5) 金子浩史，鬼頭浩史，馬淵晃好ほか：1歳6か月以降に診断された股関節脱臼に対する治療成績. 日小児整外会誌 21：247-250，2012
6) 服部　義，北小路隆彦，鬼頭浩史ほか：難治性先天性股関節脱臼の治療—OHT法による保存的整復へのこだわり. 日小児整外会誌 17：313-318，2008
7) Kitakoji T, Kitoh H, Katoh M et al：Home traction in the treatment schedule of overhead traction for developmental dysplasia of the hip. J Orthop Sci 10：475-479, 2005

＊　　　　＊　　　　＊

Ⅷ. 有害事象と対策，予防

VIII. 有害事象と対策，予防

新しい深部静脈血栓症予防機器
—— 床上下肢自動運動器*

清水如代　鎌田浩史　田中健太　相川志都　三島　初

山崎正志**

[別冊整形外科 76：184〜187，2019]

はじめに

　整形外科手術は，静脈血栓塞栓症（deep venous thrombosis：VTE）の高リスクである．日本整形外科学会『症候性静脈血栓塞栓症予防ガイドライン2017』[1]では，これまでのガイドラインと異なり，予防対象は無症候性VTEを含むすべてのVTEではなく，症候性VTEおよび致死性肺血栓塞栓症となっている．VTE発症リスクの高い症例において，グレードAとして「個々の症例のVTE発症リスクと出血リスクのバランスを検討し，理学的予防法または薬物予防のいずれか，または両者を選択することを推奨する」とある．

　理学的予防法としては，早期離床の推奨に加え，弾性ストッキング，間欠的空気圧迫（intermittent pneumatic compression：IPC）装置が使用されている．下肢自動運動の重要性も知られているが，術後は創部痛やモチベーションの点で実際には困難である．そこでわれわれは，床上で効果的に下肢自動運動を行う機器である床上下肢自動運動器 Leg Exercise Apparatus（LEX）[図1a] を開発した[2〜5]．本稿ではその概要を述べる．

I．LEXとは

　床上で効果的に下肢自動運動を行うために，先行文献により構造を検討した．McNallyらの報告[6][人工股関節全置換術（THA）後4日目の患者に床上臥位で1分間足関節最大底背屈運動を行い，運動後12〜30分間の血流量増加を認めた] より，まずは足関節最大底背屈ができる構造をめざした（LEX1号機，図1b）．足部に車椅子用

フットレストを使用し，油圧シリンダーにより押し出す動きで足関節最大底背屈を可能にした．1号機は重量が10 kgを超え携帯困難であり，構造変化が求められた．Sochartら[7]の報告では，健常者に対し床上臥位での足関節自動・他動・単独・複合運動時の大腿静脈血流速度を超音波で評価し，自動・複合運動時に最大血流速度が58％上昇するという結果であった．またヒラメ筋が血栓好発部位であること[8]を考慮し，LEX2号機（図1c）を作製した．基盤と垂直の支柱の左右に足部が続く構造となっている．足部が前額面および矢状面の軸で回転することにより，足関節の最大底背屈および後足部の内がえし外がえしとの足関節複合運動，膝・股関節の屈曲伸展といった下肢の複合運動を可能にする構造である．足底静脈叢の圧迫のための部品も追加し，また膝屈曲位で運動することによりヒラメ筋の筋活動を上げることも目的とした．2号機にベッド柵にかけるレールを追加したのがLEX3号機（図1d）である．

　下肢静脈還流の改善，および血栓好発部位であるヒラメ筋の筋収縮を得ることを目的として作製した機器であり，その検証のための基礎研究について以下に述べる．

II．LEXによる大腿静脈血流改善効果

　LEX使用時の下肢自動運動により下肢の静脈還流が改善するか否か評価するため，血管超音波検査による大腿静脈血流測定を行った[2,4,5]．

❶IPCとの比較[2]
　血管超音波 EUB 7500（Hitachi社，東京）を用いて，

▌Key words
　VTE，Leg Exercise Apparatus，prophylaxis of deep venous thrombosis，motion analysis

---

*A novel device for prophylaxis of deep venous thrombosis
**Y. Shimizu（病院講師）：筑波大学附属病院リハビリテーション部（Dept. of Rehabilitation Medicine, University of Tsukuba Hospital, Tsukuba）；H. Kamada（講師），K. Tanaka（医長）：同大学整形外科；S. Aikawa：筑波メディカルセンター病院心臓血管外科；H. Mishima（准教授），M. Yamazaki（教授）：筑波大学整形外科.

[利益相反：なし.]

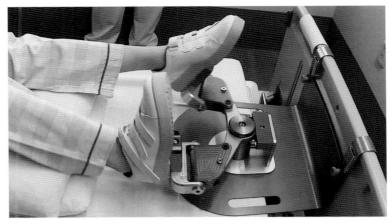
a．LEX

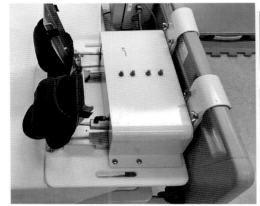
b．プロトタイプ1号機

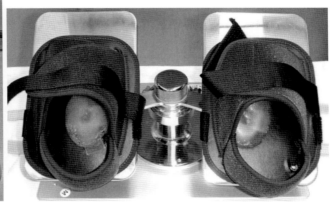
c．プロトタイプ2号機

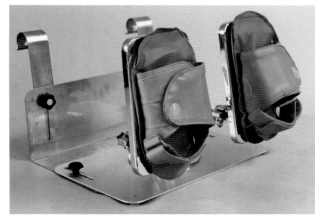
d．プロトタイプ3号機

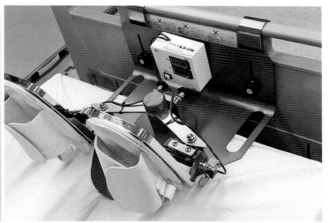
e．プロトタイプ4号機

図1．LEXとプロトタイプ

LEXを使用した1分間の足関節底背屈運動（60回/分）後大腿静脈血流10分間とIPC装置SCD EXPRESS Compression System（Covidien社，Dublin）の持続装着中の大腿静脈血流10分間を安静時データとの比較で評価した．

LEX終了後1分時の安静時比血流量は2.0倍，10分後は1.5倍と，10分間継続して上昇していた．一方IPCは持続装着10分間で変化がみられなかった．

❷LEX使用法による静脈血流比較[5]

LEXは底背屈単独運動に加えて，足関節内外反の複合運動を可能にする器械である．本研究では，① 速い足関節底背屈単独運動（60回/分），② 遅い足関節底背屈単独運動（30回/分），③ 遅い足関節底背屈内外反複合運動（30回/分）で比較した．LEX運動終了後30分間，血流量が増加していた．30分後の安静時比血流量は，速い底背屈運動で1.63倍，遅い複合運動で1.53倍，遅い底背屈

運動で 1.39 倍であり，複合運動は倍速の底背屈単独運動に匹敵する結果であった．

本結果より，VTE 予防における LEX 運動は，30 回/分の速度で下肢複合運動を行うこととした．本条件のもと，LEX 使用時，非使用時の大腿静脈超音波検査を比較したところ，LEX 使用時に有意な改善を認めた[4]．

Ⅲ．LEX による下肢筋活動改善効果[3]

上記プロトコル（30 回/分の複合運動）での LEX 使用時，非使用時の筋活動評価を行ったところ，大腿直筋で 1.5 倍，外側広筋で 1.4 倍，腓腹筋で 1.9 倍，ヒラメ筋で 1.2 倍と LEX 使用時の筋活動が上回り，前脛骨筋では 0.8 倍と下回る結果であった[3]．しかし，本結果は想定していたよりも足関節背屈の努力度が高く，ヒラメ筋優位に筋活動が上昇するという結果ではなかったため，LEX の足部にばねを追加し，背屈補助とする改良を行った（LEX 4 号機，図 1e）．改良後に同様の測定を行ったところ，LEX 使用時にヒラメ筋が 1.61 倍，前脛骨筋が 0.66 倍とヒラメ筋優位の筋活動量増加，また外側広筋で 2.13 倍，大腿二頭筋で 2.33 倍と大腿筋群の筋活動量増加という結果となった（第 33 回日本整形外科学会基礎学術集会で発表）．本器を使用し，臨床応用することとした．

Ⅳ．下肢人工関節周術期での LEX 臨床応用

❶ プロトコルの策定

予備研究で 1 分間の LEX 運動により静脈血流や下肢筋活動の改善が期待できる結果であったが，周術期患者への実施にあたり，1 回の持続運動時間，頻度について再検討した．

Yamashita ら[9]は，ICU 患者に対して 5 分間の看護師による他動運動と IPC 2 時間の持続装着を大腿静脈超音波検査で比較し，他動運動群が同等または上回り，2 時間血流改善効果があったと報告している．また Fuchs ら[10]は，外傷患者に対して低分子ヘパリン単独による VTE 予防と，低分子ヘパリンに加え足関節 CPM（Arthroflow；Ormed 社，Freiburg）を 1 日 3 回，1 回 30 分間使用した群で血栓発症率を比較し，CPM 追加群での血栓発症率が低下したという報告をしている．これらを参考とし，われわれは 1 回 5 分間，1 日 4 回 LEX 運動を行うプロトコルを策定し，以下の研究を行った．

❷ 対　　象

初回下肢人工関節手術を受けた患者のうち，心血管合併症や血栓性素因のあるものを除き，研究に対する同意が得られた 20 例［男性 4 例，女性 16 例，60.5 ± 12.1 歳，THA 19 例，人工膝関節全置換術（TKA）1 例］を対象とした．

❸ 方　　法

帰室 2 時間後に初回の運動，その後 1 日 4 回，1 回 5 分間（30 回/分）の LEX を用いた下肢運動を 7 日間行った．評価項目は，重篤な有害事象および術後 1 週での DVT 発生の有無とした．IPC を併用し，車椅子移乗が安定するまでは終日装着，以降は夜間のみとした．

❹ 結　　果

7 日間の運動を完遂した 16 例において DVT は発生しなかった．バイタルサインの大きな変動や重篤な有害事象は発生しなかった．

ま　と　め

LEX は，高頻度に発生する整形外科周術期 VTE による重篤な合併症を予防するために開発した器機であるが，実際には長期の臥床を余儀なくされる担癌患者や，術後に抗凝固療法を行いにくく床上安静期間を要する脊椎疾患術後にも応用できると考えられる．前述のとおり，現在は症候性 VTE の予防が重要であり，無症候性の VTE に対しては抗凝固療法より理学的予防法が重要となる．また，IPC は，持続装着が必要であり，睡眠障害の原因となるなど万能な予防ツールではない．

われわれは，下肢自動運動の重要性を患者のみならず医療従事者に対して伝える教育的ツールとしても LEX を利用し，LEX が血栓予防，廃用予防，患者のモチベーション向上に寄与すると考える．

本研究は平成 28-29 年度茨城県グローバルニッチトップ企業育成促進事業の補助を受けて行った．
LEX 開発に対してご指導ご助言いただいたキッコーマン総合病院落合直之先生，筑波学園病院坂根正孝先生，根本製作所水越力氏，水越紀二氏，筑波大学附属病院元看護師長西村京子氏，筑波大学附属病院リハビリテーション部前病院教授故江口清先生にこの場を借りて御礼申し上げる．

文　献

1) 日本整形外科学会診療ガイドライン委員会/日本整形外科学会症候性静脈血栓塞栓症予防ガイドライン策定委員会（編）：日本整形外科学会症候性静脈血栓塞栓症予防ガイドライン 2017，南江堂，東京，2017
2) Shimizu Y, Kamada H, Sakane M et al：A novel apparatus for active leg exercise improves venous flow in the lower extremity. J Sports Med Phys Fitness **56**：1592-1597, 2016
3) Tanaka K, Kamada H, Shimizu Y et al：Muscle activity in the lower limbs during push-down movement with a new active-exercise apparatus for the leg. J Phys Ther

Sci **28**：1050-1054, 2016
4) Tanaka K, Kamada H, Shimizu Y et al：The use of a novel in-bed active Leg Exercise Apparatus（LEX）for increasing venous blood flow. J Rural Med **11**：11-16, 2016
5) Shimizu Y, Kamada H, Sakane M et al：A novel exercise device for venous thromboembolism prophylaxis improves venous flow in bed versus ankle movement exercises in healthy volunteers. J Orthop Surg 2017, doi：10.1177/2309499017739477.
6) McNally MA, Cooke EA, Mollan RA：The effect of active movement of the foot on venous blood flow after total hip replacement. J Bone Joint Surg **79**-A：1198-1201, 1997

7) Sochart DH, Hardinge K：The relationship of foot and ankle movements to venous return in the lower limb. J Bone Joint Surg **81**-B：700-704, 1999
8) Ohgi S, Tachibana M, Ikebuchi M et al：Pulmonary embolism in patients with isolated soleal vein thrombosis. Angiology **49**：759-764, 1998
9) Yamashita K, Yokoyama T, Kitaoka N et al：Blood flow velocity of the femoral vein with foot exercise compared to pneumatic foot compression. J Clin Anesth **17**：102-105, 2005
10) Fuchs S, Heyse T, Rudofsky G et al：Continuous passive motion in the prevention of deep-vein thrombosis；a randomised comparison in trauma patients. J Bone Joint Surg **87**-B：1117-1122, 2005

＊　　　＊　　　＊

VIII. 有害事象と対策，予防

術後せん妄予防のための術前栄養介入の効果*

大江　慎　　大和　雄　　長谷川智彦　　吉田　剛　　安田達也
坂野友啓　　有馬秀幸　　松山幸弘**

［別冊整形外科 76：188〜191, 2019］

はじめに

　術後せん妄は高齢患者にときおりみられる症状であり，発症すると機能回復の低下，在院日数の延長，死亡率の上昇などにつながることが報告されている[1〜3]．近年，せん妄発症の原因の一つとして低栄養が重要であるということが報告されている[4〜6]．われわれも成人脊柱変形患者の栄養状態を prognostic nutrition index（PNI）を用いて評価し，術前の PNI が 50 未満である場合が術後せん妄の有意なリスクであるということを報告した[7]．PNI は 1984 年に Onodera らにより報告された栄養評価の指標で，血液検査のアルブミン（g/dl）と総リンパ球数（/μl）を使って簡便に算出できる（PNI＝10×アルブミン＋0.005×総リンパ球数）[8]．Tokunaga らは参考値として直腸癌患者で PNI が 45.5 以上の場合 5 年生存率は 90.5％であるのに対して，45.5 未満の場合は 57.8％にまで低下すると報告している[9]．これらの結果にもとづき，現在当科では術前に PNI が 50 未満の場合，手術の数ヵ月前から医師と栄養士による栄養介入を行ってから手術を行うこととしている．本稿ではその代表症例について報告する．

I. 症例提示

　症　例．64 歳，女．
　現病歴：30 年前から腰痛があり，2 年前より体幹が右へ傾くようになり腰痛も増悪した．歩行も困難となり手術目的に当院へ紹介され受診となった．
　身体所見：安静時には腰痛はないが，立位または歩行時に体幹が高度に右側に傾き，腰痛が発生する．仰臥位は可能で脊椎の柔軟性は良好であった．下肢の筋力低下や痛み，しびれなどは認められなかった．

　栄養状態の評価：体型は身長 137 cm，体重 33.2 kg，BMI 17.7 kg/m^2 と痩せていて，体脂肪率も 10.9％であった．血液検査ではアルブミンは 4.3 g/dl，総リンパ球数は 879/μl で PNI は 47 であった．

　来院時全脊柱立位単純 X 線像：腰椎に Cobb 角 69°（T9〜L4）の側弯を認め，C7-center sacral vertical line（C7CSVL）は 167 mm，sagittal vertical axis（SVA）224 mm と非代償性変化の状態となっていた（図 1）．

　経　過：自覚症状も強く手術を予定したが，PNI が 50 未満であったため手術までの 4 ヵ月間栄養介入と週に 2 回の外来リハビリテーションによる運動療法を行った．具体的には 1 缶あたり 300 kcal，タンパク質 13.5 g，炭水化物 39.6 g，脂質 9.6 g の経口栄養剤を 1 日 2 缶毎日摂取するようにした．その結果，アルブミンは 4.7 g/dl，総リンパ球数は 1,001/μl，PNI は 52 までに改善し，体重も 37.8 kg へと増加した（図 2）．また，身体機能についても timed up and go test（TUG）は 16.3 秒から 12.3 秒に，6 分間歩行は 190 m から 240 m に，下肢筋力も大きく改善した（表 1）．

　4 ヵ月間の栄養療法の結果，栄養状態が改善したと判断し，2 期的手術が計画された．まず lateral interbody fusion（L1〜L4）が行われ，その 1 週間後に後方矯正固定術（Th8 から骨盤まで固定）が実施された．術後 6 日目に離床開始し，同日自立歩行器歩行，術後 9 日目に自立杖歩行，術後 14 日目に独歩となった．術後 14 日目の

▌Key words

prognostic nutritional index，delirium，nutritional intervention，adult spinal deformity

---

*The effect of nutritional intervention to prevent postoperative delirium
**S. Oe, Y. Yamato（准教授）：浜松医科大学長寿運動器疾患教育研究講座（Dept. of Geriatric Musculoskeletal Health, Hamamatsu University School of Medicine, Hamamatsu）；T. Hasegawa（講師），G. Yoshida, T. Yasuda, T. Banno, H. Arima, Y. Matsuyama（教授）：同大学整形外科.
［利益相反：なし.］

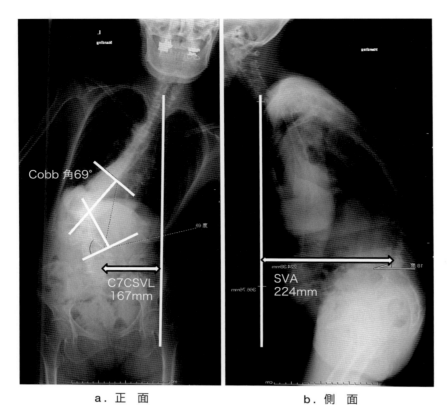

a. 正面　　　　　　　　b. 側面

図1. 来院時全脊柱立位単純X線像. 体幹は高度に右側に傾いている.
C7CSVL：C7 center sacral vertical line, SVA：sagittal vertical axis

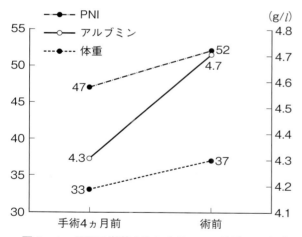

図2. 4ヵ月間の栄養介入によるPNI, 体重, アルブミンの推移

表1. 栄養介入後の身体機能の変化

	手術4ヵ月前	術前
timed up and go test（秒）	16.3	12.3
6分間歩行（m）	190	240
下肢筋力（kgf）		
股関節屈曲（右）	13.4	18.3
股関節屈曲（左）	12.5	15.4
膝関節伸展（右）	16.5	18.7
膝関節伸展（左）	15.3	17.3

全脊柱立位単純X線像では, Cobb角は術前69°から18°に, C7CSVLは167 mmから9 mmに, SVAは224 mmから21 mmに改善した（図3）. 術後20日目で自宅退院となった. 入院中はせん妄を含めて特に合併症なく経過した. 現在, 術後約1年となるが, 経過良好である.

II. 考　察

せん妄の原因は多岐にわたるが, Shiらによるメタ解析では年齢65歳以上, 女性, 内服薬の数, 術前の低ヘマトクリット, 低アルブミン, 手術時間, 出血量, 術後の低ヘマトクリット, 低ヘモグロビン, 血中ナトリウム濃度, 術後の発熱と報告されている[10]. しかし, 性別については, むしろ男性のほうがリスクであるという報告もある[11〜13]. また, 抗うつ薬, ベンゾジアゼピン系薬, オピオイド, 抗ヒスタミン薬や抗コリン薬などによる薬剤性せん妄も重要な原因である[14]. われわれの栄養介入

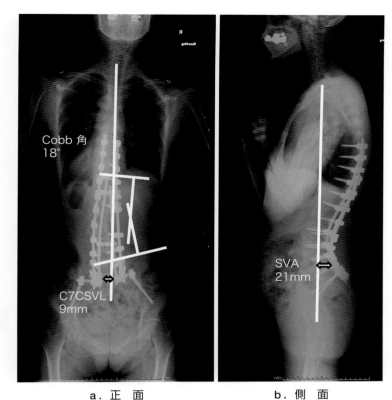

　　　　a．正面　　　　　　　b．側面
図3．術後14日目の全脊柱立位単純X線像．C7CSVL：C7 center sacral vertical line，SVA：sagittal vertical axis

は，せん妄の原因の一つとして低栄養が重要であるという報告にもとづいて以前より行われてきた[4～7]．しかし，本例で示したとおり，術前の栄養介入は栄養状態の改善やせん妄を含めた術後合併症の発症を予防するだけではなく，歩行能力や筋力も改善する可能性があることが示された．本例のように術前にPNIが50を切るような低栄養が認められる症例では，術前に栄養状態を改善させることが重要である．しかし，栄養介入に要する期間と効果については明らかではなく，今後のさらなる研究が必要とされる．

まとめ

　術後せん妄を防ぐために，術前の栄養状態が不良（PNI 50未満）である場合には，術前からの栄養介入を行うことが重要である．

文献

1) Minden SL, Carbone LA, Barsky A et al：Predictors and outcomes of delirium. General Hosp Psychiatry 27：209-214, 2005
2) Dasgupta M, Dumbrell AC：Preoperative risk assessment for delirium after noncardiac surgery；a systematic review. J Am Geriatr Soc 54：1578-1589, 2006
3) Liang CK, Chu CL, Chou MY et al：Interrelationship of postoperative delirium and cognitive impairment and their impact on the functional status in older patients undergoing orthopaedic surgery；a prospective cohort study. PloS One 9：e110339, 2014
4) Ganai S, Lee KF, Merrill A et al：Adverse outcomes of geriatric patients undergoing abdominal surgery who are at high risk for delirium. Arch Surg 142：1072-1078, 2007
5) Oh ES, Li M, Fafowora TM et al：Preoperative risk factors for postoperative delirium following hip fracture repair；a systematic review. Intern J Geriatr Psychiatry 30：900-910, 2015
6) van der Mast RC, van den Broek WW, Fekkes D et al：Incidence of and preoperative predictors for delirium after cardiac surgery. J Psychosomatic Res 46：479-483, 1999
7) Oe S, Togawa D, Yamato Y et al：Preoperative age and prognostic nutritional index are useful factors for evaluating postoperative delirium among patients with adult spinal deformity. Spine 44：472-478, 2019
8) Onodera T, Goseki N, Kosaki G：Prognostic nutritional index in gastrointestinal surgery of malnourished cancer patients. Nihon Geka Gakkai Zasshi 85：1001-1005, 1984
9) Tokunaga R, Sakamoto Y, Nakagawa S et al：Prognostic nutritional index predicts severe complications, recurrence, and poor prognosis in patients with colorectal cancer undergoing primary tumor resection. Dis Colon Rectum 58：1048-1057, 2015

10) Shi C, Yang C, Gao R et al：Risk factors for delirium after spinal surgery；a meta-analysis. World Neurosurgery **84**：1466-1472, 2015
11) Chu CS, Liang CK, Chou MY et al：Short-form mini nutritional assessment as a useful method of predicting the development of postoperative delirium in elderly patients undergoing orthopedic surgery. Gen Hosp Psychiatry **38**：15-20, 2016
12) Lee HB, Mears SC, Rosenberg PB et al：Predisposing factors for postoperative delirium after hip fracture repair in individuals with and without dementia. J Am Geriatr Soc **59**：2306-2313, 2011
13) Williams-Russo P, Urquhart BL, Sharrock NE et al：Post-operative delirium；predictors and prognosis in elderly orthopedic patients. J Am Geriatri Soc **40**：759-767, 1992
14) 水上勝義：薬剤性せん妄. 精神科治療 **28**：1005-1009, 2013

＊　　　＊　　　＊

『別冊整形外科』No. 76
運動器疾患に対する保存的治療―私はこうしている

2019 年 10 月 25 日　発行	編集者　竹下克志
	発行者　小立鉦彦
	発行所　株式会社 南 江 堂
	☎113-8410 東京都文京区本郷三丁目 42 番 6 号
	☎（出版）03-3811-7619（営業）03-3811-7239
	ホームページ http://www.nankodo.co.jp/
	印刷 三報社／製本 ブックアート

© Nankodo Co., Ltd., 2019

定価は表紙に表示してあります.
落丁・乱丁の場合はお取り替えいたします.
ご意見・お問い合わせはホームページまでお寄せください.

Printed and Bound in Japan
ISBN 978-4-524-27776-6

本書の無断複写を禁じます.
JCOPY 〈出版者著作権管理機構 委託出版物〉
本書の無断複写は,著作権法上での例外を除き,禁じられています.複写される場合は,そのつど事前に,出版者著作権管理機構(TEL 03-5244-5088, FAX 03-5244-5089, e-mail: info@jcopy.or.jp)の許諾を得てください.

本書をスキャン,デジタルデータ化するなどの複製を無許諾で行う行為は,著作権法上での限られた例外(「私的使用のための複製」など)を除き禁じられています.大学,病院,企業などにおいて,内部的に業務上使用する目的で上記の行為を行うことは私的使用には該当せず違法です.また私的使用のためであっても,代行業者等の第三者に依頼して上記の行為を行うことは違法です.

『別冊整形外科』要旨募集

『別冊整形外科』No. 78「骨粗鬆症と骨粗鬆症関連骨折に対する診断と治療」

　超高齢社会を迎えたわが国でもようやく大腿骨近位部骨折の増加が頭打ちになりつつあるようですが，骨粗鬆症の克服はいまだ重要課題です．また，疾患概念としてのフレイルやロコモティブシンドロームが整理されつつある一方で，サルコペニアに加えて最近ではオステオサルコペニアという考え方も提唱されています．また，骨粗鬆症リエゾンサービスをはじめとした，地域での骨粗鬆症対策も活発化しています．

　薬物治療も，骨形成促進作用を有するテリパラチドに加え，デノスマブ，ロモソズマブなどの抗体薬が新たに上市され，多様な薬剤が利用できるようになりましたし，ビタミンDに関しては筋組織への作用も話題です．脆弱性骨折に対する治療法も大きく変わりました．橈骨遠位端骨折に対しては手術的治療が標準になり，脊椎椎体骨折では椎体形成術に加えて経皮的あるいは小切開の低侵襲固定手術が進歩しました．姿勢異常を呈した場合には椎体置換や骨切り術も適応されていますが，それらの成績を再評価する時期であると考えます．

　本誌において骨粗鬆症を扱うのは2011年以来8年ぶりとなります．この間のこうした骨粗鬆症および関連骨折の病態の解明と診断方法の進歩，また，薬物治療の工夫，手術的治療の適応に対する検討や成績，リエゾンサービスの効果などについて広く論文を募集いたします．ふるってご応募ください．

募集テーマ

I．総　論
1．骨粗鬆症の病態
　　1）概念・疫学
　　　オステオサルコペニア
　　　ロコモ，フレイル
　　　診療ガイドライン
　　2）基礎研究
　　3）バイオメカニクス(FEMなど)
　　4）妊娠・授乳関連骨粗鬆症
　　5）女性アスリート骨粗鬆症
　　6）ステロイド性骨粗鬆症
　　7）癌関連
2．検査，診断
　　1）DXA
　　　体組成測定
　　　全身測定と局所測定
　　2）画像診断（CT，姿勢，形態）
　　3）血液検査，バイオマーカー
　　4）検診
　　5）その他
3．骨粗鬆症と疼痛
　　1）基礎研究
　　2）病態
　　3）治療，対策
4．他領域診療と骨粗鬆症
　　1）骨粗鬆症患者におけるリハビリテーション実施時の留意点
　　2）その他

II．薬物治療
1．ビスホスホネート
　　1）休薬の課題
　　2）非定型骨折
　　3）顎骨壊死
　　4）コンプライアンス対策
2．テリパラチド
　　1）副作用対策
3．ビタミンD
　　1）サルコペニア

　　2）CKD対策
4．SERM
　　1）投与対象
　　2）血栓症例
5．新規抗体薬
　　1）デノスマブ
　　2）ロモソズマブ
6．その他の薬剤
　　1）ビタミンKの役割
　　2）カルシウムの要否
　　3）エルシトニンの役割
7．臨床における推奨投与
　　1）併用パターン
　　2）副作用対策

III．栄養と運動
1．食事
2．運動
3．サプリメント

IV．保存的治療および手術的治療
1．脊椎骨折の診断と保存的治療
　　1）診断と評価
　　2）矢状面アライメントの評価
　　3）コルセット治療の効果と妥当性
　　4）その他
2．脊椎骨折に対する手術的治療
　　1）椎体形成術の適応と介入時期
　　2）PPSの使用法と椎体形成術との併用
　　3）偽関節に対する治療戦略
　　4）姿勢異常に対する手術的治療の成績と課題
　　5）DISH骨折に対する治療戦略
　　6）その他
3．骨盤骨折の診断と治療
　　1）不顕性骨折の診断と治療
　　2）手術的治療の必要な症例
　　3）その他

4．上肢の脆弱性骨折
　　1）上腕骨近位端骨折に対する治療戦略
　　2）リバース型人工肩関節の適応と成績
　　3）橈骨遠位端骨折に対する治療戦略
　　4）橈骨遠位端骨折に対する手術的治療の成績と課題
　　5）肘関節周囲骨折
　　6）その他
5．下肢の脆弱性骨折
　　1）大腿骨近位部骨折の成績と課題
　　2）非定型大腿骨骨折の病態と治療
　　3）大腿骨遠位部骨折の成績と課題
　　4）人工関節周囲骨折の治療戦略
　　5）足関節および足骨折の治療
　　6）その他
6．骨折連鎖，続発性骨折防止対策
　　1）具体的な対策と課題
　　2）ADL，QOLの維持方法
　　3）ステロイド性骨粗鬆症への対策
　　4）その他
7．超高齢者に対する手術的治療
　　1）100歳以上
　　2）アウトカムと生命予後
　　3）その他

V．治療システム
1．大腿骨近位部骨折に対する病院内システム
2．骨粗鬆症リエゾンサービス
3．病病，病診連携
4．一次予防と二次予防

VI．その他

『整形外科』編集委員会

＊　　　　　　　　　＊　　　　　　　　　＊

　ご応募くださる方は，タイトルおよび要旨（1,000字以内）を，**2020年2月末日**までに下記『整形外科』編集室・『別冊整形外科』係宛にお送りください（**E-mail**でも受け付けます）．2020年3月末日までに編集委員会で採否を決めさせていただき，その後ご連絡いたします．なお，ご執筆をお願いする場合の原稿締め切りは採用決定から2ヵ月後（2020年5月末日），発行は2020年10月予定となります．

送付先：〒113-8410　東京都文京区本郷三丁目42番6号
株式会社南江堂　『整形外科』編集室・『別冊整形外科』係
（TEL 03-3811-7619／FAX 03-3811-8660／E-mail：pub-jo@nankodo.co.jp）

＜『整形外科』編集室＞

別冊整形外科　ORTHOPEDIC SURGERY

監修　「整形外科」編集委員

No. 1	救急の整形外科	＊品切
No. 2	頸椎外科の進歩	＊品切
No. 3	人工股関節	＊品切
No. 4	義肢・装具	＊品切
No. 5	プアーリスクと整形外科	＊品切
No. 6	肩関節	＊品切
No. 7	対立する整形外科治療法（その1）	＊品切
No. 8	骨・軟骨移植の基礎と臨床	＊品切
No. 9	対立する整形外科治療法（その2）	＊品切
No. 10	骨・関節外傷に起りやすい合併障害	＊品切
No. 11	整形外科用器械	＊品切
No. 12	高齢者の脊椎疾患	＊品切
No. 13	新しい画像診断	＊品切
No. 14	慢性関節リウマチとその周辺疾患	＊品切
No. 15	骨・関節感染症	＊品切
No. 16	人工関節の再手術・再置換	＊品切
No. 17	骨・軟部悪性腫瘍	＊品切
No. 18	先端基礎研究の臨床応用	＊品切
No. 19	創外固定	＊品切
No. 20	腰椎部のインスツルメンテーション手術	＊品切
No. 21	経皮的もしくは小切開からの整形外科手術	＊品切
No. 22	膝関節の外科	＊品切
No. 23	外傷性脱臼の治療	＊品切
No. 24	整形外科疾患の理学療法	＊品切
No. 25	足の外科	＊品切
No. 26	肘関節外科	＊品切
No. 27	整形外科領域における疼痛対策	＊品切
No. 28	一人で対処する整形外科診療	＊品切
No. 29	頸部脊髄症	＊品切
No. 30	整形外科鏡視下手術の評価と展望	＊品切
No. 31	手関節部の外科	＊品切
No. 32	小児の下肢疾患	＊品切
No. 33	骨粗鬆症	＊品切
No. 34	慢性関節リウマチ	＊品切
No. 35	特発性大腿骨頭壊死症	＊品切
No. 36	肩関節	＊品切
No. 37	外傷治療の Controversies	
No. 38	画像診断技術	＊品切
No. 39	人工股関節の再置換・再手術の現況	＊品切
No. 40	整形外科手術の周術期管理	＊品切
No. 41	四肢骨折治療に対する私の工夫	＊品切
No. 42	変形性膝関節症および周辺疾患	＊品切
No. 43	骨・軟部腫瘍の診断と治療	＊品切
No. 44	私のすすめる診療器械・器具	＊品切
No. 45	脊柱靱帯骨化症	＊品切
No. 46	関節不安定性と靱帯再建	＊品切
No. 47	骨・軟骨移植	＊品切
No. 48	骨壊死	＊品切
No. 49	末梢神経障害の基礎と治療戦略	＊品切
No. 50	脊椎疾患における鑑別診断と治療法選択の根拠	
No. 51	整形外科 office-based surgery	＊品切
No. 52	高齢者骨折に対する私の治療法	＊品切
No. 53	変形性関節症	
No. 54	上肢の外科	
No. 55	創外固定の原理と応用	＊品切
No. 56	関節周辺骨折最近の診断・治療	＊品切
No. 57	股関節疾患の治療 up-to-date	＊品切
No. 58	肩関節・肩甲帯部疾患	＊品切
No. 59	運動器疾患に対する最小侵襲手術	
No. 60	骨粗鬆症	＊品切
No. 61	難治性骨折に対する治療	
No. 62	運動器疾患の画像診断	
No. 63	腰椎疾患 up-to-date	

No. 64　小児整形外科疾患診断・治療の進歩
九州大学教授　岩本　幸英 編集

No. 65　人工関節置換術
最新の知見
新潟大学教授　遠藤　直人 編集

No. 66　整形外科の手術手技
私はこうしている
とちぎリハビリテーションセンター所長　星野　雄一 編集

No. 67　変形性膝関節症の診断と治療
広島大学教授　越智　光夫 編集

No. 68　整形外科領域における移植医療
東京医科歯科大学教授　大川　淳 編集

No. 69　足関節・足部疾患の最新治療
京都大学教授　松田　秀一 編集

No. 70　骨折（四肢・脊椎脊髄外傷）の診断と治療（その1）
新潟大学教授　遠藤　直人 編集

No. 71　骨折（四肢・脊椎脊髄外傷）の診断と治療（その2）
新潟大学教授　遠藤　直人 編集

No. 72　高齢者（75歳以上）の運動器変性疾患に対する治療
自治医科大学教授　竹下　克志 編集

No. 73　スポーツ傷害の予防・診断・治療
広島大学教授　安達　伸生 編集

No. 74　しびれ・痛みに対する整形外科診療の進歩
東京医科歯科大学教授　大川　淳 編集

No. 75　整形外科診療における最先端技術
京都大学教授　松田　秀一 編集

No. 76　運動器疾患に対する保存的治療
私はこうしている
自治医科大学教授　竹下　克志 編集

No. 77　鏡視下手術の進歩
小関節から脊椎まで
広島大学教授　安達　伸生 編集（2020年4月発売予定）

No. 78　骨粗鬆症と骨粗鬆症関連骨折に対する診断と治療
東京医科歯科大学教授　大川　淳 編集（2020年10月発売予定）

〒113-8410 東京都文京区本郷三丁目42-6／☎03（3811）7619（編集）・7239（営業）　　南江堂

HOPPENFELD

**Hoppenfeldの名著
『Orthopaedic Neurology』第2版。**

整形外科医のための
神経学図説 原書第2版

脊髄・神経根障害レベルのみかた，おぼえかた

訳 長野 昭

Hoppenfeld の名著『Orthopaedic Neurology』第 2 版．
神経高位診断のわかりやすいガイドブックとして，神経学
上の基礎知識から臨床現場に即した診断の進め方までを
著者独特のアイデアに基づいた図説を用いて明快に理解
できるように工夫されている．
今版では，わかりやすい内容はそのままにイラストがフル
カラー化され，脊髄損傷患者の診療が追加された．

Orthopaedic Neurology
A Diagnostic Guide to Neurologic Levels
Second Edition

J. D. Hoppenfeld
Stanley Hoppenfeld

B5 判・216 頁　2019.5.　ISBN978-4-524-24695-3　定価（本体 5,500 円＋税）

南江堂　〒 113-8410 東京都文京区本郷三丁目 42-6（営業）TEL 03-3811-7239　FAX 03-3811-7230
定価は消費税率の変更によって変動いたします。
消費税は別途加算されます。

専門家の判断・こだわりを伝える，
まさに橈骨遠位端骨折を「究める」ための一冊。

Distal Radius Fractures

橈骨遠位端骨折を究める

安部幸雄【編集】
Yukio Abe

診療の実践 A to Z

頻発する橈骨遠位端骨折の治療に関して蓄積された最新のエビデンスを踏まえ，従来法および種々の新しいプレート固定にいたるまで，診断・治療・評価に必要な知識を提供．

解剖学的知見や治療技術といった専門家の判断・こだわりをも伝える，まさに橈骨遠位端骨折を「究める」ために必携の一冊．

■B5判・264頁　2019.4.　ISBN978-4-524-24537-6　定価（本体10,000円＋税）

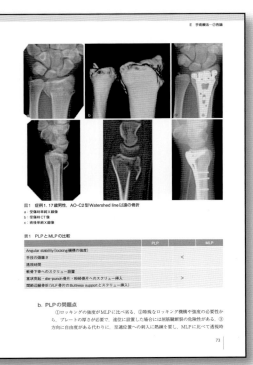
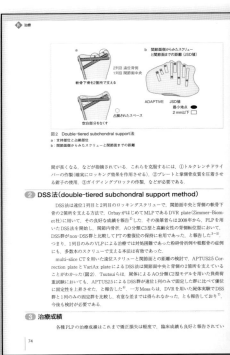

南江堂　〒113-8410　東京都文京区本郷三丁目42-6（営業）TEL 03-3811-7239　FAX 03-3811-7230

定価は消費税率の変更によって変動いたします
消費税は別途加算されます．

足の外科テキスト

Web動画付

監修 日本足の外科学会
編集 大関 覚・熊井 司・高尾昌人

日本足の外科学会教育研修委員会が自主作成してきたテキストおよび日本整形外科学会研修指導マニュアルに含まれる足の外科領域のトピックスをまとめたテキスト．若手整形外科医や関節外科臨床医にとっては足の外科の日常診療をレベルアップさせる絶好の教科書であり，「エキスパートオピニオン」などの発展的な内容により専門家にとっては治療の参考となる仕立てとなっている．

主要目次

I．ベーシックトピックス
1. 解剖・診断
   解剖と手術進入路／運動を表す正しい用語と機能解剖／診察法／X線・CT画像診断／MRI診断／超音波診断／足関節鏡
2. 保存療法
   保存療法／足底挿板・装具療法

II．アドバンストピックス
1. 外傷性疾患
   足関節果部骨折／ピロン骨折／距骨・踵骨骨折と距骨下関節脱臼／中・前足部の骨折と脱臼／踵骨骨折遺残障害／外傷後遺残変形／Lisfranc骨折／足関節の靱帯損傷／アキレス腱断裂（陳旧例を含む）／腓骨筋腱脱臼／テニスレッグ（腓腹筋肉離れ）／足部・足関節周辺への皮弁／リング型創外固定法
2. 慢性疾患
   距骨骨軟骨損傷／変形性足関節症／外反母趾と前足部変形／後脛骨筋機能不全と成人期扁平足／リウマチ足・足関節／骨壊死／Charcot足／麻痺性足部障害／絞扼性神経障害／強剛母趾，中〜前足部変形性関節症
3. スポーツ障害
   総論／シンスプリント，脛骨疲労骨折／慢性労作性下腿コンパートメント症候群／足部疲労骨折／副骨・種子骨の障害／インピンジメント症候群／各種腱付着部症
4. 小児疾患
   先天性足部変形（内反足，垂直距骨）／小児の麻痺性足部障害（CP, spina bifida, CMT）／下肢形成不全と義肢・装具療法／足根骨癒合症／骨端症／Freiberg病
5. 腫瘍
   良性腫瘍／悪性腫瘍

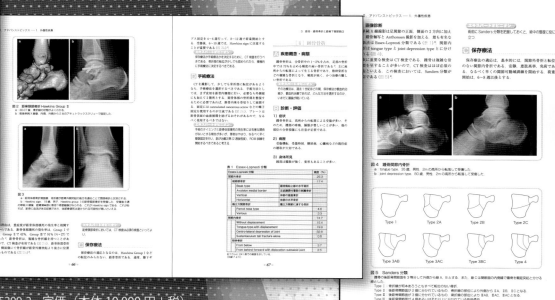

判・320頁・2018.11・ISBN978-4-524-25299-2・定価（本体10,000円＋税）

南江堂 〒113-8410 東京都文京区本郷三丁目42-6（営業）TEL 03-3811-7239 FAX 03-3811-7230

定価は消費税率の変更によって変動いたします．消費税は別途加算されます．

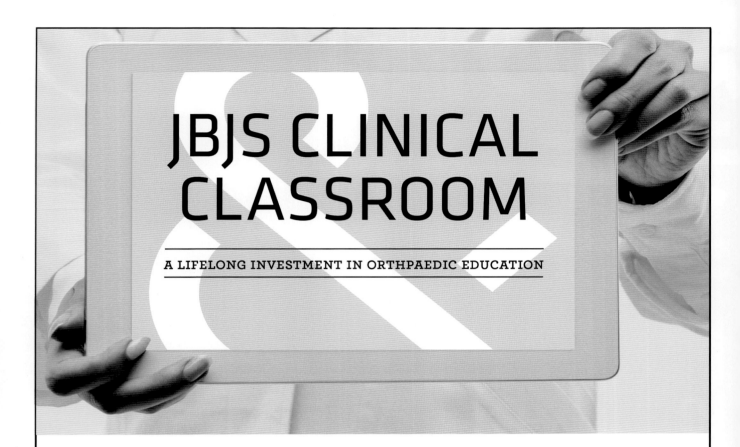

JBJS Clinical Classroom on NEJM Knowledge+

JBJS と NEJM、2つの強力なブランドがタッグを組み、
整形外科学教育における最適なプログラムを作りました。
優れた内容のコンテンツを、最も学習に適したプラットフォームで──
それが JBJS Clinical Classroom on NEJM Knowledge+ です。

125年以上にわたり整形外科におけるリーダーであり続ける JBJS が、
臨床に必要な症例ベースの問題を制作、監修。
整形外科のさまざまな専門分野を網羅し、総問題数は 2,800 以上に上ります。

これからの臨床教育に必要とされる、整形外科における新しい学習プログラムです。

JBJSによる質の高い、信頼できるコンテンツ
— Q&A形式で臨床に必要な知識を効率的に修得

■ 2,800問以上の問題が収載され、
　1,300の学習目標が設定されています。

■ 研修医や若手医師にとって必要な情報を網羅。
　また、臨床医にとっても
　知識のリフレッシュに最適。

■ 問題および解説は、JBJSの編集陣によって
　監修されています。

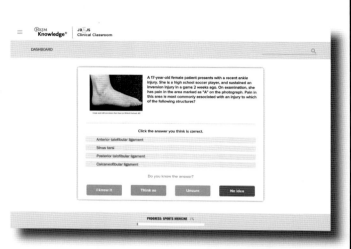

個別的・相互的学習を可能とするプラットフォーム
— 効果的に学習を進めることができます

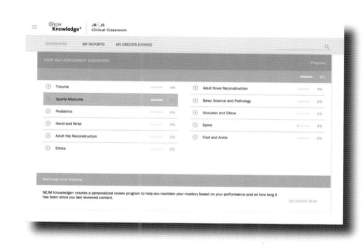

■ 独自のアルゴリズムにより、
　ユーザーの回答状況や正答率に応じて
　設問が変化します。

■ 各分野での学習の進捗状況を
　一目で把握することができます。

■ 出題形式は選択式、記述式、
　症例ベースの設問など、さまざまです。

ご契約は個人または施設で

個人での契約も、施設としての契約も可能です。
※施設として研修プログラム単位での契約となる場合は、南江堂洋書部までお問い合わせください。

個人年間契約価格　26,180円（税抜 23,800円）
※価格は予定価格です。変更される場合がございます。

>>> ご注文は南江堂洋書部またはお近くの医学専門書店様まで

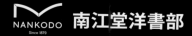 南江堂洋書部

Tel：03-3811-9950　　Fax：03-3811-5031
〒113-8410 東京都文京区本郷3丁目42番6号
Email：nkdyosho@nankodo.co.jp

日本整形外科学会 診療ガイドライン

エビデンスに基づいた診断・治療，患者さんへの説明のよりどころとなる，整形外科医必携のシリーズ。

脊柱靱帯骨化症 診療ガイドライン2019

監修
日本整形外科学会
日本脊椎脊髄病学会

編集
日本整形外科学会診療ガイドライン委員会
脊柱靱帯骨化症診療ガイドライン策定委員会

脊柱靱帯の骨化により脊柱管が狭小化し脊髄症や神経根症などを引き起こす頚椎後縦靱帯骨化症・胸椎後縦靱帯骨化症・胸椎黄色靱帯骨化症を包括した最新のガイドライン．近年の基礎・臨床両面の新しい知見を反映して作成され，エビデンスに立脚し，患者の希望や日本の医療制度に即した診療指針を提供する．

■B5判・108頁　2019.10.　ISBN978-4-524-22752-5　定価（本体3,000円＋税）

特発性大腿骨頭壊死症 診療ガイドライン2019

監修
日本整形外科学会
厚生労働省指定難病 特発性大腿骨頭壊死症研究班

編集
日本整形外科学会診療ガイドライン委員会
特発性大腿骨頭壊死症診療ガイドライン策定委員会

未だ発生原因が不明で治療方法も確立されていない指定難病である特発性大腿骨頭壊死症に関し，疫学的事項から病態，診断，治療まで，ガイドライン作成指針に基づいてエビデンスをまとめた診療の手引き．本疾患の基本的特徴をまとめ，診療上の疑問への推奨を示し，患者・医師の意思決定を助ける指針となる一冊．

■B5判・120頁　2019.10.　ISBN978-4-524-22726-6　定価（本体3,200円＋税）

上腕骨外側上顆炎 診療ガイドライン2019 改訂第2版
■B5判・60頁　2019.9.　ISBN978-4-524-22678-8　定価（本体2,200円＋税）

腰痛 診療ガイドライン2019 改訂第2版
■B5判・102頁　2019.5.　ISBN978-4-524-22574-3　定価（本体3,000円＋税）

橈骨遠位端骨折 診療ガイドライン2017 改訂第2版
■B5判・160頁　2017.5.　ISBN978-4-524-25286-2　定価（本体3,800円＋税）

変形性股関節症 診療ガイドライン2016 改訂第2版
■B5判・242頁　2016.5.　ISBN978-4-524-25415-6　定価（本体4,000円＋税）

頚椎症性脊髄症 診療ガイドライン2015 改訂第2版
■B5判・116頁　2015.4.　ISBN978-4-524-26771-2　定価（本体3,000円＋税）

軟部腫瘍 診療ガイドライン2012 改訂第2版
■B5判・132頁　2012.3.　ISBN978-4-524-26941-9　定価（本体3,600円＋税）

腰椎椎間板ヘルニア 診療ガイドライン 改訂第2版
■B5判・108頁　2011.7.　ISBN978-4-524-26486-5　定価（本体2,600円＋税）

アキレス腱断裂 診療ガイドライン2019 改訂第3版
■B5判・96頁　2019.9.　ISBN978-4-524-24889-6　定価（本体3,000円＋税）

前十字靱帯（ACL）損傷 診療ガイドライン2019 改訂第3版
■B5判・102頁　2019.2.　ISBN978-4-524-24841-4　定価（本体3,000円＋税）

日本整形外科学会 症候性静脈血栓塞栓症予防ガイドライン2017
■B5判・98頁　2017.5.　ISBN978-4-524-25285-5　定価（本体2,800円＋税）

骨・関節術後感染予防 ガイドライン2015 改訂第2版
■B5判・134頁　2015.5.　ISBN978-4-524-26661-6　定価（本体3,200円＋税）

外反母趾 診療ガイドライン2014 改訂第2版
■B5判・156頁　2014.11.　ISBN978-4-524-26189-5　定価（本体3,500円＋税）

腰部脊柱管狭窄症 診療ガイドライン2011
■B5判・78頁　2011.11.　ISBN978-4-524-26438-4　定価（本体2,200円＋税）

大腿骨頚部／転子部骨折 診療ガイドライン 改訂第2版
■B5判・222頁　2011.6.　ISBN978-4-524-26076-8　定価（本体3,800円＋税）

 南江堂　〒113-8410 東京都文京区本郷三丁目42-6（営業）TEL 03-3811-7239 FAX 03-3811-7230

定価は消費税率の変更によって変動いたします。消費税は別途加算されます。

慢性化しやすい痛みに

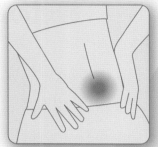
腰痛症

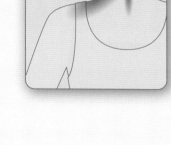
頸肩腕症候群

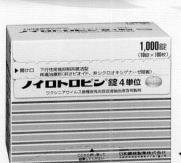
変形性関節症

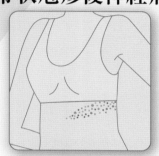
帯状疱疹後神経痛

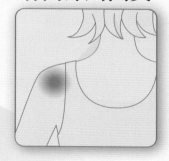
肩関節周囲炎

下行性疼痛抑制系賦活型
疼痛治療剤（非オピオイド、非シクロオキシゲナーゼ阻害）

ノイロトロピン®錠4単位

ワクシニアウイルス接種家兎炎症皮膚抽出液含有製剤　〈薬価基準収載〉

【禁忌】（次の患者には投与しないこと）：本剤に対し過敏症の既往歴のある患者

【効能・効果】
帯状疱疹後神経痛、腰痛症、頸肩腕症候群、
肩関節周囲炎、変形性関節症

【用法・用量】
通常、成人には1日4錠を朝夕2回に分けて経口投与する。
なお、年齢、症状により適宜増減する。

〈用法・用量に関連する使用上の注意〉
帯状疱疹後神経痛に対しては、4週間で効果の認められない
場合は漫然と投薬を続けないよう注意すること。

【使用上の注意】
1. 副作用
承認時までの調査では、1,706例中89例（5.22％）に、市販後の副作用頻度調査（再審査終了時点）では、18,140例中98例（0.54％）に副作用が認められている。以下の副作用は、上記の調査及び自発報告等で認められたものである。

(1) 重大な副作用
1) 肝機能障害、黄疸（いずれも頻度不明）：AST（GOT）、ALT（GPT）、γ-GTPの上昇等を伴う肝機能障害、黄疸があらわれることがあるので、観察を十分に行い、異常が認められた場合には、投与を中止するなど適切な処置を行うこと。
2) 本薬の注射剤において、ショック、アナフィラキシーがあらわれたとの報告があるので、観察を十分に行い、異常が認められた場合には、直ちに投与を中止し、適切な処置を行うこと。

その他の使用上の注意などにつきましては、添付文書をご参照下さい。

製造販売元
日本臓器製薬

〒541-0046 大阪市中央区平野町2丁目1番2号
資料請求先：学術部

くすりの相談窓口 ☎06-6233-6085
土・日・祝日を除く 9:00～17:00

2013年7月作成

整形・災害外科 Vol.62 No.5 2019 4月臨時増刊号

最新の治療法をわかりやすく紹介!
脊椎脊髄外科の最近の進歩
編集 竹下 克志

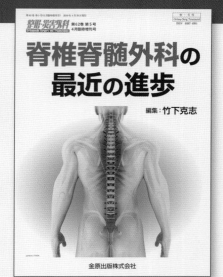

I. 脊椎アライメント/画像診断

脊柱骨盤アライメントとQOL／頚椎変性疾患治療に対するアライメントの影響
脊椎感染症疾患の診断・治療におけるFDG-PET/CTの役割
拡散テンソルイメージングによる脊髄・神経根の評価
頚椎後弯症の矯正手術 ─診断と手術ストラテジー

II. 各種疾患に対する治療法・モダリティ

■ 頚椎・胸椎疾患に対する治療
　高齢者頚椎症性脊髄症に対する前方手術／脳性麻痺患者の頚椎手術 ─経験からの学びと対策
　頚椎OPLL手術治療におけるK-lineの意義
　胸椎OPLLに対する手術法と手術成績 ─全国多施設前向き調査と自験例の検討
　頚椎人工椎間板置換術 ─本邦への導入に際して

■ 手術支援技術
　術中脊髄機能モニタリング
　術中CTナビゲーション

■ 側弯症に対する治療
　早期発症側弯症に対する保存療法
　早期発症側弯症に対するgrowing rod
　特発性側弯症における椎弓根スクリューの意義
　高齢者腰椎変性側弯症に伴う
　　　腰痛の病態と低侵襲治療

■ 転移性脊椎腫瘍に対する治療
　転移性脊椎腫瘍に対する集学的治療
　転移性脊椎腫瘍に対する手術治療

■ DISHを有する患者への治療
　DISHを合併する椎体骨折の診断と治療
　Diffuse idiopathic skeltal
　　hyperostosis (DISH) が全身に及ぼす影響

■ 骨粗鬆症を有する患者への治療
　骨粗鬆症性椎体骨折における
　　　balloon kyphoplasty
　骨粗鬆症性胸腰椎椎体骨折における
　　　除圧を行わない後方固定術
　胸腰椎移行部の骨粗鬆症性椎体骨折
　　に対する脊椎固定術の治療成績

■ 成人脊柱変形に対する治療
　成人脊柱変形における腰仙椎部固定術
　成人脊柱変形に対する椎体骨切り術
　LIFにおける解剖学的留意点
　成人脊柱変形に対するLIF
　成人脊柱変形手術の治療成績
　　─年齢層ごとの腰痛,
　　　GERD症状の変化,合併症

■ 低侵襲手術
　内視鏡下椎間板ヘルニア摘出術(MED)と
　　　内視鏡下椎弓切除術(MEL)
　経皮的内視鏡下椎間板摘出術(PED)と
　　　経皮的内視鏡下椎弓切除術(PEL)
　腰部脊柱管狭窄症に対する
　　　局所麻酔下の全内視鏡手術

■ 脊椎外傷への治療
　高エネルギー外傷による胸腰椎椎体骨折に対するPPS
　骨盤輪骨折に対する低侵襲手術

◆B5判 256頁　◆定価(本体7,500円+税)

創業明治8年 医学専門出版社　**金原出版**
〒113-0034 東京都文京区湯島2-31-14　TEL03-3811-7184(営業部直通)　FAX03-3813-0288
本の詳細、ご注文等はこちらから　https://www.kanehara-shuppan.co.jp/

『整形外科』編集委員　監修
新潟大学整形外科教授　遠藤直人　編集

臨床雑誌　**整形外科** ORTHOPEDIC SURGERY Vol.70 No.6 2019-5月増刊号

特集　こどもの運動器障害
——学校検診から日常診療まで

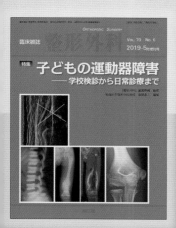

■A4変型判・216頁
定価（本体6,200円＋税）

学校での運動器検診では以前より側弯検診は行われていたが，2016（平成28）年度より四肢の検診が加わった．各地域に応じた取り組み，方法を行っており，それぞれの実際の状況についての情報共有を行い，よりよい方法とシステム構築をめざすことが必要である．整形外科医には日々の診療では，子どもの成長を理解したうえでの診かたが重要であり，また児童は必ずしも障害を的確に表現できるものではないことから，その診察にあたっては大人とは異なる対応が必要となる．第Ⅰ章では児童・生徒に対する学校検診の概要，特に検査項目と評価の仕方について，また事後措置について概要を，さらに第Ⅵ章では実際の検診の実状とそれを踏まえての課題を解説いただいた．また第Ⅱ，Ⅴ章では小児の基本的な診察の仕方，さらに特徴的な徴候とその病態，関連する疾患を取り上げた．

（「編集にあたって」より抜粋）
新潟大学整形外科教授　遠藤直人

◆編集にあたって
　　　　　　　　　　　　　　　遠藤直人

Ⅰ．運動器検診の概要と手順

1. 運動器検診の概要から評価・判定・事後措置
　　　　　　　　　　　　　　　内尾祐司
2. 検診結果のフィードバックと指導
　　　　　　　　　　　　　　　髙橋敏明

Ⅱ．小児の診察

1. 小児の診察の進め方のポイントと画像検査
　　　　　　　　　　　　　　　亀ヶ谷真琴
2. 乳児股関節検診における超音波検査
　　　　　　　　　　　　　　　村上玲子

Ⅲ．徴候・症状別の診察から診断まで

1. 頚部痛，頚部可動域制限，斜頚をきたす病態と診察の仕方
　　　　　　　　　　　　　　　小林和克
2. 小児における腰痛の実状——病態と診察の仕方
　　　　　　　　　　　　　　　渡辺慶
3. 肩関節痛，肘関節痛（上肢）の病態と診察の仕方
　　　　　　　　　　　　　　　島村安則
4. 下肢痛や跛行をきたす病態と診察の仕方
　　　　　　　　　　　　　　　瀬川裕子

5. 下肢アライメントとその異常——O脚・X脚，うちわ歩行
　　　　　　　　　　　　　　　坂本優子
6. 関節拘縮——先天性多発性関節拘縮症を中心に
　　　　　　　　　　　　　　　川端秀彦
7. 関節弛緩
　　　　　　　　　　　　　　　塚越祐太
8. 子どもの成長障害，脚長不等の病態と治療
　　　　　　　　　　　　　　　及川泰宏

Ⅳ．主な運動器疾患と障害の治療

1. 脊柱変形——側弯症
　　　　　　　　　　　　　　　平野徹
2. 斜頚——筋性，炎症性など（環軸椎回旋固定を含めて）
　　　　　　　　　　　　　　　北村和也
3. 脊椎分離・すべり症
　　　　　　　　　　　　　　　酒井紀典
4. 肩障害——Sprengel変形と肩甲骨高位
　　　　　　　　　　　　　　　西須孝
5. 野球肘・肘内障
　　　　　　　　　　　　　　　佐竹寛史
6. 発育性股関節形成不全——先天性股関節脱臼含む
　　　　　　　　　　　　　　　山口亮介
7. Perthes病
　　　　　　　　　　　　　　　薩摩眞一
8. 大腿骨頭すべり症の診断と治療
　　　　　　　　　　　　　　　遠藤裕介
9. 膝——離断性骨軟骨炎
　　　　　　　　　　　　　　　石川正和
10. Osgood-Schlatter病・分裂膝蓋骨・ジャンパー膝・円板状半月板
　　　　　　　　　　　　　　　木村由佳
11. 足部変形——扁平足，凹足，内反足
　　　　　　　　　　　　　　　仁木久照

12. 足関節の外傷——小児足関節外側靱帯損傷の病態と治療
　　　　　　　　　　　　　　　栃木祐樹
13. 学童における骨折の疫学
　　　　　　　　　　　　　　　古賀寛

Ⅴ．小児において運動器障害を示す全身疾患

1. 血友病
　　　　　　　　　　　　　　　滝川一晴
2. 関節炎——若年性特発性関節炎
　　　　　　　　　　　　　　　金子詩子
3. 小児の脊椎関節炎
　　　　　　　　　　　　　　　辻成佳
4. 骨代謝異常
　　　　　　　　　　　　　　　岡田慶太
5. 骨系統疾患——骨形成不全症，軟骨無形成症，大理石骨病など
　　　　　　　　　　　　　　　鬼頭浩史
6. 小児の腫瘍と腫瘍類似疾患
　　　　　　　　　　　　　　　川島寛之

Ⅵ．学校検診の取り組みと各地域での実状

1. 側弯症検診事業の現状と課題
　　　　　　　　　　　　　　　松本守雄
2. 宮崎県における運動器学校検診の状況
　　　　　　　　　　　　　　　山口奈美
3. 京都府の学校における運動器検診の状況と課題
　　　　　　　　　　　　　　　立入克敏
4. 新潟市における学校運動器検診の状況
　　　　　　　　　　　　　　　荻荘則幸
5. 埼玉における運動器検診の状況
　　　　　　　　　　　　　　　林承弘
6. 神奈川県における運動器学校検診の状況
　　　　　　　　　　　　　　　古谷正博

南江堂　〒113-8410　東京都文京区本郷三丁目42-6（営業）TEL 03-3811-7239　FAX 03-3811-7230

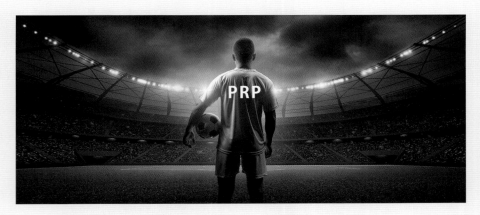

私たちは応援しています。

VERITAS
株式会社ベリタス

〒105-0014 東京都港区芝2-29-14 一星芝公園ビルディング4階
TEL 03-5232-3491　FAX 03-3453-9973　info@veritasnet.jp　www.veritasnet.jp

---

別冊 整形外科 ORTHOPEDIC SURGERY 　編集　松田 秀一（京都大学教授）　発売中

特集● 整形外科診療における最先端技術

■A4判・230頁　2019.4.
ISBN978-4-524-27775-9
定価（本体 6,500 円＋税）

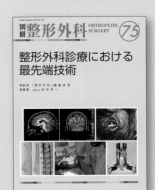

整形外科の領域においても，三次元の手術計画は比較的身近なものになり，手術時のコンピュータナビゲーションはわが国に導入されてすでに 15 年以上が経過した．また，手術教育においても virtual reality, augmented reality を用いた取り組みもはじまっており，さらには人工知能を用いた画像診断の開発もすすめられている．プランニングやナビゲーションのようにある程度時間が経過した技術の有用性や，使用することによって明確になってきた手術目標などの知見についても紹介した．

定価は消費税率の変更によって変動いたします．消費税は別途加算されます．

 南江堂　〒113-8410 東京都文京区本郷三丁目42-6（営業）TEL 03-3811-7239 FAX 03-3811-7230

Life Innovation

生命科学の新時代を築く『再生医療』

効率的かつ安全に再生医療を実現する。

PRPアウトソーシング
Platelet Rich Plasma Outsourcing Service

大学発の技術を使用し、新規開発した冷凍技術により
一定期間の保存を可能とした新しい自己多血小板血漿

細胞加工受託(取得施設番号:FA3150002)

特定細胞加工物製造事業者取得支援

各種提供計画作成支援

お客様の法令順守・業務効率化を実現いたします。

再生医療を広く普及させ、患者様が選択できる治療の一つとして確立させることを
目標とし、皆様がお困りのことについて多角的にご提案させていただきます。

□お問い合わせ **富士ソフト・ティッシュエンジニアリング株式会社**

TEL:03-3635-6226　　FAX:03-3635-6225
Email:info_fstec@fstec.co.jp　URL:http://www.fstec.co.jp

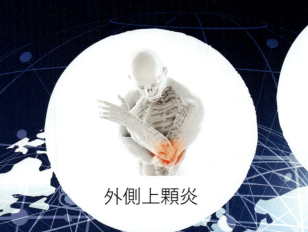
外側上顆炎

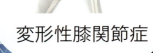
変形性膝関節症

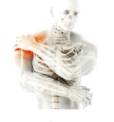
腱板断裂

サービスの特徴

施設では採血のみ行います

機器の購入・施設工事が不要

無菌検査を行いお届けします

1度の採血で複数回投与分を調整

PRP療法支援システム

①保冷ボックスと採血キットを発送　②採血　③保冷ボックスに梱包
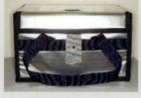 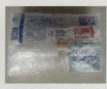 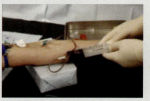

⑥治療日前日までに到着　⑤細胞加工施設にてPRPを調整
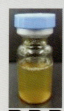 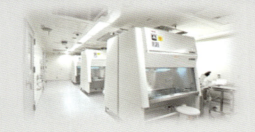 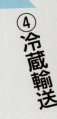

PRP　冷凍輸送　　　　　　　　　　　　　　　　④冷蔵輸送

□お問い合わせ　富士ソフト・ティッシュエンジニアリング株式会社

TEL：03-3635-6226　　FAX：03-3635-6225
Email：info_fstec@fstec.co.jp　　URL：http://www.fstec.co.jp